蚊媒病毒传染病

李　禾　吕沁风　主编

ZHEJIANG UNIVERSITY PRESS
浙江大学出版社

图书在版编目(CIP)数据

　　蚊媒病毒传染病 / 李禾,吕沁风主编.—杭州：
浙江大学出版社,2017.8
　　ISBN 978-7-308-15189-4

　　Ⅰ.①蚊… Ⅱ.①李…②吕 Ⅲ.①蚊科－病毒病－
研究 Ⅳ.①R511

　　中国版本图书馆 CIP 数据核字(2015)第 232465 号

蚊媒病毒传染病

李　禾　吕沁风　主编

责任编辑	杜希武
责任校对	陈静毅　舒莎珊
封面设计	刘依群
出版发行	浙江大学出版社
	（杭州市天目山路 148 号　邮政编码 310007）
	（网址：http://www.zjupress.com）
排　　版	浙江时代出版服务有限公司
印　　刷	浙江良渚印刷厂
开　　本	787mm×1092mm　1/16
印　　张	13.5
字　　数	295 千
版 印 次	2017 年 8 月第 1 版　2017 年 8 月第 1 次印刷
书　　号	ISBN 978-7-308-15189-4
定　　价	49.00 元

本书编委会

顾　问　徐日新

主　编　李　禾　吕沁风

副主编　郑　伟　吴忠华

编　委　（按姓氏笔画为序）

　　　　吕沁风　李　禾　李　莉　杨永耀　吴忠华　何　蕾

　　　　沈若川　陈淑丹　罗　鹏　郑　伟　徐　琦　蔡玉峰

前　言

　　本书介绍了一组由蚊虫为传播媒介而引起的病毒性传染病,主要有黄热病、登革热、流行性乙型脑炎、西尼罗热、裂谷热等。蚊媒病毒传染病主要通过蚊虫叮咬传播,大多为急性传染病,临床症状多为发热、头痛、肌肉痛等,严重者可出现中枢神经系统症状、出血等,甚至可致死。

　　蚊媒病毒传染病在全球广泛流行或者区域内流行,特别在热带欠发达地区,由于医疗卫生条件落后,蚊媒病毒传染盛行,阻碍了当地的经济发展,造成了巨大的医疗负担。WHO(世界卫生组织)每年投入大量的人力、物力帮扶非洲、南美等地区控制传染病疫情,但由于当地的生活方式较落后、经济水平也较低,此类传染病仍然频发。近年来,由于国际交流日益增多,特别是我国与非洲地区的贸易往来频繁,人员、货物的流动造成国内输入性疾病多发。某些疾病目前虽然尚未传入中国,但国内人群普遍缺少对此类疾病的免疫力,因此,提高对此类疾病的认识,做好公共卫生安全的应对措施,具有重要的现实意义。

　　本书旨在为从事传染病防治的基层一线检疫人员、医务人员及从事该领域研究的科研人员提供参考。书中对几种较常见的蚊媒传染病的起源、流行病学、临床表现、实验室检测、治疗以及监测等方面进行了阐述,以帮助医务工作人员能够早发现、早诊断、早隔离、早治疗,从而能够尽早控制疫情,防止疫情的发生和扩散。本书由浙江国际旅行卫生保健中心编写,不足之处恳请读者多提宝贵意见。

目　录

第一章　黄热病 ……………………………………………………… （1）

第一节　黄热病的概述 ……………………………………………… （1）

一、背景概论 ………………………………………………………… （1）

二、黄热病毒 ………………………………………………………… （3）

三、黄热病的流行 …………………………………………………… （7）

第二节　黄热病的诊断 ……………………………………………… （12）

一、临床表现 ………………………………………………………… （12）

二、诊断 ……………………………………………………………… （15）

三、鉴别诊断 ………………………………………………………… （17）

第三节　黄热病的实验室检测 ……………………………………… （19）

一、样品采集 ………………………………………………………… （19）

二、样品的保存 ……………………………………………………… （20）

三、样品的运送 ……………………………………………………… （20）

四、样品的接收 ……………………………………………………… （20）

五、实验室检测 ……………………………………………………… （20）

第四节　黄热病的治疗 ……………………………………………… （24）

一、治疗原则 ………………………………………………………… （24）

二、一般治疗 ………………………………………………………… （24）

三、对症治疗 ………………………………………………………… （24）

四、并发症治疗 ……………………………………………………… （25）

五、预后 ……………………………………………………………… （26）

第五节　黄热病的监测和预警 ……………………………………… （26）

一、黄热病的监测 …………………………………………………… （26）

二、黄热病监测内容 ………………………………………………… （28）

三、黄热病监测相关标准 …………………………………………… （32）

四、黄热病的预警 …………………………………………………… （34）

五、全球疫情警报和反应网络简介 ………………………………… （36）

第六节　黄热病的预防 ……………………………………………… （39）

一、黄热病疫苗 ……………………………………………………… （39）

二、黄热病疫苗接种的对象 ………………………………………… （42）

三、黄热病疫苗接种的禁忌证 ……………………………………… （43）

四、黄热病疫苗的不良反应 ………………………………………… （43）

　　五、黄热病疫苗所致不良反应具体案例 ……………………………（44）

　　六、黄热病疫苗接种引起不良反应的主要危险性因素 …………（46）

　　七、黄热病疫苗不良反应的预防与控制措施 ……………………（48）

　第七节　黄热病的口岸检疫 ……………………………………………（50）

　　一、我国卫生检疫的历史 ………………………………………………（50）

　　二、我国的黄热病卫生检疫防控历史 ……………………………（52）

　　三、我国的黄热病卫生检疫防控措施 ……………………………（54）

　参考文献 ……………………………………………………………………（57）

第二章　登革热 ………………………………………………………………（59）

　第一节　登革热的概述 ……………………………………………………（59）

　　一、登革热的命名 ………………………………………………………（59）

　　二、登革热的流行史 ……………………………………………………（60）

　　三、登革热的危害 ………………………………………………………（61）

　　四、登革热的分布 ………………………………………………………（61）

　第二节　登革热的诊断 ……………………………………………………（62）

　　一、病原学 ………………………………………………………………（62）

　　二、流行病学 ……………………………………………………………（63）

　　三、临床表现 ……………………………………………………………（64）

　　四、诊断 …………………………………………………………………（65）

　第三节　登革热的实验室检测 …………………………………………（67）

　　一、登革病毒的分离培养 ……………………………………………（67）

　　二、血清学检测方法 ……………………………………………………（68）

　　三、分子生物学检测方法 ……………………………………………（69）

　第四节　登革热的治疗 ……………………………………………………（71）

　　一、普通登革热治疗 ……………………………………………………（71）

　　二、重症患者治疗 ………………………………………………………（72）

　第五节　登革热的监测和控制 …………………………………………（73）

　　一、登革热病例监测 ……………………………………………………（73）

　　二、传播媒介的监测和控制 …………………………………………（75）

　第六节　疫苗 ………………………………………………………………（78）

　　一、减毒活疫苗 …………………………………………………………（78）

　　二、嵌合疫苗 ……………………………………………………………（79）

　　三、DNA 疫苗 …………………………………………………………（79）

　第七节　登革热的口岸防疫 ……………………………………………（80）

　　一、口岸登革热检疫的监测对象 ……………………………………（80）

　　二、疫情监测 ……………………………………………………………（80）

三、疫情信息收集 ·· (81)

四、疫情报告 ·· (81)

五、预警与预防 ·· (81)

参考文献 ··· (82)

第三章　流行性乙型脑炎 ·· (91)

第一节　流行性乙型脑炎概述 ·· (91)

第二节　流行性乙型脑炎病毒病原学 ····································· (92)

一、病毒对理化因素的抵抗力 ··· (92)

二、病毒的分子生物学特性 ·· (92)

三、病毒毒力 ··· (93)

第三节　流行性乙型脑炎的流行病学 ····································· (94)

一、流行特征 ··· (94)

二、流行模式 ··· (96)

第四节　流行性乙型脑炎的临床诊断 ····································· (97)

一、乙型脑炎病理变化 ··· (97)

二、乙型脑炎临床表现 ··· (98)

三、乙型脑炎实验室检查 ·· (100)

四、流行性乙型脑炎的诊断和鉴别诊断 ································ (101)

第五节　流行性乙型脑炎的治疗 ·· (103)

一、治疗原则 ·· (103)

二、预后 ·· (104)

第六节　流行性乙型脑炎的预防 ·· (104)

一、控制传染源 ··· (105)

二、切断传播途径 ··· (105)

三、保护易感人群 ··· (105)

第七节　流行性乙型脑炎的监测 ·· (106)

一、监测目的 ·· (106)

二、监测报告工作机制 ·· (106)

三、监测病例定义 ··· (106)

四、监测内容和方法 ·· (107)

第八节　流行性乙型脑炎的口岸防控 ···································· (111)

一、卫生检疫口岸的防控流程 ··· (111)

二、乙型脑炎防控挑战 ·· (112)

参考文献 ·· (114)

第四章　基孔肯雅热 ……………………………………………………(115)

第一节　基孔肯雅热的历史 ……………………………………………(115)

一、基孔肯雅病毒 ………………………………………………………(115)

二、基孔肯雅热的流行史 ………………………………………………(116)

第二节　基孔肯雅热的诊断 ……………………………………………(118)

一、生物学特性及发病机制 ……………………………………………(118)

二、流行病学 ……………………………………………………………(119)

三、临床表现 ……………………………………………………………(121)

四、诊断标准 ……………………………………………………………(122)

第三节　基孔肯雅热的实验室检测 ……………………………………(123)

一、样品采集 ……………………………………………………………(123)

二、实验室检测 …………………………………………………………(125)

第四节　基孔肯雅热的治疗 ……………………………………………(129)

第五节　基孔肯雅热的监测、预防与控制 ……………………………(129)

一、监测 …………………………………………………………………(129)

二、基孔肯雅热的预防及控制措施 ……………………………………(130)

参考文献 ……………………………………………………………………(148)

第五章　西尼罗热 …………………………………………………………(149)

第一节　西尼罗热的概述 ………………………………………………(149)

第二节　病原学 …………………………………………………………(149)

一、WNV 的生物学特性 ………………………………………………(150)

二、致病机制 ……………………………………………………………(151)

三、培养特性 ……………………………………………………………(151)

四、抗原性 ………………………………………………………………(152)

第三节　西尼罗热的流行 ………………………………………………(152)

一、西尼罗热的流行史 …………………………………………………(152)

二、西尼罗热的传播途径 ………………………………………………(153)

第四节　西尼罗热的实验室检测 ………………………………………(156)

一、血清学检测 …………………………………………………………(156)

二、病毒的分离鉴定 ……………………………………………………(158)

三、核酸诊断 ……………………………………………………………(158)

第五节　西尼罗热的防治 ………………………………………………(160)

一、临床表现 ……………………………………………………………(160)

二、临床治疗 ……………………………………………………………(161)

三、预防接种 ……………………………………………………………(162)

第六节　西尼罗热的预警及防控 ………………………………………(163)

一、风险分析 ··· (163)

二、口岸防控 ··· (164)

参考文献 ·· (164)

第六章　裂谷热 ·· (166)

第一节　裂谷热概述 ·· (166)

一、裂谷热病毒 ·· (166)

二、裂谷热的致病性 ·· (167)

第二节　裂谷热的流行史 ··· (168)

一、裂谷热的流行史 ·· (168)

二、裂谷热的流行分型 ·· (169)

三、裂谷热的流行分布 ·· (170)

第三节　裂谷热的诊断 ·· (170)

一、裂谷热的病原学 ·· (170)

二、裂谷热的流行病学 ·· (171)

三、临床表现 ·· (172)

第四节　裂谷热的临床和实验室诊断 ·································· (173)

一、临床诊断 ·· (173)

二、实验室一般诊断 ·· (174)

三、实验室血清学和病原学诊断 ··· (174)

四、诊断依据 ·· (174)

五、鉴别诊断 ·· (175)

第五节　裂谷热的防治 ·· (175)

一、治疗原则 ·· (175)

二、预防措施 ·· (176)

第六节　裂谷热的口岸检疫 ··· (177)

一、我国国境口岸加强对裂谷热早期预警的措施 ························· (177)

二、利用遥感探测技术建立裂谷热预测的气候模型 ······················ (177)

三、裂谷热相关的法律法规 ·· (178)

第七节　总结 ·· (178)

参考文献 ·· (178)

第七章　Colti 病毒 ·· (180)

第一节　Colti 病毒的历史 ·· (180)

一、Colti 病毒 ·· (180)

二、Colti 病毒的流行史 ·· (183)

第二节　Colti 病毒的诊断 ·· (186)

一、Colti 病毒的病原学 ·· (186)

二、Colti 病毒的流行病学 ·· (187)

三、Colti 病毒感染的病理学 ·· (187)

四、Colti 病毒感染的临床表现 ·· (188)

五、Colti 病毒感染的临床和实验室诊断 ································ (188)

六、Colti 病毒感染的鉴别诊断 ·· (189)

第三节　Colti 病毒的防治 ·· (189)

一、治疗原则 ·· (189)

二、预防措施 ·· (189)

第四节　Colti 病毒的口岸检疫 ·· (189)

第五节　总结 ·· (190)

参考文献 ·· (191)

第八章　Zika 病毒 ·· (192)

第一节　Zika 病毒的历史 ·· (192)

一、Zika 病毒的命名及起源 ·· (192)

二、Zika 病毒的基因组学 ·· (192)

三、Zika 病毒的致病性 ·· (192)

四、Zika 病毒的流行史 ·· (193)

五、Zika 病毒的流行分型 ·· (193)

六、Zika 病毒的流行分布 ·· (196)

第二节　Zika 病毒的诊断 ·· (196)

一、Zika 病毒的病原学 ·· (196)

二、Zika 病毒的流行病学 ·· (196)

三、Zika 病毒感染的临床表现 ·· (197)

四、Zika 病毒感染的临床和实验室诊断 ································ (198)

五、Zika 病毒感染的鉴别诊断 ·· (199)

第三节　Zika 病毒的防治 ·· (199)

第四节　总结 ·· (200)

参考文献 ·· (200)

学术名词 ·· (201)

第一章

黄热病

第一节 黄热病的概述

一、背景概论

黄热病(Yellow fever,YF)是一种能够引起发热、剧烈头痛、黄疸和出血等症状的急性病毒性传染病,俗称"黄杰克""黑呕",又称美洲瘟疫,目前主要流行于南美洲和非洲热带地区,是在世界卫生组织(WHO)和《中华人民共和国国境卫生检疫法》中规定的国际检疫传染病之一,也是唯一需要进行国际旅行预防接种的传染病。该病的病原体为黄热病毒(*Yellow fever virus*,YFV),属于黄病毒科黄病毒属,是第一个被发现能感染人类的"滤过性颗粒"。黄热病是第一个被证实是由蚊类媒介传播的疾病,主要传播媒介是蚊类,主要有埃及伊蚊、辛普森伊蚊、非洲伊蚊,以及趋血蚊属和煞蚊属等。

黄热病临床表现多样,从不明显的感染到伴随高死亡率的烈性高烧,病情并不千篇一律,而且"城乡有别",根据流行病学的特点分为丛林型和城市型,暴发在城镇的和非本地人身上的往往要更严重。全球黄热病的病死率可达16%～38%,有20%～50%的严重疾病患者死于该病。黄热病较难诊断,尤其是在初期阶段,容易与疟疾、伤寒、登革热、肝炎和其他疾病以及中毒症状相混淆。血清学检测可检出因感染产生的黄热病抗体,使用其他一些手段来确定在病人死亡后收集的血液标本或肝组织中的病毒,这些检验需要训练有素的实验室人员和专业设备及材料。

在人类历史的记载中,1648年的西班牙探险者在墨西哥南部尤卡坦(Yucatan)地区最早描述了此病,此病可能是由交通工具携带埃及伊蚊从非洲传到西半球造成的。1778年,首次在非洲记载上出现了此病。在18、19世纪,此病是世界上最严重的疫病之一,曾波及南美、北美、非洲及欧洲等多个地区,造成了大量的人口死亡,给人类带来了巨大的灾难。

1907年,继天花、鼠疫、霍乱后,黄热病被当时的《国际卫生公约》列为国际检疫传染病。至今,此病仍流行于非洲和美洲,但黄热病从未在亚洲和澳大利亚被报道过。自20世纪始,黄热病的发生局限在中、南美洲及非洲中部地区。20世纪40—60年代,疫情曾一度处于相对静息状态,流行次数与病例总数大为减少。但近十几年来,非洲地区的黄热病流行再次引人注意,由于卫生设施不足或者误诊等原因,黄热病病例漏报严重。据 WHO(世界卫生组织)估计,每年有 20 万人受到感染,并有 3 万人死于黄热病。为此,WHO 号召有关政府、部门和机构行动起来与黄热病做斗争。

1930 年,人们研究出了两株黄热病毒活疫苗:美国通过鸡胚组织培养出了 17D 疫苗株,法国在鼠脑组织中培养出了嗜神经毒疫苗株(FNV)。由于后者可引起接种者的嗜神经毒性,其在 1971 年停用。黄热病毒的抗原比较保守,17D 疫苗株可以抵抗目前所有的黄热病毒,一直沿用至今。WHO 在 1989 年曾建议:在呈地方性流行的 33 个非洲国家,在婴儿九个月龄时接种黄热病疫苗,作为婴儿常规免疫的一部分,计划免疫覆盖率为 80%;通过大规模疫苗接种运动和在城市中心控制埃及伊蚊数量,在高危地区预防暴发。根据报道,这 33 个国家的总疫苗覆盖率在 1993 年仅为 7%。在 1998 年,非洲地区仅有安哥拉、中非、乍得、科特迪瓦、马里、塞内加尔、塞舌尔等 7 个国家向 WHO 报告儿童疫苗接种率,最高为塞舌尔的 96%,最低为马里的 10%,平均为 48%。因此,非洲地区黄热病疫情持续高发,且病例多为儿童。非洲的黄热病的发病数在全球所占的比重也不断上升,从 20 世纪 60 年代起,非洲超过了美洲,成为全球黄热病发病最多的地区。由于疫苗接种覆盖率在许多地区并未达到最佳的受控状态,世界卫生组织提议在这些地区建立敏感可靠的黄热病监测系统,包括实验室,以分析血样和确认疑似病例,同时通过开展大规模疫苗接种运动应对暴发。

2016 年上半年黄热病侵入我国,确诊多例病例,均为非洲归国人员,未发现二代病例,但我国南部省区如云南、海南、广东、广西等地的地理、气候、传播媒介(蚊)、传染源(猴)等条件与非洲及中、南美洲相似。随着全球经济的发展,全球贸易一体化和都市化生活等趋势使得病毒和传播媒介更易在各个国家之间传播,交通工具的变革使传染病的传播范围迅速增大。据世界旅游组织的统计,2012 年全球国际旅行人数首次突破了 10 亿大关,共有 10.35 亿人次,同比增长 4%,占全球总人口的 15%。每年有 300 万名以上旅行者出入黄热病流行区,对他们来说,黄热病是严重的健康威胁。我国的对外贸易规模逐年扩大,2009 年以来中国一直保持非洲最大贸易伙伴的地位,2012 年双方贸易额达到 1984 亿美元;目前,中国与南美的贸易额已经占南美贸易总额的 25% 以上。随着经贸活动的繁荣,每年有大批的非洲商人到中国经商,2012 年在广州的非洲人数达到 20 万人左右,并且每年以 30%～40% 的速度递增。目前,中国国内有多条非洲直航的航线开通,人员的大量流动给传染病的传播造成了便利。

到目前为止,传染病仍是当前发病率和死亡率最高的疾病,一些新的传染病仍然在不断出现,如 2003 年的 SARS 疫情和 2009 年的甲型 H1N1 流感的大流行,给全球带来了巨大的损失。其中,在 SARS 疫情中全球有 800 多人死亡。据北京大学的学者研究分析,2003 年中国的对外旅游收入减少 50%～60%,损失 900 亿元,保守估计国内旅游收入减少 10%,损失 500 亿元,加上间接损失,估计经济影响总额达到 2100 亿元左右。公共卫生危机不仅威胁人民的生命安全,还给世界经济造成了重创。

由于黄热病的危害巨大,且目前中国国内民众绝大部分未接种疫苗,为黄热病的易感人群,如有患者传入却未加控制,那么后果不堪设想。公共卫生的责任重于泰山。"工欲善其事,必先利其器",对黄热病预先做好全面的认识,防患于未然,才能将其阻隔于国门之外。

二、黄热病毒

(一)命名和起源

1.黄热病的命名

黄热病毒(*Yellow fever virus*,YFV),属于黄病毒科(*Flaviviridae*)黄病毒属(*Flavivirus*)。黄热病是一种由受感染的蚊虫传播的急性病毒性出血疾病,病名中的"黄"是指一些患者的黄疸症状,即出现眼球巩膜及皮肤变黄等症状,由拉丁文"黄色"(黄色物)命名。

1927年,通过接种猴和鼠,首先在西非分离出黄热病毒,为黄病毒科属的原型病毒。该病毒一般感染哺乳动物,能在多种细胞中生长,例如幼年仓鼠肾细胞(BHK),原代鸡胚细胞(CEF),兔肾细胞(MA-111),猪肾、绿猴肾细胞(Vero、MA-104)和蚊细胞(C6/36),具有嗜内脏性和嗜神经性。通常分离的病毒株多以病毒来源的区域进行命名,如西非型、南美型等。

2.黄热病病例定义

2010年,WHO修订的黄热病病例定义如下。①疑似病例(Suspected case):急性发热伴2周内出现黄疸;或出现发热、黄疸3周内死亡。②确诊病例(Confirmed case):在疑似病例基础上被实验室检查确认;或具备流行病学史,并被实验室检查确认的病例。③暴发(Outbreak):至少出现一例黄热病的确认病例。

我国在《黄热病预防控制技术指南和临床诊疗方案》中给出的黄热病病例定义如下。①疑似病例:具有流行病学史和临床表现。②确诊病例:在疑似病例基础上具备诊断依据中的实验室检查的任一项检查为阳性者。

3.起源

黄热病毒是第一个被发现能感染人类的病毒。17—19世纪,本病曾在美洲和非洲及少数欧洲国家流行,造成了大量的人口死亡。为了研究黄热病的发病原因,1900年,美国政府派沃尔特·里德和另外三位医学科研人员进行了调查。在古巴哈瓦那,一位名叫卡洛斯·芬莱的古巴医生花了19年时间试图证明:和疟疾一样,黄热病也是由蚊子引起的。但是,他所有的实验都失败了。沃尔特和他的研究小组同意芬莱的理论。

他们让已经叮过黄热病病人的蚊子叮咬自己。尽管他们都得了病并且其中一人因此而死亡,但仍然不能证明蚊子携带有黄热病毒。只有在医院的隔离帐篷内进行对照实验后,研究者们才能证明蚊子是罪魁祸首。一组待在隔离帐篷内的志愿者没有发病,另一组被蚊子叮咬过的人有五分之四患了黄热病。

随着现代分子生物学技术的发展,专家对黄热病的起源进行了研究。各流行区的黄热病毒基因序列结果表明,非洲黄热病毒比南美黄热病毒更有差异性,推断黄热病可能起源于非洲。从遗传学角度讲,东非及中非的病毒株比西非株更具有差异性,提示西非病毒株由东非及中非的病毒株演变而来,南美病毒株更接近于西非病毒株。由此推断黄热病毒可能起源于东非和中非,传至西非,再由西非蔓延至南美。近年来,黄热病的流行有复燃的趋势,非洲流行区疫苗接种情况不甚理想,黄热病疫情时有发生。

(二)黄热病毒的基因组学及蛋白组学

1.黄热病毒的基因组学

病毒颗粒呈球形,直径37~50nm,外有脂蛋白包膜,包膜表面有刺突。黄热病毒基因组为不分节的单股正链RNA,分子量约为$3.8×10^6$,长度为100500~110000个核苷酸。由一个长的开放读码框架、5′非编码区(5′untranslated region,5′UTR)和3′非编码区(3′untranslated region,3′UTR)组成,约96%的核苷酸在开放读码框架(ORF)内。黄热病毒基因组分为两个区段:5′端的前1/4区域编码该病毒的前3个结构蛋白,即C蛋白(衣壳蛋白)、M蛋白(膜蛋白)和E蛋白(包膜蛋白);3′端的前3/4区域编码7个非结构蛋白。从5′端起,编码的蛋白顺序依次为:C、prM/M、E、NS1、NS2A、NS2B、NS3、NS4A、NS4B和NS5。它们由基因组5′端的前1/4区域编码,并与病毒RNA分子一起构成病毒颗粒。黄热病毒的ORF在第一个AUG处起始翻译,翻译终止时无强终止信号,且三个终止子UAA、UAG、UGA的出现概率相似。

YFV-17D的5′非编码区(5′UTR)长约118 bp,具有典型的Ⅰ型帽子结构(Type Ⅰ Cap)m^7GpppAmp或m^7GpppGmp。在黄病毒属中,该结构保守性较差,其主要功能是在RNA复制过程中作为正链合成的起始位点。YFV-17D的3E编码区长约511 bp,无poly(A)结构,包含一些保守序列折叠成的复杂结构,包括起始、调节基因组复制和转录的保守二级或三级RNA元件。如具有热力学稳定的保守茎环结构(stem-loop,SL,nt80—90),位于Stem-loop上游的短小序列有CS1(Conserved sequence 1,nt10748—10772),CS2(Conserved sequence 2,nt10705—10729),RS(Repeated sequence,nt10333-10520)等。

研究显示CS1与N端Capsid蛋白内5′CS存在分子内相互作用,这种长距离的碱基配对对病毒复制尤为重要,在Kunjin病毒中首先证实了该碱基配对是RNA复制所必需的。黄热病毒在5′UTR和3′UTR中某些区域有缺失,如△5′-CS,△CS1-CS2,△CS1或△SS的缺失均影响病毒RNA的合成,其为致死性缺失;而△RS或△CS2突变株虽然能够合成RNA,但形成的病毒蚀斑较小,进一步说明了分子内的相互作用对病毒存活起到至关重要的作用。茎环是基因组转录的有效元件,缺失SL结构使得RNA无法合成,产生致死性突变,黄热病毒RNA的SL顶部凸起的五个核苷酸penta-nucleotide(PN)序列5′-CACAG-3′具有相对的保守性,其中第5位G绝对保守,而第2、3、4位对突变则能够耐受,但第1位与第9位配对则显著影响病毒复制能力;相比而言,PN序列的保守性对西尼罗河病毒(West Nile virus)的复制能力的影响更为显著。

最近研究显示黄热病毒感染细胞后,产生两个0.3~0.5kb的sfRNA(Small flavivirus RNA),该sfRNA来源于3′UTR SL-E结构,是宿主核酸外切酶XRN1不完全降解病毒基因组RNA的产物;黄热病毒的sfRNA1(5′端位于10532或10533,330 nt)与

sfRNA2(235 nt)有相同的 5′末端，仅是 sfRNA2 在 3′端截短；sfRNA 对病毒致病性有着重要影响，黄热病毒在 SW13 细胞无 sfRNA 产生时，则无法产生病毒蚀斑。

在黄热病毒的非编码区中，短小保守元件的相互作用、复杂的茎环高级结构等与病毒 RNA 的复制、翻译等关键功能密切相关，因此，对这些序列的功能研究将推动对黄热病毒基因组的复杂结构、生活周期、致病性及其对免疫系统影响的认识深入。

2.黄热病毒的蛋白组学

黄热病毒 RNA 翻译出的是蛋白多聚体，依次是结构蛋白(C-prM-E)，非结构蛋白(NS1—NS5)，呈 NH_2-C-prM-E-NS1-NS2A-NS2B-NS3-NS4A-2K-NS4B-NS5-COOH 顺序排列。通过宿主细胞信号肽酶(Host cell signal peptidase)及病毒蛋白酶(Viral protease)进行翻译后修饰，形成多个具备独立结构和功能的结构蛋白、非结构蛋白。

(1)结构蛋白(C-prM-E)

结构蛋白是形成病毒颗粒、维持病毒形态、影响病原性及免疫原性的重要蛋白。其中，E 蛋白具有几个重要的功能，如宿主细胞受体结合、膜融合活性和病毒组装等。E 蛋白(53kD)是主要的病毒颗粒表面糖蛋白，含有病毒血凝素和中和抗原决定簇，可能是某些宿主细胞表面受体的配体。当它与受体结合，可对细胞产生感染。E 蛋白可能是一种膜融合蛋白，可诱导病毒颗粒的包膜与宿主细胞膜融合，促使病毒颗粒进入细胞而引起感染。E 是 I 型膜蛋白，包含形成二硫键的 12 个保守的半胱氨基酸以及 1 个糖基化位点。每个 E 亚基有 3 个结构域，I 结构域为 J3 桶状的中心结构域，II 结构域为同源二聚体穿膜区，两者形成不连续的多肽链，III 结构域是免疫球蛋白 Ig 样受体结合域，插入宿主细胞膜的融合肽位于 II 结构域的顶端。E 蛋白的 III 结构域的 Arg380 突变株增强了病毒与糖胺聚糖的亲和力，削弱病毒的传播能力，降低了病毒的毒力，为 YF-17D 疫苗株的减毒机制提供了依据。在成熟的病毒颗粒中，90 个 E 蛋白二聚体形成对称的网络结构，锚定于病毒表面，因此，膜蛋白 E 是诱导中和抗体的主要抗原和保护性免疫。它包含一个暴露的可溶性 Arg-Gly-Asp(RGD)序列，虽然在病毒入侵中并不发挥重要的作用，但它能够影响细胞膜上葡糖胺聚糖受体(如类肝素硫酸盐)以及通过膜融合实现的病毒内在化过程，而针对 E 蛋白抗原表位的抗体则干扰这些功能的发挥。在 I 及 II 结构域上存在两个特异性的中和表位，NMR 技术也证实黄热病毒的 III 结构域的 Ser305 和 Pro325 存在中和表位。同时，它也是一个主要的病毒抗原，作为黄热病毒致病性的一个基因编码决定簇，负责诱导抗体的产生。在 E 蛋白上，免疫抗原表位位点的获得和野生型抗原位点的缺失都直接影响到黄热病毒的减毒过程。

Membrane 蛋白(M 蛋白)能导致病毒的感染性增加，并形成病毒颗粒的表面结构。M 蛋白相对较小，prM(~26kD)是 M 糖蛋白的前体，通过 capsid 蛋白 C 末端疏水区域的信号肽定位于内质网膜上。对于 M 蛋白与 C 蛋白是如何分离的，曾有过争论。研究显示，当 NS2B/NS3 完成 C-prM 胞内区的剪切后，信号肽酶才能够剪切 prM 蛋白的 N 端位点，且信号肽酶剪切的速率会受到 E 蛋白表达的影响。但在无 NS2B/NS3 活性时，信号肽酶剪切受抑制，不完全归因于 C 蛋白。研究发现将 C 蛋白中带电荷氨基酸置换成不带电荷氨基酸或不相关氨基酸时，信号肽酶剪切抑制现象仍能表现出来。当将位于信号肽位点侧翼的 C 域(C-region)用疏水性残基替代突变时,则在不切除 C 蛋白的条件下,即有 prM 明显剪切释放,说明了突变株显著降低了信号肽酶识别位点的敏感性,且该后处理过程并不完全受 capsid 蛋白影响。prM 的 C 域(C-region)突变(YF17D)VPQAQA 突变体为致死型,当出现第二位点再次突变后则能够恢复存活。prM 在合成后能够快速折叠,与 E 蛋白迅速形成一个异源二聚体复合物,且 E 的正确折叠需要有 prM 的辅助,这揭示了 prM 在 E 的折叠过程中具有分子伴侣的活性。在成熟过程中,prM 被高尔基体上的成对碱性氨基酸蛋白酶(Golgi-resident furin)或成对碱性氨基酸蛋白酶样蛋白酶(furin-like enzyme)剪切成 pr 及 M 蛋白,该结果显示 pr 可能起到稳定 E 蛋白的作用。pr 的 N 端含有 2 个 N-连接糖基化位点及 6 个能形成二硫键的半胱氨基酸。

碱性蛋白 capsid(~11kD)是结构蛋白中最小的,其参与病毒组装过程等重要过程,如 C 蛋白 N 端和 C 端的荷电氨基酸促使其与病毒 RNA 相互作用。Patkar 研究显示 C 蛋白 N 端的 39 个氨基酸、C 端的 23 个氨基酸对病毒的组装无影响,N 端的 16 个氨基酸的缺失突变未影响组装,说明 capsid 中的环化序列不影响基因组的包装或病毒的组装,但影响病毒 RNA 的复制。因此,在以黄热病毒为嵌合病毒疫苗载体的研究中,通常都会保存 capsid 蛋白的 N 端域,以保证病毒的正常复制与组装。在未成熟的 capsid 蛋白中,含有一个 anchC 小蛋白,其 C 端的疏水基团是 prM 移位于内质网上的信号肽,在 capsid 成熟后被病毒的丝氨酸蛋白酶切除。

(2)非结构蛋白(NS1—NS5)

对黄热病毒的非结构蛋白中的 NS1、NS3、NS5 三个大蛋白,已明确其相应的功能,如 NS1 涉及 RNA 的复制及免疫应答,NS3 具有丝氨酸蛋白酶及 RNA 解旋酶的活性,而 NS5 则是关系 RNA 复制的重要酶。

NS1(~46kD)是含有 2 个 N-糖基化位点的糖蛋白,包含形成二硫键的 12 个保守的半胱氨酸。NS1 定位于内质网膜上,通过宿主信号肽酶的剪切从 E 蛋白的 C 端释放出来。对于 NS1/NS2A 之间的剪切的详细机制仍不明确,已知 NS1 的 C 端的 8 个氨基酸及 NS2A 的 140 个氨基酸参与到剪切过程。在机体感染中,NS1 蛋白能够诱导较强的免疫应答,因此,其是除 E 蛋白外较强的免疫原。研究显示,对 NS1 上第一个或两个糖基化位点进行突变,将显著影响病毒 RNA 的复制与病毒的形成;同样,对 NS1 蛋白进行丙氨酸替代突变实验(Alanine-scanning),产生的一个温度敏感型突变导致 RNA 合成降低;反式互补研究显示,NS1 在 RNA 复制的早期起到重要作用,并且黄热病毒 NS1 的缺失导致 RNA 负链合成水平下降。上述研究均显示 NS1 对 RNA 的复制过程十分重要,但具体机制仍然不明。

NS3(~70kD)是具有多种酶活性的蛋白。通过序列比对发现,NS3 的 N 端的 1/3 部分具有胰蛋白酶样丝氨酸蛋白酶活性(Trypsin-Eke serine protease),通过在 NS3 的 His53、Asp77 及 Ser138 催化单位上的突变,证实了其蛋白酶功能;NS2B/NS3 能够剪切 NS2A/NS2B,NS2B/NS3,NS3/NS4A,NS4A/NS4B,NS4B/NS5 及成熟 capsid 和 NS4A 的 C 端,但识别位点具有较高的保守性,通常要求 P1、P2 位是碱性氨基酸,P1 位是短支链氨基酸。NS3 的 C 端结构域涉及 RNA 的复制功能,高度同源于 supergroup2

RNA 解旋酶，该结构域可能具有利用 ATP 水解释放出的能量解开 RNA 螺旋的特性。除此外，NS3 具有 RNA 三磷酸酶 RTPase 活性，该酶将基因组 RNA 的 5′末端去磷酸化，以便合成 I 型帽子结构。尽管解旋酶活性在多种正链 RNA 病毒中被证实，但其在 RNA 复制中的确切作用尚不明确，可能涉及识别模板时融解 RNA 二级结构、消除二级结构以增加聚合酶活性、维持复制过程中的双链结构以及作为移除或替换掉结合在病毒 RNA 上蛋白的易位酶等多种功能。NS2B 是 NS2B/NS3 丝氨酸蛋白酶复合体的组成部分，研究显示 NS2B 的活性区位于与膜相互作用的疏水区侧翼的 40 个保守的亲水区中心，它的突变将影响 NS2B/NS3 蛋白酶复合物的形成以及病毒的复制。NS5 是黄热病毒基因组中最大的蛋白，约 103kD，具有较高的保守性。

NS5 是涉及 RNA 复制的多功能蛋白，包括 N 端的 RNA 加帽（Cap-processing）活性，C 端 RNA 依赖的 RNA 聚合酶（RdRP）活性，且 NS5 能够被相关的丝氨酸/苏氨酸丝氨酸激酶（Serine/threonine serine kinase）磷酸化。N 端区域（60—132aa）含有一个 S-腺苷甲硫氨酸（SAM）的依赖甲基转移酶［S-adenosyl-methionine（SAM）-dependent methyltransferases］同源域，反映出该蛋白与 5′帽子结构的形成有关；C 端具有一个与其他正链 RNA 病毒 RdRP 的同源结构，即拥有 RNA 依赖的 RNA 聚合酶活性；并且 NS5 与 NS3 形成的复合结构能够刺激 NS3 的 NTPase 活性。对于其他小蛋白的研究尚未彻底揭示其功能。NS2A 的 C 端位点缺失是致死型突变，而 NS2A 剪切位点的突变（Lys190-Ser）不影响 RNA 复制，但会产生无核衣壳的病毒颗粒。NS4A、NS4B 则功能不明，但两个蛋白的分离涉及蛋白酶切割顺序的问题。

3.黄热病毒的基因分型

分子流行病学研究数据表明，黄热病毒在地域上有 7 种基因型分布，疫情暴发时有特定的基因型联系。7 种基因型如下：中东非型、东非型、安哥拉型、南美 I 型、南美 II 型、西非 I 型和西非 II 型。

（三）黄热病毒的致病性

当携带有黄热病毒的蚊虫叮咬人时，病毒经皮肤叮咬处侵入人体内并扩散到局部淋巴结中增殖。黄热病毒通过受体介导结合靶细胞，通过网格蛋白凹陷进入细胞。病毒 E 蛋白发生结构改变，与靶细胞膜融合，进而释放黄热病毒 RNA 进入靶细胞质。病毒基因组 RNA 能够作为直接翻译病毒蛋白的 mRNA、RNA 复制的模板以及作为包装进入新的病毒颗粒中的遗传物质。数日后，病毒达到一定数量，便进入血循环中，形成毒血症。之后，病毒随血液定位到肝、脾、肾、淋巴结、骨髓、横纹肌等处，并在这些部位继续增殖，引起损害。此后，病毒从血中消失，而在脾、骨髓、淋巴结等处仍可检出。病毒的强毒株常主要侵犯肝脏，并引起严重病变。

三、黄热病的流行

（一）黄热病的流行史

人类历史记载的第一次黄热病流行发生在 1648 年的墨西哥的尤卡坦半岛。此前在加勒比海地区已有该病存在。17—19 世纪,该病通过交通运输、人员流动传入北美和欧洲后,成为美洲、非洲及欧洲部分地区最严重的传染病之一,曾造成人群大量死亡及部分社会活动瘫痪。如 1741 年,英国 27000 名士兵攻打哥伦比亚,因 20000 人感染黄热病而溃不成军;1762 年,英国殖民军侵略古巴,15000 名士兵中 8000 人死于黄热病;1793 年,美国费城黄热病大流行,全市 1/5 人死于黄热病,导致社会完全解体。其后,疫情沿密西西比河深入北美中心地带,美国至少有 50 万人罹患此病;1800 年,西班牙发生大流行,至少 6 万人死亡;1826 年,英国殖民者入侵非洲时感染本病,535 名殖民军在两个月中死亡 115 人;1851 年,巴西里约热内卢因本病至少死亡 23000 人;巴拿马运河开凿第一期工程曾因本病严重流行被迫暂停;1940 年以前,黄热病在非洲同样是大、小流行不断,造成人员大量死亡。

进入 20 世纪后,黄热病开始在中、南美洲及非洲形成地方性流行,再也没有传出过上述两个地区。20 世纪 30 年代末,黄热病毒减毒活疫苗 17D 株研制成功并被广泛用于流行地区的预防接种,黄热病流行强度明显受到抑制,尤其是西非法语系国家采取的普种黄热疫苗控制黄热病这一策略,曾一度使黄热病逐步消失,疫情处于间歇和静止状态。20 世纪 50 年代末 60 年代初,人们降低了对黄热病的警惕,忽视了对黄热病的监测和预防接种,结果又不断出现新的疫情。如 1958 年和 1959 年,扎伊尔和苏丹相继出现暴发流行。1960—1962 年,埃塞俄比亚发生严重大流行,100 万人中约 10% 感染本病,其中死亡 3 万人。

20 世纪 60 年代以来,非洲和南美洲的黄热病暴发一直未曾中断。每年向世界卫生组织报告的病例数波动在近百例至数千例不等,形成明显的高峰低谷的流行曲线。在一些国家的流行已出现 4~6 年的周期性。个别国家则出现报告一批病例后 20 余年无病例发生但突然又报告大量的病例的"偶发"现象。从报告病例的国家数量与报告病例的总数来看,非洲黄热病的疫情远比南美洲的严重。

然而,目前黄热病流行国家报告资料反映的流行情况,可能只是冰山一角。世界卫生组织专家在调查后指出,近 10 余年来非洲的黄热病正在大肆地传播,由于卫生设施不足或者误诊等,黄热病例漏报严重。据估计,仅在非洲大陆的 33 个黄热病地方性流行国家和地区,其每年的病例数应有 20 余万。

近年来,欧美等非黄热病流行区的人员赴黄热病流行区而感染黄热病并死亡的病例时有报道。总之,由于目前非洲、南美黄热病传播再趋活跃,加上当今世界各地交往日趋频繁及交通工具的便捷化,黄热病的传入可能性以及赴流行区感染黄热病的危险性均在加大。

(二)黄热病的传播途径

(1)丛林循环

20 世纪 30 年代前,埃及伊蚊一直被认为是 YFV 的唯一传播媒介。关于丛林黄热病的描述起源于 1932 年在巴西 Canaã 淡水河谷暴发的疫情,当时并未发现携带病毒的埃及伊蚊。1938 年期间,里约热内卢附近暴发疾病,从白纹伊蚊中分离出 YFV(后来被重新定义为趋血蚊属伊蚊)。最近研究表明,简氏嗜血蚊(H. jantbinomys)和绿翅煞蚊(*S. cbloropterus*)都是南美黄热病重要的传播媒介。参与非洲丛林循环的非洲伊蚊也被认为是重要的传播媒介(见图 1-1)。在南美洲,公吼猴(*Aloutta* spp.)在黄热病传播循环中起到一定的作用。在东非和西非,阿比西尼亚疣猴是主要宿主;在森林和热带草原,长尾猴是主要宿主。

(2)媒介循环

除了丛林循环,在非洲还有媒介循环或热带草原循环(见图 1-1)。媒介循环发生在人类活动活跃的潮湿热带草原地区。该地区可反映出黄热病在丛林循环途径中变种而成为影响人类的重大疾病,因此被称作危险地带。病毒媒介包括黄头伊蚊(*Ae. luteo-cephalus*)、带叉伊蚊(*Ae. furcifer*)、泰氏伊蚊(*Ae. taylori*)、条纹斑伊蚊(*Ae. vittatus*)、辛浦森伊蚊(*Ae. simpsoni complex*)、针金伊蚊(*Ae. metallicus*)和欧博克伊蚊(*Ae. opok*)。只要人类进入持续的丛林循环,即可能感染 YFV,YFV 就会在灵长目动物与人类之间传播。

(3)城市型循环

城市型黄热病经埃及伊蚊在人类间传播,是基于蚊感染病毒后,体内含相当高浓度的病毒,并通过唾液传播给人(见图 1-1)。1999 年,人们已通过血清学试验证实了玻利维亚圣克鲁斯暴发过小范围的城市型黄热病。在非洲,特别是有着大量人口的尼日利亚,仍然有城市型黄热病暴发的报道。

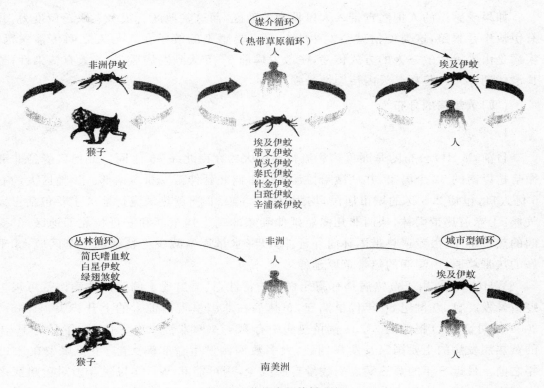

图 1-1　黄热病的传播途径

(三)流行病学分型

根据流行病学黄热病分为城市型、中间型和丛林型三种,其在非洲和南美洲热带地区性流行。一些不同种类的伊蚊和趋血蚊传播病毒。蚊虫在房屋四周(家居环境)、丛林中(野外)或水陆两栖地(半家居环境)繁殖。

1. 森林型(或丛林型)黄热病

在赤道雨林中,黄热病发生在被野外蚊虫叮咬而受感染的猴子及其他灵长类身上。受感染的猴子再将病毒带给叮咬其的其他蚊子。受感染的蚊子叮咬进入林区的人,导致偶尔出现人黄热病病例,疾病由猴→蚊→猴→蚊→人的方式传播。感染大多发生在在林区工作的青年男子身上(例如,林中伐木工人)。

2. 中间型黄热病

在非洲潮湿或半潮湿地区,时而发生小规模流行病。半家居环境中的蚊子(在野外和房屋四周繁殖)感染猴子和人。人与受感染的蚊子接触机会增多,导致病毒传播。一个地区可有许多单独的村庄同时出现病例。在非洲,这类疫情最为常见。如果在感染传入的地区有家居环境中的蚊子生存,而人又没有接种过疫苗,疾病疫情就可能成为一种较为严重的疾病流行。

3. 城市型黄热病

如果受感染的人把病毒带入人口稠密的地区,而这些地区有很多人缺乏免疫力,并有伊蚊生存繁殖,这类疫情就会发生大流行。受感染的蚊子在人与人之间传播病毒。疾病是由人→伊蚊→人的方式传播,一般发病前 3～5 天到发病后 3～5 天有传染性,最长潜伏期 12 天,起病 3 天内传染性最强。

(四)黄热病的分布

1. 非洲

目前,WHO 公布的非洲黄热病流行地区大约在南北纬 15°之间。此地区囊括非洲撒哈拉以南的 32 个国家,并从撒哈拉沙漠南岸向北延伸至安哥拉南部。该地区大约有 6 亿人口,包括 2.3 亿的城市居民,均为易感人群。非洲黄热病流行地区主要包括三大气候:①赤道热带雨林,从西非几内亚延伸到东非乌干达东部和安哥拉北部地区;②湿润的热带草原,由赤道热带雨林向外延伸,以降水量逐渐减少为特征的一个区域;③干燥的热带草原,由湿润的热带草原延伸形成。

WHO 表示,由于黄热病具有高死亡率的特性,只要出现 1 例确诊的病例就可视为疫情暴发。自 20 世纪 80 年代早期起,黄热病在非洲呈现出惊人的上升势头。1965—2004 年间,WHO 报道的 33381 例黄热病中有 83% 来自非洲。表 1-1 显示了最近 10 年的黄热病发病的主要国家及发病例数,大多数病例发生在非洲大陆,主要集中在 2005 年之前。最近 5 年的黄热病发病数量有所减少,这可能和 WHO 与联合国对黄热病多发国家大力推广实施疫苗接种工作有关。

1987—1991 年间,WHO 报道了 18738 例黄热病感染病例和 4522 例死亡病例,这是自 1948 年报道以来,黄热病在所有 5 年期里最活跃的时期。这些数据表明,黄热病属于重现性疾病。

黄热病在非洲各地区分布和流行有很大区别。1985—2005 年,共记录了 34 例暴发病例;其中 29 例发生在西非,只有 5 例发生在非洲东部和中部地区。非洲东部和中部地区的疫情大多发生在动乱时期,如 1940 年在苏丹奴巴山脉暴发的疫情,以及 1960—1962 年,在埃塞俄比亚暴发的疫情。由于自然感染遍及非洲各流行地区,在非洲普及黄热病疫苗接种前进行的血清阳性转化率调查显示,血清阳性转化率之间具有相似之处。

非洲东部和中部丛林不断出现 YFV,说明气候环境并不是影响黄热病暴发的主要因素。各种 YFV 基因型之间的不同遗传物质可能是导致非洲暴发不同类型黄热病的重要原因。YFV 基因型 Ⅰ 型在西非频繁暴发,说明这些病毒的毒性更强,更容易感染人类。此外,YFV 基因型 Ⅰ 型的基因多态性表明,该病毒能够很好地适应各种传播环境(如在黄热病暴发时期)。另外,基因变化也可影响非洲黄热病蚊媒的带毒能力。

2. 南美洲

研究发现,大多数黄热病在南美洲的奥里诺科河、亚马逊和阿瓜拉亚河流域活跃,同时,附近地区会有一些突发报道(包括特立尼达拉岛)。南美洲每年约有 160 例黄热病报道,致死率高达 65%,其数据一部分是从经肝脏组织病理学检查鉴定为黄热病而致命的案例中统计得来。由此可推测,黄热病的真实发病率可能超过报道数量的 10 倍之多。在雨季时期,吸血蚊的数量最多,黄热病通常发生在 12 月份至次年的 5 月份,每年 1—3 月达到峰值。

表 1-1　2000—2010 年非洲及南美洲部分国家黄热病病例数　　　　单位:例

	国家	2000	2001	2002	2003	2004	2005	2006	2007	2008	2009	2010
非洲	布基纳法索	1	22	0	29	14	4	0	0	2	0	0
	喀麦隆	0	0	0	3	6	0	0	0	0	1	1
	中非共和国	0	0	1	0	0	0	0	0	3	4	0
	科特迪瓦	31	280	156	158	92	1	2	0	9	0	3
	刚果	0	0	0	29	0	0	0	0	0	1	0
	几内亚	651	172	47	60	6	114	0	0	2	2	1
	塞内加尔	0	1	134	1	2	2	0	0	0	0	2
	塞拉利昂	0	0	0	90	0	0	0	0	2	0	0
	苏丹	0	0	0	222	0	565	0	0	0	0	0
	多哥	0	8	0	0	0	0	0	2	0	0	0
	乌干达	0	5	0	5	0	0	0	0	0	0	183
南美洲	玻利维亚	8	4	15	6	10	16	0	0	0	0	0
	巴西	85	41	15	64	5	0	0	0	48	0	0
	哥伦比亚	5	9	19	112	30	0	0	0	0	0	0
	秘鲁	6	28	35	26	61	0	0	0	0	0	0

历史上,从巴拿马北部到阿根廷南部,处在南美洲热带地区的多数国家已有黄热病的报道,如玻利维亚、巴西、哥伦比亚、厄瓜多尔、圭亚那、秘鲁和委内瑞拉等国家,其中玻利维亚、巴西和秘鲁占 90%。巴西亚马逊和中西部地区曾报道过很多病例,然而,最近报道的病例并不在这些地区(如圣保罗、巴伊亚、托坎廷斯州、高亚斯州)。同样,自1902 年报道以来,法属圭亚那在 1998 年发现本土首例黄热病。由此看来,黄热病在南美洲热带地区属于再发疾病。1949 年,热带中部地区和南美地区的 10 个国家和地区(玻利维亚、巴西、圭亚那、哥伦比亚、厄瓜多尔、法属圭亚那、巴拿马、秘鲁、苏里南和委内瑞拉等)制定了消灭埃及伊蚊的计划,成功消灭了在城市地区传播城市型黄热病的蚊虫。但是,自 1985 年以来,南美一些国家的黄热病呈上升势头,1995 年在秘鲁至少发生了 800 例病例,致死率达 38%,这是自 20 世纪 50 年代以来最大规模的暴发。除了近年来不断增长的病例以外,埃及伊蚊又在南美洲很多城市中心出现,潜在的城市型黄热病将回归南美洲。

Vasconcelos 等最近研究发现,人类活动能在短期内把 YFV 传播到更远的地方。秘鲁和玻利维亚的亚马逊地带的丛林黄热病活动模式显示,流行病波动模式并不适用于秘鲁和玻利维亚的东部地区。这些地区每年都会发生黄热病,提示可能存在着地方疫病,是基于 1995 年期间从秘鲁疫情中分离出的病毒一致出现基因多重变异,最近的 YFV 系统学研究也支持这种假说。随后,来自巴西的 30 例病例通过系统发育学分析,不仅证明了黄热病疫情传统的游走模式,也证明了疫情的传播方式。

3. 亚洲和太平洋地区

2016 年以前亚洲和太平洋地区从未发现过黄热病感染病例。2016 年 3 月以来我国发现并确诊多例输入性黄热病病例,均为在非洲安哥拉劳务或经商回国人员,因此做好黄热病的防控工作刻不容缓。

第二节　黄热病的诊断

2008 年,卫生部(现国家卫计委)紧急发布了《卫生部办公厅关于印发埃博拉出血热传染病预防控制指南和临床诊疗方案的通知》(卫办应急发〔2008〕140 号),防止黄热病的传入,指导黄热病的诊断及治疗。

一、临床表现

(一)发病机制

黄热病的发病机制尚不完全清楚。靶细胞损害可能为病毒直接作用所致。肝脏是主要靶器官,由于肝细胞受损而出现黄染和凝血酶原时间延长等,同时可见肾脏、心脏等受累。肝脏和脾脏的巨噬细胞产生的肿瘤坏死因子(TNF)等细胞因子、氧自由基堆积、内皮细胞损伤、微血栓形成和弥散性血管内凝血(DIC),是多脏器损害和休克的可能原因。

(二)病理改变

黄热病的病理变化最突出的是肉眼可见到肝、肾和心脏的退行性病变,并伴有出血及黄疸。病毒聚集于各器官组织,并在其中复制增殖。肝病变主要见于小叶中间带,肝细胞呈细胞肿胀、点状凝固性坏死及嗜酸性透明变性,形成具相当特征性的康氏小体(Councilman bodies);严重肝病变可导致深度黄疸、各处出血、低血糖等。肾病变轻重不一,见于近曲小管,小管上皮浊肿、脱落或坏死,管腔充塞颗粒样碎屑;肾功能减退和尿毒症乃由血容量减少、肾小管坏死等引起。心肌有广泛退行性变和脂肪浸润,偶有灶性出血,病变常累及窦房结和希氏束;临床上可出现心率减慢、心律失常、低血压、心力衰竭等。脑部偶见水肿及灶性出血,系继发于脑组织缺氧和乳酸血症等代谢改变,而非病毒直接侵犯所致。各脏器组织元炎症细胞浸润,此乃本病的特征之一。出血倾向与血小板减少、血小板功能异常和凝血因子减少有关。

(三)临床类型

依照临床症状的严重程度,黄热病可分为极轻型、轻型、重型和恶型。在流行病病例中,轻型和极轻型占有一定的比例。(见表1-2)

表1-2 临床分型

内容	类型			
	极轻型	轻型	重型	恶型
病程	1～2天	2～3天	5～7天	3～7天
发热	低热	较高38℃	高热39～40℃	高热40℃以上
头痛	轻	明显	严重者有背痛	剧烈
消化道症状	无	恶心	恶心呕吐	呃逆,恶心呕吐
出血倾向	无	鼻血	血便、血尿、黑色呕吐物	鼻血、咖啡渣样呕吐物、血便、血尿
蛋白尿	无	轻度	明显	尿闭
黄疸	无	轻度	明显	极其明显
相对缓脉	无	有	明显	极其明显
神经症状	无	无	无	震颤、腱跳动、谵妄
诊断	靠病原学	靠病原学	临床可诊断	临床可诊断
预后	好	好	大多数好	不良

1. 极轻型

该型只有数小时至1～2天的发热、头疼,随后即热退,恢复健康。有的更轻,仅靠实验室诊断方能确诊。

2. 轻型

该型急性发作,有明显的发热、头疼、恶心、鼻血、相对缓脉,可伴有轻度蛋白尿、轻度黄疸,病程持续2～3天,可迅速痊愈。除病人有明确疫区暴露史或家属有明显症状病人,一般仅能下疑似黄热病的诊断,依靠实验室检查方能确诊。

3.重型

其有典型临床症状,高热、颈部皮肤潮红,有剧烈头痛、背痛、恶心、呕吐,相对缓脉,黄疸明显,有肾功能损害,伴有尿少、蛋白尿、齿龈或鼻血,有时子宫出血,甚至有血尿及黑色呕吐物。发热持续 5～7 天。一部分病人在发病 3～4 天后很快康复,称为顿挫型。

4.恶型

其具备所有典型临床症状。病人高热可达到 40℃以上。病程第 3 天即可发生黄疸、闭尿、大量出血,如黑便、黑色或咖啡渣样呕吐物、鼻血、血尿、皮肤瘀点瘀斑及黏膜弥散性渗血,神经系统症状显著,如重度震颤性谵妄、顽固性呃逆、木僵、腱跳动甚至昏迷。暴发性病人常在第 3～4 天死亡。

(四)实验室检查

详见第三节。

(五)临床表现

本病潜伏期为 3～6 天,临床表现差异很大,病情可从轻度自限性到致死性感染。典型临床过程可分为以下 4 期。

1.病毒血症期

常无前驱症状,急性起病,寒战、发热,可达 39～40℃,相对缓脉。剧烈头痛、背痛、全身肌肉痛,恶心、呕吐。呕吐物初为胃内容物,继呈胆汁样。患者烦躁焦虑、颜面绯红,结膜和面部充血,畏光,口舌肿胀,舌鲜红,齿龈充血,有出血倾向,皮肤热而干燥。上腹不适,压痛明显。儿童常有抽搐。病初心率与发热平衡增速,以后逐步转为相对缓脉。症状持续 3～5 天。第 3 天开始出现巩膜黄疸。部分患者发生全身重度黄疸、鼻血、蛋白尿。部分患者在此期末体温迅速下降,在发病 3～4 天后很快康复,呈顿挫感染。也有患者在第 3～4 天出现无尿,胃肠道大量出血,谵妄,最后死亡,呈暴发性。病毒血症在症状出现前 24 小时出现,持续 3～4 天。发病开始第 4 天,血中病毒分离率最高,偶尔在发病后第 14 天也可分离到病毒。血中有病毒存在时,即有传染性。

2.缓解期

感染期发病的 3～5 天后出现 12～24 小时的缓解期,表现为体温下降,头痛消失,全身基本状况改善,患者可安静入睡。此期内,体内病毒被清除,血中可以查到非感染性免疫复合物。轻度患者在此期可以痊愈。部分患者在此期的症状为不明显或不存在,直接进入下一期。

3.肝肾损伤期

此期持续 3～8 天,个别长达 2 周。约 15%～25%患者的自缓解期后进入此期。体温再次升高,且更加严重,呈马鞍热型。全身症状重新出现,频繁呕吐,上腹痛等。出现黄疸并逐渐加深,出血表现如瘀点、瘀斑、鼻血、黏膜广泛出血,甚至腔道大出血。肾功能异常,尿量减少,蛋白尿,尿中蛋白含量与病情正相关。心脏损害心电图可见 ST-T

段异常,少数可出现急性心肌扩张。可出现脑水肿,脑脊液蛋白升高但白细胞不高。高血压、心动过速、休克、顽固性呃逆提示预后不良。此期,约有 20%～50% 的患者在发病后的 7～10 天死亡。死前,蛋白尿加重、出血、速脉、低血压、少尿、氮质血症、体温降低、重度震颤性谵妄、顽固性呃逆、木僵,最后患者昏迷死亡。

个别病例的肝、肾或心肌损害突出,可有相当单纯的肝炎、急性肾衰、低血压和低排性心力衰竭。

4. 恢复期

体温于第 7～8 天下降至正常,症状迅速消失,蛋白尿转阴。一般无后遗症。并发症可有化脓性腮腺炎,继发性细菌性肺炎。此期的患者极度疲乏虚弱,可持续 2～4 周。也有报道患者在恢复期死亡,部分是由于心律失常,也有是因心肌损伤,甚至心力衰竭。转氨酶升高可持续至恢复后数月。

二、诊断

(一)诊断依据

1. 流行病学资料

生活在流行地区或一周内有流行区旅行史,蚊虫叮咬史。

2. 临床表现

重症者颜面充血,相对缓脉,出血,蛋白尿,黄染,这些症状均有重要参考价值。轻度患者的症状不典型。

3. 实验室检查

(1)病毒抗原检测阳性;

(2)血清特异性 IgM 抗体阳性;

(3)恢复期的血清特异性 IgG 抗体滴度比急性期有 4 倍以上增高;

(4)从患者标本中检出黄热病毒 RNA;

(5)从患者标本中分离到黄热病毒。

(二)诊断

凡来自流行区的任何人出现发热、黄疸等症状均应考虑黄热病的可能,及时进行实验室检查。

疑似病例:具有流行病学史和临床表现。

确诊病例:疑似病例基础上具备诊断依据中的实验室检查的任一项检查为阳性者。

1. 临床表现

(1)急性期黄热病病人

此期为疾病发作初期,为期 4～5 天。病人主要表现为:

——突然发热;

——头痛或背痛、肌肉痛;

——恶心；

——呕吐；

——结膜充血。

（2）缓解期黄热病病人

此期可持续 24 小时,此时病人体温下降,全身症状减轻。

（3）中毒期黄热病病人

此期继缓解期之后发生。病人表现为：

——体温回升；

——黄疸；

——黑尿；

——尿量减少；

——齿龈出血、鼻出血或者便血、呕血、尿血；

——呃逆；

——相对缓脉。

2.疑似黄热病例

病人满足以下条件为疑似黄热病例：

（1）曾前往黄热病流行区旅行或居住,且发病时,离开黄热病流行区尚不足 6 天。病人于发病前未接种黄热病疫苗,或虽然已经接种疫苗但接种尚未生效（疫苗于接种 10 天后生效）。

（2）且具备 1 所描述的症状者为疑似黄热病病例。

3.确诊黄热病例

（1）具备 2 的条件,及以下实验室检测指标之一呈阳性者：

——补体结合试验检测滴度≥32；

——免疫荧光试验检测滴度≥256；

——红细胞凝集抑制试验滴度≥320；

——中和试验检测滴度≥160；

——IgM 捕捉酶免疫试验血清学检测结果呈阳性。

且已排除与其他黄病毒属病毒的血清学交叉反应,并且没有黄热病预防接种史。

（2）具备 2 的条件,及以下条件之一者：

——分离出黄热病毒；

——检出黄热病 IgM 特异抗体或患者急性期和恢复期血清 IgG 抗体水平呈 4 倍以上升高；

——尸检肝组织病理学检查为阳性；

——免疫组织化学检查患者组织,检出黄热病毒抗原；

——用聚合酶链反应技术在患者血液或组织器官中发现黄热病毒基因序列。

三、鉴别诊断

根据流行病学和临床表现,典型病例的诊断一般没有太多困难。但须与登革热、钩端螺旋体病、流行性出血热、回归热、病毒性肝炎、黑尿热、四氯化碳中毒、斑疹伤寒、疟疾等疾病相鉴定。确诊需要靠病毒分离培养、分子生物学检测、血清特异性抗体检查或肝组织病理检查。

(一)登革热

1.诊断原则

依据患者的流行病学资料、临床表现及实验室检查结果综合判断进行临床诊断,确诊须有血清学或病原学检查结果。

2.诊断标准

2.1　流行病学资料

此是临床诊断不可或缺的依据。

凡在流行地区、流行季节或15天内去过/来自流行区,和/或发病前5～9天曾有被蚊虫叮咬史。

2.2　临床表现

2.2.1　突然起病,畏寒、发热(24～36小时内达39～40℃,少数患者表现为双峰热),伴疲乏、恶心、呕吐等症状;

2.2.2　伴有较剧烈的头痛、眼眶痛、肌肉、关节和骨骼痛;

2.2.3　伴面、颈、胸部潮红,结膜充血;

2.2.4　表浅淋巴结肿大;

2.2.5　皮疹:于病程5～7天出现多样性皮疹(麻疹样、猩红热样皮疹)、皮下出血点等,皮疹分布于四肢躯干或头面部,多有痒感,不脱屑,持续3～5天;

2.2.6　少数患者可表现为脑炎样脑病症状和体征;

2.2.7　有出血倾向(束臂试验阳性),一般在病程5～8天,牙龈出血、鼻血、消化道出血、皮下出血、咯血、血尿、阴道或胸腹部出血;

2.2.8　多器官大量出血;

2.2.9　肝大;

2.2.10　伴有休克。

2.3　实验室检查

2.3.1　末梢血检查:血小板数减少(低于$100×10^9/L$),白细胞总数减少而淋巴细胞和单核细胞分类计数相对增多;

2.3.2　血红细胞容积增加20%以上;

2.3.3　单份血清特异性IgG抗体阳性;

2.3.4　血清特异性IgM抗体阳性;

2.3.5　恢复期血清特异性IgG抗体比急性期有4倍及以上增长;

2.3.6 从急性期病人血清、血浆、血细胞层或尸解脏器分离出登革热病毒或检测到登革热抗原。

2.4 病例分类

2.4.1 疑似病例:具备2.1及2.2.1、2.2.2、2.2.3—2.2.7之一以上者。

2.4.2 临床诊断病例:疑似病例加2.3.1(登革热流行已确定)或再加2.3.3(散发病例或流行尚未确定)。

2.4.3 确诊病例:

登革热:临床诊断病例加2.3.4、2.3.5、2.3.6中的任一项;

登革出血热:登革热确诊病例加2.2.8、2.2.9、2.3.2;

登革休克综合征:登革出血热加2.2.10。

(二)疟疾

1.诊断原则

依据患者的流行病学史,临床表现及实验室检查结果的综合判断进行诊断,确诊须有血清学或病原学检查结果。

2.诊断标准

(1)流行病学

流行区居民或曾于疟疾传播季节在疟区住宿,或曾经患疟,或有输血史等,当出现原因不明的发热时,应考虑疟疾的可能。

(2)诊断方法

1)临床症状诊断:间歇性定时发作上述临床症状,恶性疟为每日或隔日发作1次,间日疟为隔日发作1次。发作多次的患者出现脾肿大和贫血,重症病人可出现昏迷。

2)病原诊断:发热病人从耳垂取血,在玻片上涂制厚血膜,用吉氏染液染色,显微镜油镜检查见疟原虫。这是目前最简单而可靠的诊断方法。

3)血清学诊断:用间接荧光抗体试验或酶联免疫吸附试验等方法检查疟疾抗体,抗体阳性者说明曾患过疟疾。

(三)基孔肯雅热

基孔肯雅热的潜伏期为2～12天,通常为3～7天。

1.急性期

(1)发热

病人常突然起病,寒战、发热,体温可达39℃,伴有头痛、恶心、呕吐、食欲减退,淋巴结肿大。一般发热1～7天即可退热,有的病人约3天后再次出现较轻微发热(双峰热),持续3～5天恢复正常。有些患者可有结膜充血和轻度畏光的结膜炎表现。

(2)皮疹

80%的患者在发病后2～5天,躯干、四肢的伸展侧、手掌和足底出现皮疹,为斑疹、丘疹或紫癜,疹间皮肤多为正常,部分患者伴有瘙痒感。数天后消退,可伴有轻微脱屑。

（3）关节疼痛

发热同时,多个关节和脊椎出现疼痛、关节肿胀,可伴有全身性肌痛。关节痛多为游走性,随运动加剧,晨间较重。病情发展迅速,往往在数分钟或数小时内关节功能丧失,不能活动。主要累及小关节,如手、腕、踝和趾关节等,也可能涉及膝和肩等大关节,腕关节受压引起的剧烈疼痛是本病的特点。关节积液少见。X线检查正常。

（4）其他

极少数患者可出现脑膜脑炎、肝功能损伤、心肌炎及皮肤黏膜出血。

2.恢复期

急性期后,绝大多数患者的关节疼痛及僵硬状态可完全恢复。部分患者持续性关节疼痛和僵硬可达数周至数月,甚至3年以上。

个别患者留有关节功能受损等后遗症。

3.诊断标准

（1）流行病学资料

生活在基孔肯雅热流行地区或12天内有疫区旅行史,发病前12天内有蚊虫叮咬史。

（2）临床表现

急性起病,以发热为首发症状,病程2～5天出现皮疹,多个关节剧烈疼痛。

（3）实验室检查

①血清特异性IgM抗体阳性;②恢复期血清特异性IgG抗体滴度比急性期有4倍以上增高;③从患者标本中检出基孔肯雅病毒RNA;④从患者标本中分离到基孔肯雅病毒。

第三节　黄热病的实验室检测

一、样品采集

（一）采样前准备

根据检测项目的具体要求,确定采集样品的种类、处理、保存及运输的时限和方法,按照临床采血技术规范的要求操作,遵守生物安全要求。

检查所需物品是否已准备齐全,并在有效期内,有无破损,是否足量,特别应检查受检者的信息与样品容器表面的标记是否一致,并注明样品采集时间。选择合适的室内（外）采血空间,受检者坐（卧）于合适的位置,准备采血用具、皮肤消毒用品、采血管及试管架、硬质废弃物容器等,并为样品制定编号,保证编号唯一性。

采血前,先对装有样品的离心管进行标记,核对后编码。要将标签贴在试管的侧面,最好使用预先印制好的、专门用于冷冻储存的耐低温标签。

(二)采集和处理样品

血浆:消毒局部皮肤,用真空采血管抽取适量静脉血,或用一次性注射器抽取静脉血,转移至加有抗凝剂的试管中,轻轻颠倒混匀 6～8 次,用 1500～3000r/min 离心 15min,上层即为血浆,吸出置于合适的容器中,备用。

血清:根据需要,用一次性注射器(或真空采血管)抽取 5～10mL 静脉血,室温下自然放置,待血液凝固、血块收缩后再用 1500～3000r/min 离心 15min,吸出血清,置于合适的容器中,备用。

采血完成后的穿刺针头必须丢弃于尖锐危险品容器里,妥善处理,防止发生职业暴露。

二、样品的保存

用于抗原检测的血清或血浆样品,短期(1 周)内进行检测样品的可存放于 2～8℃,一周以上应存放于−20℃以下。

用于核酸检测的血清或血浆样品 4 天内进行检测的可存放于 4℃,3 个月以内的样品应存放于−20℃以下。3 个月以上的样品应置于−70℃以下。

三、样品的运送

应符合生物安全要求,同时做好记录。随样品应附有与样品唯一性编码相对应的送检单。送检单应标明受检者姓名、样品种类等信息。

容器要求:不易破碎、带盖、防渗漏,外面要贴上醒目的标签,注明数量、收样和发件人及联系方式,同时要注明"小心轻放、防止日晒、小心水浸、防止重压"等字样,容器的材料还应易于消毒;样品应置于带盖的试管内,试管上应有明显的标记,标明样品的唯一性编码或受检者姓名、种类和采集时间。

四、样品的接收

样品包裹必须在具有处理感染性材料能力的实验室内、由经过培训的工作人员在生物安全柜中打开,用后的包裹应及时进行消毒,接收样品时应填写样品接收单。

核对样品与送检单,检查样品管有无破损和溢漏。如发现溢漏应立即将尚存留的样品移出,对样品管和盛器消毒。检查样品的状况,记录有无严重溶血、微生物污染、血脂过多以及黄疸等情况。如果污染过重或者认为样品不能被接受,应将样品安全废弃。并立即将样品情况通知送样人。

五、实验室检测

(一)一般检查

1.血常规:外周血白细胞减少,中性粒细胞比例减少,但血小板正常;

2.尿常规:蛋白尿,并有颗粒管型及红细胞;

3. 粪便检查:大便隐血试验可阳性;

4. 生化检查:血清转氨酶可升高,血清胆红素升高,重者达 15～20 mg/dl(255～340 μmol/L),肝、肾功能异常,严重时可伴有低血糖;

5. 凝血酶原时间延长,部分病例有 DIC 表现。

(二)血清学检测

黄热病毒只有一个血清型,但由于黄病毒之间存在交叉抗原,在进行血清学试验时应设立相应的对照,试验结果慎重解释。临床检测时需采集两份患者血液标本作诊断,第一份越早越好。IgM 抗体、血凝抑制抗体和中和抗体在发病后 5～7 天内出现,补体结合抗体在病后 7～14 天内出现。用前后两份标本进行血凝抑制试验、中和试验和补体结合试验,比较效价增长情况,恢复期抗体比急性期增长 4 倍以上有意义。中和抗体的特异性高,有较大的诊断意义。但 IgM 和补体结合抗体存在的时间相对较短,可用于区别预防接种及自然感染,以及区别早期感染和既往感染。一般情况下,发病后第 2 天即可出现 IgG 抗体,第 5 天多数患者呈阳性。如果血清内有特异性 IgG 抗体且效价无动态变化,则提示患者过去曾感染过本病;有动态增长变化则提示患者处于疾病进展期。补体结合抗体和血凝抑制抗体与其他病毒有交叉反应,特异性不高。酶联免疫吸附试验(ELISA)及免疫荧光试验(IFA)等方法的敏感度和特异性高,适用于早期快速诊断。

1. 中和试验

中和抗体和 IgM 抗体,血凝抑制抗体在发病后 5～7 天内出现。但中和抗体和血凝抑制抗体可长期存在。早在 1962 年,Groot 等就对 17 年前接种过 17D 疫苗的人群进行了中和试验检测中和抗体,同时检测了血凝抑制抗体。中和试验的特异性较高,Borges 等采用中和试验对接种疫苗后的人群进行检测,其敏感性为 92.7%,特异性为 90.8%,提示该方法适用于接种人群的中和抗体水平筛查。Niedrig 等对 209 份接种人群标本中的 17D 特异性抗体水平分别采用中和试验、血凝抑制试验、免疫荧光试验和 ELISA 试验进行分析,结果显示中和试验的敏感性最高。

2. 血凝抑制试验

表面含有血凝抑制素的病毒,可以刺激机体产生血凝抑制抗体。Groot 等人的研究显示血凝抑制抗体在接种黄热病毒疫苗人群中存在的比例普遍高于未接种人群,但未接种人群中有时也可以检测到血凝抑制抗体,可能与机体在接种前感染过其他病毒相关,提示血凝抑制试验存在假阳性的可能。

3. 酶联免疫吸附法(ELISA)

对 ELISA 方法的敏感度和特异性评价不一。Niedrig 等的分析结果显示对检测黄热病毒特异性抗体而言,ELISA、血凝抑制试验和免疫荧光法都不是可靠的血清学检测方法。Deubel 等采用特异性抗原检测黄热病毒抗体,结果显示 ELISA 方法检测结果与中和试验相同,其敏感性和特异性优于血凝抑制试验和补体结合试验。ELISA 方法操作简单,检测快速,可自动化,适用于临床开展黄热病毒的辅助诊断。

4.免疫荧光法

免疫荧光法与 ELISA 方法相反,免疫荧光法特异性高,可以鉴别非特异性反应,但敏感性低。间接免疫荧光法可检测抗原和抗体,检测特异性和敏感性均较高。Niedrig等人采用间接免疫荧光法检测黄热病毒感染患者体内的 IgM 和 IgG 抗体,并与噬菌体减少中和试验进行比较,结果显示两个试验的总相关性为 98.7%,检测 IgM 抗体的灵敏度为 94%,特异性为 97%,检测 IgG 抗体的灵敏度和特异性均为 95%。他们据此认为可作为黄热病毒快速诊断的检测方法。Monath 等人研究显示对先前有黄热病毒感染的患者,免疫荧光法检测 IgG 抗体具有诊断意义,其特异性和中和试验相当,灵敏度高于补体结合试验。IgM 抗体在初次感染和多重感染患者中都可高度特异地被检测,但不持久。免疫荧光法方法简单快速,适用于一站式的黄热病毒暴发流行病学调查。

5.免疫层析法

作为现代四大标记技术之一的纳米金标记技术近几年也被开发用于检测黄热病毒感染。湖北口岸重点实验室的研究人员利用分子生物学技术克隆黄热病毒的胞膜蛋白并进行表达纯化,制备纳米金免疫层析试纸,对 21 份阳性标本和 30 份阴性标本进行了试验,结果显示该方法与 ELISA 法无显著差异,可方便快速地检测病毒抗体。该方法不需要任何仪器,成本低廉,快速特异,适用于基层单位和床边即时检测。

6.黄热病毒相关的细胞因子检测

机体对黄热病毒的免疫包括体液免疫和细胞免疫,有大量文献报道了黄热病毒感染或疫苗接种后机体的体液免疫状况,但对细胞免疫研究甚少。Santos 等采用了酶联免疫斑点分析方法检测了 12 位初次免疫健康人群体内的 IFN-gamma 和 IL-4,结果发现接种 15 天后分泌两者的细胞数全部显著增加,提示细胞因子在黄热病毒感染过程中的重要作用。

(三)病原学检测

1.病毒培养及分离

黄热病毒属于黄病毒科黄病毒属的单链正义 RNA 病毒,颗粒直径约 50nm。黄热病毒宿主细胞范围广,目前常用的细胞株包括猴肾细胞(MA-104,Vero,LLC-MK2)、兔肾细胞(MA-111)、乳鼠脑细胞、幼仓鼠肾细胞(BHK)、人组织细胞(HeLa,KB)、原代鸡胚细胞(CEF)及蚊细胞(C6/36)。利用细胞分离培养病毒是获得病毒株进行后续分子生物学和流行病学研究的基础。病毒分离应尽可能在疾病早期(发病最初 3～5 天内)采集患者血液接种后分离,或者死亡病例取肝组织进行病毒分离,然后采用特异性免疫血清进行中和试验鉴定病毒。

2.病毒抗原检测

病毒抗原检测的原理和抗体检测原理相同,采用的是抗原抗体特异性结合反应。黄热病患者早期血液中病毒滴度较高,可以通过检测病毒抗原予以诊断,目前常用的有 ELISA 法和免疫荧光法。ELISA 方法的敏感性较病毒分离低,但简便快速,应用单克隆抗体检测可以避免和其他黄热病毒的交叉反应，有助早期诊断。此方法特异，敏感性较高，可在数小时内获结果，在一般实验室均可检测。直接免疫荧光法用于检测病毒抗原，特异性高，非特异性荧光染色因素少，操作简单，但敏感性低。姚嫁荣等人采用免疫荧光技术对感染黄热病毒的鼠脑切片和细胞抗原制片均能得到特异性的荧光反应。

3.病毒核酸检测

血清学检测无法避免有些标本存在抗体水平低或交叉反应问题，使诊断不能达到满意效果。PCR 技术的发展为疾病早期快速可靠诊断奠定了基础，目前已较广泛地应用于临床诊断。目前用于黄热病毒检测的主要有逆转录 PCR(RT-PCR)、实时荧光 PCR、巢式 PCR、实时逆转录环式等温扩增(RT-LAMP)、芯片杂交和微孔杂交等。

(1)逆转录 PCR(RT-PCR)

RT-PCR 是一种很灵敏的技术，可以检测到低拷贝数的 RNA，RT-PCR 的关键步骤是在 RNA 的逆转录过程。要求 RNA 模版纯度高。RT-PCR 具有操作简单、灵敏度高等优点，广泛用于基因定量分析、生物学检测等。Ayers M 等人分析了黄热病属的 5 种病毒 NS5 区域保守性，建立了这些病毒的一管式 RT-PCR 方法。Mendes JA 等人采用 RT-PCR 技术检测野猴肝组织中黄热病毒，免疫组化技术检测病毒蛋白，进行流行病学监测。

(2)实时荧光 PCR

实时荧光 PCR 是定量 PCR 的一种，动态检测一定时间内 DNA 的增量。荧光 PCR 使用荧光素做标记，标记方法分两种，一种在双链 DNA 中插入特的荧光素，如 SYBR Green 荧光染料；另一种是与扩增后的 DNA 序列中特定核酸序列结合的荧光探针，如 Taqman 探针。两种方法原理不同。实时荧光 PCR 的实时性和逆转录 PCR 相结合，能用微量的 RNA 来检测特定时间、特定组织和细胞内特定表达的基因，且结果分析不需要电泳。师永霞等人建立了黄热病毒的实时荧光 PCR 检测方法并用于口岸黄热病的快速检测，该方法检测黄热病毒与其他蚊媒病毒无交叉反应，最低可检测到 20 copies 病毒/反应，灵敏度高，特异性强。

(3)巢式 PCR

巢式 PCR 也称套式 PCR，是采用内外两套引物进行扩增，外引物同普通 PCR 相似，内引物称巢式引物，设计在第一次 PCR 扩增片段的内部，故第二次 PCR 扩增片段短于第一次扩增，优点在于如果第一次扩增产生了错误片断，则第二次能在错误片段上进行引物配对并扩增的概率极低。因此，巢式 PCR 的扩增非常特异。任瑞文等人的研究建立了稳定特异的巢式 PCR 快速检测黄热病毒的方法。Deubel 等针对黄热病毒的 NS5′和 3′UTR 设计了半巢式 RT-PCR 所需的 3 条引物，鉴定了黄热病死亡病例。M. P. Sanchez-Seco 等人建立了简单可靠的检测和鉴定登革热病毒和黄热病毒的多重巢式 RT-PCR 方法，灵敏度和特异性均较高，可用于临床标本。

(4)芯片杂交和微孔杂交

基因芯片又称 DNA 芯片、生物芯片，原理是杂交测序。具有高通量、高度自动化等优点，但仍存在技术成本高、复杂、检测灵敏度低、重复性差、分析范围较狭窄等问题。

张海燕等人根据黄热病毒基因组序列,并应用生物信息学软件设计出 22 条寡核苷酸探针用于制备基因芯片,结果大部分黄热病毒寡核苷酸探针检测出阳性信号,阴性对照和空白对照检出阴性信号,为黄热病毒检测提供了一种早期、快速、可靠的方法。任瑞文等人结合 PCR 和 ELISA 初步建立了特异敏感实用的微孔杂交用于黄热病毒快速检测和鉴别的方法,结果直观,阳性标本吸光度值在 0.5 以上,阴性结果吸光度值在 0.1 以下,S/N 值在 10.0 以上。

(5)环介导实时逆转录环式等温扩增(RT-LAMP)

等温扩增技术是在恒定的温度下,通过加入不同活性的酶和各自特异性引物来达到快速扩增的目的。环介导核酸等温扩增技术是其中一种新颖的扩增方法。特点是对靶基因的 6 个区域设计 4 对特异性引物,利用一种链置换 DNA 聚合酶在等温条件下保温 30～60min 即可完成扩增反应,具有简单、快速、特异性强等优点。Kwallah Ao 等人建立了 RT-LAMP 技术对黄热病毒的快速检测方法,与 RT-PCR 相比,两者有相同的检测灵敏度,LAMP 方法检测下限为 0.29PFU/mL,检测时间缩短为 1h。该方法为黄热病毒暴发流行区提供了简单快速可靠的检测工具。

总之,微量、快速、高通量、特异性高和自动化是现在黄热病毒检测方法的发展趋势。病毒分离培养的实验要求条件高,在普通实验室无法开展。而随着 PCR 技术的广泛应用,病毒的核酸检测无疑是最理想、最具发展潜力的检测方法。实时荧光定量PCR 为病毒在特定时间表达特定基因提供了动态检测的结果。基因芯片和微阵列芯片杂交凭借其高通量和可自动化的优势必将在临床得到广泛应用。而纳米金层析法等血清学检测方法更适用于临床床边即时检测和常规的黄热病快速筛查。

第四节　黄热病的治疗

一、治疗原则

黄热病目前尚无特效治疗方法,主要治疗手段为对症支持治疗。急性期患者应就地隔离。

二、一般治疗

卧床休息,就地隔离治疗,并密切观察,防止感染扩散。对病人应进行精心护理和对症治疗,注意水、电解质和酸碱平衡。

三、对症治疗

1.高热

宜采用物理降温,给予酒精擦浴或其他物理降温措施。体温在 39℃ 以下,通常迅速降低室温;39℃ 以上可通过冰袋、冷湿毛巾等皮肤散热法;40℃ 以上可用酒精或温水浴,但不适用于凝血机制障碍的患者。

物理降温效果不佳,可酌情给予安乃近 2～3mL 滴鼻,5 岁以下每次每侧鼻孔 1～2 滴,必要时重复一次,年龄＞5 岁的适当加量。严格控制安乃近用量,以防虚脱。

2. 头痛

可给予少量镇静剂,但忌用可导致出血的阿司匹林或其他非甾体抗炎药(如布洛芬、萘普生),因其有抗血小板凝集作用,可诱发或加重出血。

3. 腹痛呕吐

腹痛明显者可给予阿托品,发生频繁呕吐时禁食,并于静脉内适量补液,给予 5%～10% 葡萄糖盐水或血浆,但需注意水、电解质和酸碱平衡,并可用甲氧氯普胺 5～10mg 口服或肌注。茶苯海明可减轻恶心和呕吐症状,剂量为 50～100mg 口服或 50mg 肌注,每 4～6 小时 1 次;或者用丙氯拉嗪 5～10mg 口服,肠外给药或直肠内给药,每 4～6 小时 1 次。

4. 出血

维生素 K1 注射液 10mg,2 次/天,肌注。巴曲酶注射液 1～2KU 肌注或静注,1～2 次/天。儿童肌注每次 0.2～0.5KU,疗程 1～2 天,不超过 3 天。

四、并发症治疗

重要并发症有低血压休克、心脏损害、多脏器功能衰竭以及 DIC、细菌性肺炎等。

发病过程中因有效循环血量不足引起全身组织和脏器的血液灌注不良,导致低血压休克,一旦出现应进行抗休克治疗,包括扩充血容量、纠正酸中毒和使用血管活性药物。

由于患者抵抗力下降,易并发细菌性肺炎,抗菌治疗是决定细菌性肺炎预后的关键,无病原学检查结果可依时应进行经验性治疗。

肝功能衰竭多发生在疾病的晚期,应按照典型重型肝炎进行处理。治疗措施包括静卧休息,进清淡易消化食物,每日液体总量不宜超过 1500mL,同时补充足量维生素 B、C、K 等,监测电解质及酸碱平衡,并及时纠正。每日或隔日给输新鲜血浆及白蛋白,加强支持治疗。促进肝细胞的再生,防治肝性脑病、肝肾综合征。如内科治疗效果不佳,可考虑人工肝支持治疗和肝移植治疗。

肾功能衰竭也多发生在疾病晚期,必须严密监护,注意出入水量,防治高血钾,维持营养和热量供给,防止和控制感染等相应处理。

患者发病过程中可并发 DIC,起病急,病情凶险,进展迅速,应使用肝素抗凝治疗,减轻器官功能损伤,重建凝血—抗凝平衡。

五、预后

感染后出现临床症状的约占 5％～20％,轻型感染后可自行痊愈,少数病人病情严重可致死亡。新进入黄热病流行区的外来人口病死率高达 30％～40％。少有后遗症。

第五节　黄热病的监测和预警

黄热病流行主要在中、南美洲和非洲的热带地区,在蚊和非人灵长类之间周期性地发生自然感染循环。随着全球气候变暖,埃及伊蚊在城市的密度和分布范围越来越大,以及人口剧增和由此带来的盲目的城市化,过去 20 年全球感染黄热病的人数不断增加。同时疫苗的短缺,大量易感人群的存在,使黄热病可能成为全球严重的公共卫生问题之一。

黄热病作为《国际卫生条例(2005 年)》(以下简称条例)已证明能够造成严重的公共卫生影响并能在国际上迅速传播的疾病之一,需要各国开展全球性流行病学监测。条例要求各国卫生当局在其领土上发现黄热病病例后,24 小时之内通过规定途径报告世界卫生组织(WHO)。不管是本土病例还是输入病例,以及所有继发的病例及死亡病例,都需要及时报告。为了实施有效的监测,根据条例的规定,组成有效的监测组织,建立灵敏的监测网络,确定监测的重点对象。

《中华人民共和国国境卫生检疫法》及其实施细则中规定黄热病是检疫传染病之一,因此必须做好防止黄热病传入的工作,防止病人入境以及带病毒伊蚊传入,一旦传入,则控制其传播。我国南方地区如福建、广东、广西、海南广泛存在埃及伊蚊,在防蚊、灭蚊的同时必须加强黄热病的监测与预警研究。

我国规定发现黄热病的疑似或确诊病例时,应参照"甲类传染病"管理要求,通过国家疾病监测信息报告管理系统进行网络直报。符合《国家突发公共卫生事件相关信息报告管理工作规范(试行)》要求的,按照相应的规定进行报告。

一、黄热病的监测

黄热病监测的目的是早期确定在人群、人以外的灵长类以及其他动物中存在的黄热病毒及其分布的地区范围,结合媒介监测所获得的资料划定黄热病受染地区,以利在世界范围内开展黄热病的联合防治工作。

(一)传染病监测

传染病监测是指长期、连续和系统地收集传染病的动态分布及其影响因素的资料,分析揭示疾病发生、流行和分布的规律及发展趋势,并将监测信息及时上报和反馈,以便及时采取干预措施并评价其效果。

传染病监测方式有被动监测、主动监测、哨点监测、无关联匿名监测等。

(1)被动监测：由责任报告人按照既定的报告规范和程序向公共卫生机构常规报告传染病数据和资料，报告接收单位被动接收报告。

(2)主动监测：根据疾病预防控制工作的特殊需要，由公共卫生人员定期到责任报告单位收集疾病报告，进行病例搜索并督促检查报告质量的监测方法或监测系统。如传染病漏报调查、零报告、高危人群的重点监测等。

(3)哨点监测：通过随机或非随机方法选取一定数量报告单位或报告人作为监测哨点，进行特定传染病报告。如 HIV、流感的哨点监测等。

(4)无关联匿名监测：当监测目的不是为了发现病例，而仅仅是了解人群的流行状况时，可利用为其他目的而收集的资料，在不识别个人的情况下开展监测/检测。如收集健康体检的多余血样进行 HBsAg 检测、HIV 抗体检测等。

(二)传染病监测信息系统

我国传染病监测信息的报告经历了三个发展阶段，即：①1950—1985 年，每月以纸质统计报表的形式，由县区、地市、省、国家逐级邮寄报告；②1985—2003 年，每月以电子统计报表的形式，由县区、地市、省、国家逐级报告；③2004 年 1 月 1 日起，以互联网为基础实现了实时的、个案直报系统(由地方直接至中央)，覆盖 37 种法定传染病，是国家传染病报告与监测的主渠道。

经过 10 多年的不断建设，包括传染病监测在内的"中国疾病预防控制信息系统"已日趋完善，目前已经拥有 22 个子系统。根据我国疾病防控的实际状况，该系统的监测内容和子系统将不断调整。

(三)传染病监测报告工作机制

传染病监测信息网络直报工作管理采取分级负责、属地管理的原则，各有关部门与机构在传染病信息报告管理工作中履行各自的职责(如图 1-2 所示)。

国境卫生检疫机构作为传染病责任报告单位之一，已建立健全传染病信息报告管理组织和制度，建立传染病诊断、报告和登记制度，协助疾病预防控制机构开展传染病疫情的调查。其工作如下：

(1)责任报告人在首次诊断或发现法定传染病病人、疑似病人、病原携带者时，立即填写《传染病报告卡》(初次报告)并按规定时限和程序报告；诊断变更或因传染病死亡时，应立即填写《传染病报告卡》(订正报告)，并按规定时限和程序报告。

(2)实行网络直报的卫生检疫机构的网络直报人员应及时检查报告卡，如发现填写不完整、不准确，或有错项、漏项，应及时通知报告人核对报告卡内容；而后将传染病报告卡信息及时、准确、完整地录入网络直报系统。

(3)暂无网络直报条件的卫生检疫机构应在规定时限内，将传染病报告卡以最快方式报告属地有网络直报能力的卫生检疫或疾病预防控制机构，让其代报；同时，应对报出的报告卡进行登记，每月至少与代报单位核对 1 次。

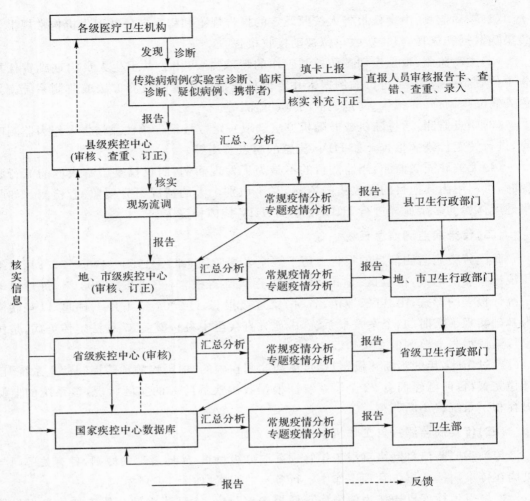

图 1-2　传染病监测报告工作流程及信息流程
(摘自《传染病监测信息网络直报工作与技术指南(2005 试行版)》)

二、黄热病监测内容

黄热病的监测内容主要是对人群、脊椎动物、媒介的监测。

(一)对人群的监测

人群黄热病传染的监测十分必要,是认识地方性传播和流行先兆的手段。监测成效取决于临床诊断、实验室诊断和有效的报告体系。

1.诊察病人

在对人群的监测中,首先应当重视诊察病人。人群病例诊察是确定和划分受染地区范围的重要依据,从监测中发现存在既非外来、又非迁移性的病例时,应把该地区看作黄热病受染地区。诊察病人的监测方法立足于临床诊断,但是,在非洲流行的其他疾病也可能与黄热病具有相似症状。因此,临床诊断的关键是如何界定黄热病。为了有效监测黄热病,应当使用最广泛的可疑病例的定义,即,伴有黄疸的发热性疾病,也可伴有蛋白尿的黄疸或伴有出血临床表现的黄疸。这种监测可分为被动监测和主动监测。被动监测是指依赖于诊所、医院、药房、私人医生或其他卫生部门的常规报告;主动监测是为了查明已增加的病毒传播所做的直接努力。

(1)被动监测:以黄疸这一特征作为监测依据,结合我国的肝炎报告系统,可用来作为判断黄热病发生的一种信息来源。肝炎的月发病率和死亡率按地理区域或行政区域来划分。一般来说,病毒性肝炎或其他可与病毒性肝炎混淆的其他原因黄疸,其病死率都小于1‰。而医院黄热病病人的病死率很高,通常达30%。显示黄热病暴发可能性的资料还包括异常病死率。将来自各医疗单位或各地理区域的发病率和死亡率资料进行比较,可发现重要的信息。一些异常发病率和死亡率的报告,往往预示着黄热病可能暴发流行。此种监测方法的应用,主要取决于卫生管理部门和各卫生系统人员的兴趣和热情,报告单位关键人员的选定,不间断的联络和给医务人员提供黄热病临床特征的情报,这将有助于监测的正常进行。

(2)主动监测:在暴露地带,对住院病人采取适当监测。可供使用的方法包括定期查阅未确定符合黄热病病例定义的疾病发生率。采取适当的诊断性试验标本,对这些资料的解释工作尤为重要。每年对儿童做血清学调查也可为黄热病毒监测提供重要的信息。在旱季开展调查也非常有用,这样可查明在前一个雨季期间血清阳性率上升的情况,可预见进一步扩散的可能性和下年度流行的危险。据此可制定出有关的预防措施。

(3)实验室支持和流行病学调查:利用实验室病毒分离技术、血清学技术、病理学技术和分子技术,结合临床症状和流行病学特征,对疑似病例进行诊察,以期早发现散发的丛林型黄热病病例或潜在的城市型黄热病流行的早期病例。由流行地区的机动工作组和医院所组成的永久性警报网组织完成。为此,对任何疑似病例,未确诊而又在发病后10天内死亡的病例应采集血标本或肝组织标本,并对病人所在地区进行调查,查清是否有其他病例。

一旦发现病例后,应进行必要和适当的流行病学调查,即向当地卫生部门了解过去4~8周内疾病死亡情况;特别注意有"黄疸死亡""黄疸""流感样综合征""登革热样综合征"的病人;了解人群流动情况、异常工作活动;调查发热恢复期、病中发热的病人;采集死者肝组织标本、疑似病人或发热病人病毒分离标本、恢复者的血清标本、健康人群血标本,送实验室进行诊断。

2. 及时汇总、分析、标图、登记和传报

对人群检测的结果应当进行及时的汇总、分析、标图、登记和传报。病例和死亡病例的标图明确区别;每天新发现病例的报告可了解暴发的发展或减退趋势;病例在人群中的年龄、性别分布可提供传播的生态环境特点;血清阳性结果的比例可说明某一地区的流行情况、地方性疫源分布范围或免疫水平等。

(二)对脊椎动物的监测

地方性流行区应经常对捕捉到的野生动物进行血清学检查(血凝抑制、补体结合试验或中和试验)和肝脾组织的病毒分离。

对脊椎动物的监测,是确定和划分黄热病自然疫源地的依据,如果在人类以外的其他脊椎动物的肝脾部分发现黄热病特殊病变或在体内检出黄热病毒时,该种动物的分布的地理范围称为自然疫源地。

(三)对媒介的监测

媒介监测是确定黄热病地方性流行区和黄热病易感地区的重要依据。媒介监测包括对一个地区的媒介种类、密度、数量、分布、滋生地范围、成蚊活动时间、对杀虫剂的敏感性及病原体检测等。

对媒介监测的结果,有助于制定媒介的控制措施。

媒介种类调查及病原体检测检查是为了判明某地是否具有黄热病媒介及其种类和带毒情况,以确定是否属于黄热病流行地区或易感地区。

媒介密度调查时,常用叮咬率、幼虫群密度指数和成虫群密度指数。

1.叮咬率

要估计一个地区黄热病传播的可能性,应先判断人与传播媒介的密切程度。叮咬率则是表示其程度的重要指标。计算叮咬率是由三人一组,在一定的暴露时间内,从身上相互收集蚊子的数量来计算。所有在人身上停留过的蚊子,都假定是叮咬过人而收集在玻璃管中,结束时进行鉴别并计数。叮咬计数场所应选在阳光不直晒的避风处,类似帐篷的隐蔽处最妥。叮咬率测量的时间应选在媒介伊蚊吸血活动高发期,时间最好在傍晚或晚上,清晨亦可。时间为3小时,一次总共9人·小时。结束时应观察各类蚊子的数量,并记录其性别,除去不咬人的雄蚊。统计结果就是当地某人群的叮咬率。任何一种蚊子若结果超过每小时2个雌蚊/人(等于每次有18只),就说明人—蚊接触已有传播的危险。达到此程度时,应按要求报告相关部门。

在已知有黄热病毒活动的地区进行叮咬率计数时,收集的雌蚊应进行分类,每满50只后放入血池,在低温条件下送实验中心进行病毒分离鉴定。

2.幼虫群密度估计

在调查城市埃及伊蚊密度时常以蚊子繁殖密度来估计,可以通过计算室内外盛水容器中的埃及伊蚊的频率来估计。调查50幢房屋和它们的附属建筑中所有的盛水容器,结果可以算出下列三个指数:

(1)房屋指数(house index)

指在某一特定区域内所发现的有埃及伊蚊滋生的房屋数与在该区域内所检查的房屋总数的百分比。

有幼虫的房屋的百分比=有幼虫房屋数/检查房屋数。

(2)容器指数(container index)

有幼虫的盛水容器的百分比=有幼虫的盛水容器数/检查房屋的盛水容器数。

（3）布雷图指数（Breteau index）

每百幢房屋中幼虫的盛水容器数＝有幼虫的盛水容器数/被检查房屋数×100。

上述调查在雨季结束时进行最适宜。室内繁殖同雨季关系不大，应从每一个有蚊子的盛水容器中采一标本供鉴别。一般取出所有幼虫，但有时为节约时间，万不得已时可从每个容水器中取出一个幼虫。如混有其他蚊种，就会使埃及伊蚊的估计数低于实际数。

在评估各种指数的流行病学意义时，还常用成蚊的密度指数。密度指数以 2 除以叮咬率可得出近似值。因此，以每小时 2 个雌蚊/人的叮咬率表示密度为 1。如果用标记—释放—重捕实验的结果显示，此密度指数相当于每公顷内有 1000 只雌蚊。密度指数由 1～9 组成，与各幼虫指数相对应关系见表 1-3。

表 1-3　与幼虫指数相对应的密度指数

密度指数	房屋指数	容器指数	布雷图指数
1	1～3	1～2	1～4
2	4～7	3～5	5～9
3	8～17	6～9	10～19
4	18～28	10～14	20～34
5	29～37	15～20	35～49
6	38～49	21～27	50～74
7	50～59	28～31	75～99
8	60～76	32～40	100～199
9	>77	>41	>200

检查结果若是布雷图指数少于 5，房屋指数少于 4，容器指数少于 3 的地方（即密度指数 1 以下），被认为埃及伊蚊不足以引起城市型黄热病传播。凡布雷图指数超过 49，房屋指数超过 37 和容器指数超过 20（即密度指数 5 以上）的地方，被认为存在的埃及伊蚊极可能传播黄热病。凡布雷图指数在 5～49 之间的地方，若还有其他野生蚊，那么，埃及伊蚊的密度就足以引起一次黄热病爆发。

在调查丛林型黄热病媒介如辛普森伊蚊、非洲伊蚊、黄头伊蚊等蚊种的密度时，因为此类蚊虫为野生蚊，能在有长期储水功能的某些植物茎部内繁殖，所以以每枝植物的积水指数或树洞指数来表示。由于白点伊蚊产卵于石头积水中，因此，用石头积水指数来表示。

3. 成虫群密度估计

成虫群房屋指数可通过检查室内伊蚊的情况来确定。可用网扑法或标记—释放—再捕法确定蚊子数量。也可用产卵捕捉器来计算，方法为每隔 100 米左右放置一个产卵捕捉器，该容器为外面涂上发光油漆的瓶子，高 130mm，直径 75mm，上大下小，加清水 15mm 深，插入一块 127mm×19mm 英寸的多孔硬板作为芯子和产卵面，即能诱蚊来产卵。在埃及伊蚊少的地区，这种产卵捕捉器特别有用，能从孵出幼虫的卵数量确定有埃及伊蚊的捕捉器的百分比。在房屋指数仅为 1 和布雷图指数仅为 2 的地方，这个百分比可达 10%～25%。当房屋指数为 10,布雷图指数为 15 时,这个捕捉器指数可达 50%。

三、黄热病监测相关标准

(一)卫生检疫行业标准

目前,我国已发布实施了一系列黄热病监测与处置相关卫生检疫行业标准,主要包括 SN/T 1518-2005《国境口岸黄热病检测规程》、SN/T 1519-2005《国境口岸黄热病疫情处理规程》、SN/T 1243-2003《国境口岸黄热病检验规程》、SN/T 1300-2003《国境口岸蚊类监测规程》、SN/T 1241-2003《入出境黄热病染疫列车卫生处理规程》、SN/T 1246-2003《入出境黄热病染疫船舶卫生处理规程》、SN/T 1322-2003《入出境黄热病染疫航空器卫生处理规程》等。

SN/T 1518-2005《国境口岸黄热病监测规程》规定了卫生检疫机构开展黄热病监测工作的对象、要求、监测方法、结果判定和处置,是指导黄热病口岸监测的关键标准,其主要内容如下:

1. 监测对象

(1)来自黄热病流行地区的人员;

(2)黄热病传播媒介;

(3)来自黄热病流行地区的交通工具。

2. 监测要求

(1)来自流行地区的入境人员应出示有效的黄热病预防接种证书,并经查验确认;

(2)来自流行地区的入境交通工具应出示灭蚊证书,并经查验确认。

3. 监测方法

(1)疫情信息收集途径:世界卫生组织网站(www. who. int)、美国疾病预防控制中心网站(www. cdc. gov)、国家质检总局网站(www. aqsiq. gov. cn)、中国疾病预防控制中心网站(www. chinacdc. cn)、本地卫生部门的疫情通报、中国驻外机构反映的信息等。

(2)传播媒介监测:发现黄热病媒介(埃及伊蚊)的国境口岸要定期、定点开展对埃及伊蚊的调查监测,监测方法按 SN/T 1300—2003 执行。

(3)交通工具监测:查验灭蚊证书、检查交通工具上的蚊虫。

(4)流行地区人员监测:观察所有入境人员健康状况,发现黄热病病人或疑似病例,按 SN/T 1519—2005 处理;检查所有入境人员填写的健康申明卡,旅客申报有可疑症状,应及时核对、检查、调查、登记和处理,按 SN/T 1519—2005 执行;离开黄热病流行区还不到 6 天,应检查黄热病预防接种证书,若入境人员不能出示有效黄热病预防接种证书,按 SN/T 1519—2005 处理。

(5)人员入境后监测:应及时对疑似病例进行个案调查。应向地方疾病预防控制中心提供疑似病例的相关信息,协同地方疾病预防控制部门对疑似病例进行后续跟踪调查。

(6)实验室检验:按 SN/T 1243—2003 执行。

4.结果判定

黄热病疑似和确诊病例判定,按 SN/T 1519—2005 附录 B 执行。

5.处置

①疫情报告:发现黄热病例或疑似病例后,应立即上报上级机构,同时通报当地卫生行政部门。

②疫情处理:按 SN/T 1519—2005 处理。

③监测报告:将监测资料进行统计、汇总,并预测黄热病流行趋势以及传入风险,结果及时上报。

(二)防控技术指南

2016 年 4 月 15 日,国家卫计委和质检总局发布了《黄热病防控方案(2016 年版)》,对黄热病预防与控制作出了进一步的规定,其主要内容如下:

1.对前往疫情流行国家/地区的人员开展免疫预防和卫生知识宣教

黄热病可接种疫苗进行预防。减毒黄热病毒 17D 株制备的疫苗可以有效预防黄热病毒感染。接种疫苗 10 天内,90%以上的人可获得有效免疫力;30 天内,99%的人可获得有效免疫力。对大多数旅行者来说,接种 1 剂足以提供持久的免疫保护,甚至产生终身保护,无需加强免疫。建议对前往疫情流行国家/地区的人员按照黄热病疫苗说明书要求,实行主动免疫。

教育前往疫情流行国家/地区的旅行者提高防范意识,采取驱蚊剂、长袖衣物等防蚊措施,防止在境外感染并输入黄热病,一旦出现可疑症状,应主动就诊并将旅行史告知医生。

2.加强国境卫生检疫,有效降低输入风险

检验检疫部门要加强对来自疫情流行国家/地区入境人员的卫生检疫,来自疫情流行国家/地区的人员必须出示有效的黄热病预防接种证明书。对无相关证书的人员,进行流行病学调查并采集样本检测,发放健康提示和就诊方便卡(可从国家质检总局卫生检疫监管司业务专栏下载),要求其遵循相关内容,在离开疫情流行国家/地区 6 日内,开展自我健康监测,若出现可疑症状,则及时就诊,并主动向接诊医务人员报告旅行史。做好从疫情流行国家/地区的入境航空器等交通工具和集装箱、货物等的蚊媒控制措施。

检验检疫部门发现疑似病例后,应及时通报卫生计生部门,共同做好疫情调查和处置。

3.做好病例的报告和管理

各级医疗机构发现疑似黄热病病例后要及时报告,使卫生计生行政部门和疾病预防控制机构尽早掌握疫情并采取必要的防控措施。在媒介伊蚊分布区和活动季节,医疗机构应做好病例的防蚊隔离,同时做好院内的防蚊灭蚊等蚊媒控制措施。医护人员应做好个人防护,避免接触病例的血液和体液。医疗机构对病例的分泌物和排泄物应做好消毒处理。

疾病预防控制机构要及时对病例开展流行病学调查,搜索病例、评估疫情扩散风险。

卫生计生部门发现疑似病例后,也应及时通报检验检疫部门,以便其尽早掌握疫情并有效采取口岸防控措施。

4.开展蚊媒应急监测和控制

在媒介伊蚊分布区和活动季节,当有黄热病病例出现时,应立即开展应急蚊媒监测,并采取控制措施。具体措施可参见中国疾病预防控制中心印发的《登革热媒介伊蚊监测指南》和《登革热媒介伊蚊控制指南》。

5.提高黄热病发现和应对能力

建议有条件的省级疾病预防控制中心和口岸城市的疾病预防控制中心、口岸检验检疫机构建立实验室检测技术和方法,做好技术和试剂储备。

各地卫生计生部门应组织印发相关技术方案,开展技术培训,提高医务人员对黄热病的发现、识别能力,提高疾病预防控制人员的流行病学调查和疫情处置能力。

四、黄热病的预警

2008年4月21日,我国正式启动了"传染病自动预警信息系统"。该系统采用"时间/时空模型"进行自动运算和预警。经过5年多的实际运行,预警传染病种类及预警方法已做多次修正,目前单病例预警12种、移动百分位数法预警16种、累积和控制图法预警1种。由于我国尚未发现黄热病病例,故该系统未将其列入预警病种。

但WHO推荐的黄热病预警方法为"发现一例疑似病例即意味着可能发生暴发,须立即开展调查"。我国规定黄热病参照"甲类传染病"要求进行管理。因此,黄热病作为特殊病种,应纳入"单病例预警"范畴。

(一)基本概念

(1)预警:指危险出现之前的预先告警。通过对事态发展的定量和定性的判断,做出相应的反应及做出提示或警示。预警的目的是为了有效预防和避免突发事件的发生和扩散,具有警示、延缓、阻止和化解突发事件的功能。

(2)预警系统:指一个由众多因素构成的复杂系统,各要素之间存在着相互影响、相互依赖的关系。它至少应由信息收集、预警指标、风险评估、报警和反应措施等5个子系统,以及相应的管理协调机构组成。

(3)传染病预警:指在传染病发病异常增加或聚集时,及时发出警报,以便相关责任部门和机构及可能受事件影响的人群据此及时做出反应。

(4)预警阈值:指预警系统设置的预警界值。我国采用历史发病水平的百分位数($P_{50} \sim P_{80}$)作为预警阈值,特殊病种则设为单病例预警。

(5)预警信号:是指当前观察周期内病例数和空间探测结果达到预警阈值时预警系

统自动发出的提示信息。我国采用"手机短信"方式发出预警信号。

(6)疑似事件:对预警信号提示的事件进行数据分析与核实,结合当地实际不能排除疫情异常升高的可能,需要进行现场调查的事件。

(7)热点区域:指预警系统采用空间聚集性探测方法,根据观察周期内报告病例的现住址,进行空间聚集性分析,发现涉及一个或数个乡镇、可能存在病例聚集的地理区域。

(二)预警原理

1.单病例预警

指针对一些特殊的传染病,一旦发现 1 例,系统即实时发出预警信号。

2.移动百分位数法预警(时间模型)

依托"中国疾病预防控制信息系统"平台,以县(区)为单位,建立当地传染病报告病例历史数据库,采用移动百分位数法动态计算传染病病例数历史基线,建立将当地当前观察周期(7 天)内病例数与其相应历史基线实时进行比较的预警模型。当观察周期内发现的病例数达到预警阈值时,系统将在 24 小时内自动发出预警信号(见图 1-3)。

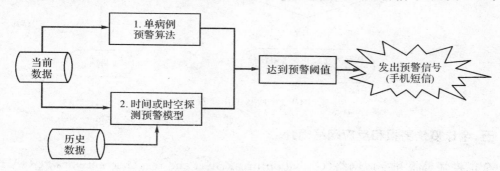

图 1-3　传染病自动预警(时间/时空模型)基本原理

3.时空聚集性探测预警(时空模型)

依托"中国疾病预防控制信息系统"平台,建立当地传染病报告病例历史数据库,采用移动百分位数法动态计算历史基线,将当地当前观察周期(7 天)内病例数与历史基线实时进行比较,同时采用空间聚集性探测方法动态扫描可能存在病例聚集的热点区域,建立起时—空探测预警方法相结合的预警模型。当观察周期内发生的病例数和/或空间探测结果达到预警阈值时,系统将在 24 小时内自动发出预警信号。

(三)预警工作流程

预警工作流程包括预警信号发送、查看、分析、核实、初步判断和现场调查等内容(如图 1-4 所示)。

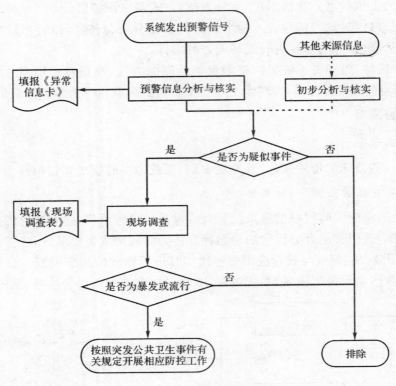

图 1-4　预警工作流程

五、全球疫情警报和反应网络简介

全球疫情警报和反应网络（Global outbreak alert and response network，GOARN）是由 WHO 组建并负责协调的全球国际疾病暴发应对网络，于 2000 年 4 月成立。GOARN 是将现有机构和网络联系到一起的技术合作机制，集中人力和技术资源以便快速鉴别、确认和应对国际上重要的疾病暴发。该网络提供了联系这种技术专长和技能的实施框架，以便使国际社会始终警惕疾病暴发的威胁并随时准备做出反应。

WHO 使用该网络资源，协调国际疾病暴发应对工作。作为传染病监测与反应预警和应对活动的一部分，WHO 还为该网络提供秘书处服务。此外，还为网络的结构、业务和通讯制定了规则以促进 GOARN 伙伴间的协调。

(一)设立目标

设立 GOARN 目标，旨在通过以下几个方面保障全球人类身体健康：①抵御疫情的国际传播，协助各国努力控制疾病；②确保适当的技术援助迅速到达受影响的国家，协助调查和鉴别事件、评估风险；③支持各国长期的流行病防备和能力建设，预防和应对疫情暴发。

(二)指导原则

GOARN 通过制定国际疫情警报和反应指导原则以及流行病学、实验室、临床管理、研究、通讯、后勤支持、安全、疏散和联络系统标准化工作的实施规则,为国际流行病应对工作提供经商定的标准。

国际疫情警报和反应指导原则如下:

①WHO确保潜在的国际重要的疫情能迅速得到核实,信息可在网络内部快速共享;②有一个运作支持小组协调为受影响国家的援助请求做出快速反应;③最合适的专家在尽可能短的时间内到达现场开展协调和有效的疫情控制行动;④国际团队整合和协调各项活动,支持国家的努力和现有的公共医疗基础设施;⑤有一个公正和公平的程序,使网络伙伴能参与国际应对;⑥强有力的现场技术领导和协调;⑦合作伙伴尽一切努力确保他们的参与和支持,有效协调应对疫情;⑧国家和国际非政府组织在医疗卫生领域,包括对疫情暴发的控制具有独特作用;在努力进行有效合作和协调的同时,该网络尊重所有伙伴国的独立和客观现实;⑨响应将被用来作为一种机制,通过对参与者开展在应用现场流行病学和公共卫生实践的培训项目,如现场流行病学培训项目,进行全球能力建设;⑩承担国家和区域的能力建设,跟进对国际暴发疫情的反应,加强防范和减少对未来易发生疫情的脆弱性;⑪网络的所有反应措施将充分尊重道德标准、人权、国家和地方法律、文化敏感性和传统。

国际疫情警报和反应指导原则的目的是促进国际援助的协调以支持 GOARN 伙伴在当地做出的努力。

(三)合作伙伴

GOARN 汇集了来自联合国会员国科技机构、医学和监测行动、区域技术网络、实验室网络、联合国各组织(如儿童基金会、难民专员办事处)、红十字会(红十字国际委员会、红十字会与红新月会国际联合会和国家协会)以及国际人道主义非政府组织(如无国界医生组织、国际援救委员会、梅林与震源研究中心)的技术和业务资源。该网络向有能力对国际疫情警报和反应做出贡献的技术机构、网络和组织开放。

全球已有 150 多个机构加入 GOARN(见图 1-5)。目前,中国(大陆)GOARN 的伙伴成员有中国疾病预防控制中心和广东省疾病预防控制中心。

(四)合作伙伴的义务和权利

加入 GOARN 的合作伙伴需正式提出申请,履行下述适当领域的义务:①通过 1 个负责国际预警反应的归口单位(注:中国是国家卫计委的国际合作司),与 GOARN 建立正式的沟通联系;②协助核实疫情;③明确在国际反应方面的能力和资源,并向 GOARN 说明这些资源的可利用性;④就具体的暴发疫情事件,向 GOARN 提供专家意见,包括风险评估等;⑤提供人员参加国际疫情反应小组;⑥提供实验室设施,用于疾病确认;⑦参加一些旨在促进暴发应对准备的可持续项目(如流行病学和实验室培训,建立预警系统);⑧借调工作人员到专业援助团队工作,为 GOARN 提供人力物力支持,包括:派遣专业人员参加暴发疫情反应小组;借调专业人员参加专业援助队伍;后勤和通讯支援。

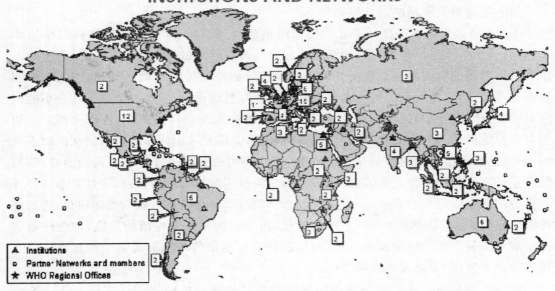

图 1-5　GOARN 伙伴机构和网络分布

　　成为 GOARN 伙伴成员后,可以更及时全面了解全球各国的疫情动态,为本国采取相应的防范措施,为领导决策和疾病预防控制实践提供及时的参考依据;同时,还有机会获取适当的技术援助和培训,有助于本地的流行病防控和能力建设,并有机会到其他伙伴国家参与疫情控制任务,为维护全球人类健康做贡献。这对提高本机构的专业水平和国际影响,有积极意义。

(五)运作与活动情况

　　GOARN 自 2000 年成立以来,在 WHO 制定的国际疫情警报和反应指导原则指导下,按照全球疫情警报和反应流程(见图 1-6),已经对 100 多起全球范围内的疫情做出了响应,派出了 550 多人次的专家协助 65 个国家开展了实地调查。这些疫情包括:禽流感、病毒性出血热、脑膜炎球菌病、SARS、黄热病、鼠疫、霍乱、登革热、麻疹、癌症、自然灾害等。

　　当今全球任何地方的一次疫情暴发都可能引起国际公共卫生的紧急关注。疫情威胁世界人口的健康。我们需要区域和全球性的预警和应对机制,以确保迅速获得技术咨询、资源以及对国家公共卫生能力的支持。没有一个单一的机构或国家能拥有所有的能力,来应对因传染病的流行、新发或突发所导致的国际突发公共卫生事件。WHO可以通过 GOARN 确保成员国迅速获得最合适的专家和资源。

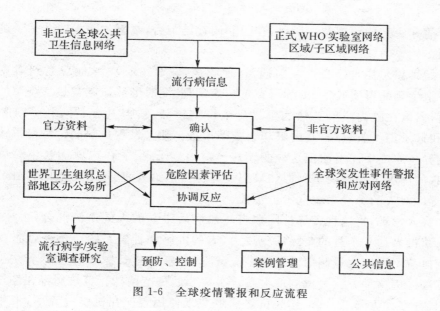

图 1-6　全球疫情警报和反应流程

第六节　黄热病的预防

一、黄热病疫苗

（一）黄热病疫苗的发现历史

马克斯·泰累尔（Max Theiler,1899 年 1 月 30 日—1972 年 8 月 11 日），南非微生物学家。1951 年由于发现黄热病疫苗而获得了诺贝尔生理学或医学奖。

泰累尔通过多次对白鼠脑内注射和其他方式的注射,解剖观察黄热病毒进入白鼠脑内之后所产生的变化,查明了黄热病毒引起脑脊髓炎的病变过程。通过多次对恒河猴作皮下注射和肠胃外注射,解剖观察黄热病毒进入猴体内之后的情形,泰累尔查明了黄热病毒进入猴和人体之后引发高烧、黄疸、出血等症状的过程和原因。他精确地测出了黄热病毒进入猴体或人体后各个阶段的活动时间。从前李德曾假设,黄热病毒在人体内要有几个星期的潜伏期,而泰累尔用实验否定了这个假设。他得出,黄热病的潜伏期平均为三昼夜十七小时,最短的是二昼夜二十二小时,最长的是六昼夜二小时;潜伏期长达十天的现象也偶尔出现过,但极其罕见。在潜伏期内,病毒总是向区域淋巴结聚集,大量增殖。三四天后渗入血液,才开始为非作歹。在大量破坏血液,使患者发高烧之后,便侵入肝、脾、肾、心等内脏,使之发生病变,导致黄疸和出血。最后则袭击骨髓、淋巴结,造成患者瘫痪。患者死亡大都发生在病毒损害其内脏的阶段。

西非调查的结果,使泰累尔清楚地看到,西南非和南美广大农村的情况和西欧北美城镇的情况大不一样,不能只依靠灭蚊运动来遏制黄热病魔。城镇地区有自来水设备,再加上一些消毒措施,就可以有效地杀灭蚊子。而广大农村则不然。对于农村来说,最简便有效的办法是接种疫苗。所以,在西非调查结束后,泰累尔便立即开始了黄热病疫苗的研制。

一开始泰累尔往自己身上注射病毒,但收效甚微。1930年,他应邀到洛克菲勒基金会国际卫生部病毒实验室,继续研究黄热病病理,同时继续研制黄热病疫苗。这时他已经知道,白鼠在脑内注射黄热病毒之后会得脑脊髓炎,但其心、肾、肝等内脏均不受损,而人和猴子得了黄热病,其内脏却会受到损害。他又发现黄热病毒经白鼠接种之后便发生变异。用皮下注射法把这种变异株注射给猴子,猴子体内就能产生对黄热病的免疫力,它的内脏不会受损害。但如果把变异株注射给人,还是会对人的肾脏产生不利影响,且毒性对人的神经系统危害也很大。

后来有人发现,将这种变异株同取自黄热病后康复的人的血清混合,再注射给人,可以使人获得大约6个月的黄热病免疫力,人的内脏和神经系统也不受损害。问题是人的免疫血清不可能大量制取。经过多次试验,泰累尔终于发现,组织培养法是个行之有效的方法。用这种方法可以制取大量合乎需要的疫苗菌株。黄热病毒在经过组织培养之后,其毒性大大降低,可以作为黄热病疫苗来使用。但在试验过程中,泰累尔曾遇到一个极大的难题:未发生变异的黄热病毒,在组织培养基中很难存活。直到1936年,他才发现在鼠胚胎粉碎组织的匀浆中培养,可以使未变异的黄热病毒存活。经与哈根、洛伊德、莱西·史密斯等人合作,并对黄热病毒作更进一步的研究之后,1937年泰累尔用多次传代移植方法使这种变异株在鸡胚胎粉碎组织中繁殖起来。这是首个成功的黄热病疫苗,后来被命名为17D黄热病疫苗。

除了黄热病疫苗,泰累尔对阿米巴痢疾、脑脊髓炎、日本型脑炎、钩端螺旋体病、立克次体病、科罗拉多壁虱热等疾病也有所研究。

(二)世界黄热病疫苗病毒株的发现

黄热病毒是一种有被膜的,单股正链RNA病毒。有几个不同的基因型,但仅有一个血清型,抗原性保守,因此17D黄热病疫苗能抵抗所有的黄热病毒株,单剂疫苗就可完全控制黄热病。

在20世纪30年代共研制出2种黄热病疫苗。一种是经小鼠大脑几代培植后所得减毒活病毒株,即法国嗜神经毒疫苗。该疫苗由于在应用过程中出现大量10岁以内的儿童脑炎病例,而在1961年停止使用。1936年,科学家马克斯·泰累尔和史密斯成功地将黄热病毒Asibi株"减毒",并命名为"17D株"。泰累尔和史密斯将黄热病毒株接种于鼠胚和10%猴血清培养基,培植18代后再经鸡胚培养58代,最后经除去脑和脊髓成分的培养基培养160代后得到黄热病减毒活病毒株(17D)。17D有两种不同病毒株,即17D-204和17DD。它们的99.9%的基因序列相同。17D-204株主要在欧美国家使用S1/232代;17DD株主要在巴西使用S1/283代。

黄热病毒疫苗17D(yellow fever attenuated live vaccine-17D, YF-17D)是世界上唯一被认可的黄热病疫苗,至今已有80年的使用历史,接种人群超过6亿人次。接种后超过95%的人在1周出现保护性抗体,30~35年内甚至可能终身都能获得较为稳固的免疫力。我国早在20世纪50年代就按照WHO规范开展了黄热病疫苗YF-17D的生产,已有 60 多年的历史,主要供潜在暴露危险的人群使用;至今我国仍保持年均生产数万份 YF-17D 疫苗的规模用于计划接种。由于黄热疫苗的安全性高、保护性好,已被国际公认为成功疫苗的典范。

(三)我国的黄热病疫苗结构基因遗传特征

黄热病毒基因组由 3 个结构基因片段 C、M、E 和 5 个非结构基因片段 NS1/NS5 组成。结构基因片段主要编码病毒的结构蛋白,与病毒基因的复制和对宿主细胞的入侵能力有密切联系。非结构基因片段编码与病毒复制有关的酶成分。黄热病毒结构基因在病毒减毒过程中发生了较多改变,与减毒株形成有关,承载病毒较丰富的遗传特征。

在我国黄热疫苗毒株与野毒 Asibi 株的比较中发现,我国黄热疫苗结构基因中存在与 Asibi 株不同的核苷酸和氨基酸,这些变化对减毒疫苗株的减毒特性具有重大的意义。现代对于黄热病毒疫苗株中的一些与减毒有关的核苷酸、氨基酸的研究已取得一些进展。通过 3D 晶体结构和蛋白质功能的研究中发现,E 蛋白 A 结构域 52 位,200 位氨基酸在黄病毒属中是保守的,并且包含交叉反应的表位。通过单克隆抗体研究黄热病毒 E 蛋白表位中发现,位于 E 蛋白 B 结构域的 E299,E305,E331,E380 位氨基酸参与病毒接触细胞受体的过程。其中 E305 位于 E 蛋白糖基化位点的上游,该位点氨基酸的改变可能使减毒株中出现了糖基化 E 蛋白的形式,或影响 E 蛋白的折叠。位于 E 蛋白 C 结构域的 E170,E173 位氨基酸与病毒中和表位极为接近。这些共同存在于所有 17D 黄热疫苗株中的氨基酸改变对减毒疫苗的形成非常重要,也是 17D 疫苗株的特征性标志。我国黄热病疫苗株,除了位点 E173 的氨基酸与 Asibi 株相同,在减毒过程中没有发生改变以外,具有上述 17D 疫苗株在结构基因区域的全部遗传特征。

在我国黄热疫苗与 17D-204 株、17DD 株的比较中发现,我国黄热疫苗株除具有 17D 疫苗株的遗传特征外,还具有自身特殊的遗传特征,并且与 17D-204 株更为相近,与 17DD 株相差较多。氨基酸 C40-L,C119-E,E173-T,E240-V 仅存在于我国黄热疫苗株中。虽然在没有测定蛋白质 3D 晶体结构和功能的情况下不能够准确地预测单个氨基酸的改变是否会对蛋白质的空间构型和功能产生影响,但是从我国黄热疫苗 60 年的安全使用历史初步来看,这些位点氨基酸的种类未对疫苗的安全和有效性产生影响,而可能是我国黄热疫苗株独立传代中获得的特征性位点。

黄热疫苗毒种 17D 株自 1937 年减毒成功后已用于大规模的免疫接种,目前,国际上疫苗生产形成 17D-204 和 17DD 两个毒株体系。前者诞生于美国洛克菲勒实验室,后者在巴西进一步研究成功,仅用于巴西疫苗生产。我国黄热疫苗毒种 1942 年产于美国洛克菲勒实验室(毒种标签:"17D yellow fever vaccine. Rockefeller International Health Division,1942,10t NO. 1028")。资料和本研究结果表明,我国黄热疫苗毒种源自 17D-204 株,代次在 230 代左右。该毒种在我国又经过连续的 54 代鸡胚传代进一步减毒,传代过程中积累一些核苷酸或氨基酸的改变,具有自身特有的遗传特征,并通过多年使用证实其安全有效。

(四)黄热病疫苗的有效性

1.病毒滴度

疫苗一般在上臂皮下接种。50％的接种者能检测到疫苗毒株诱导的病毒血症,一般在接种后 3～7 天内发生,第 5 天是高峰。

2.诱导免疫反应的机制研究

研究表明黄热疫苗病毒可能在局部皮下组织固有免疫系统的树突状细胞和巨噬细胞内进行复制,然后从病毒感染的器官通过血液和淋巴系统运送到淋巴结。γ-干扰素被证实参与了黄热疫苗早期诱导机体免疫反应。Santos 等研究在黄热疫苗 YF-17DD 接种第 15 天后可通过酶联免疫斑点测定检测到产生 IFN-γ 和 IL-4 的细胞数明显增加,说明 IFN-γ 和 IL-4 在黄热疫苗的免疫反应中扮演重要角色。对黄热疫苗接种后 CD8(＋)T 细胞反应的动力学研究发现,有 1％的 CD8(＋)T 细胞在接种后可产生多肽特异的 γ-干扰素,2 周达到峰值,并在 54 个月后仍可检测到。在接种后 7～9 天的早期可以检测到阳性细胞四聚体,其主要记忆表型为 CD45RA(＋)CCR7(－)CD62L(－),这些反应都有助于提高黄热疫苗的有效性。

3.中和抗体

95％的接种者在 10 天后可产生保护性的中和抗体水平,30 天后,99％的接种者都受到保护。中和抗体水平在接种后随时间而逐渐降低,但一次注射后保护性抗体水平最长可持续 35 年。WHO 报道在巴西 30 例经实验室证实的黄热病病例,其中有 2 例已接受过疫苗接种,且都不超过 20 年。该报道没有提及这些患者是否可能与疫苗失效有关,但提示黄热疫苗一次剂量可能不能诱导终身免疫。对于有可能暴露黄热病的人常规推荐 10 年重复接种一次。另一方面,如果由于免疫状态发生改变而不适合再次接种,建议检测中和抗体水平,因为大多数人的保护性中和抗体水平都远远超过 10 年。正常加强中和抗体水平的重复免疫可以保持一个好的记忆反应,但也有一些报道说体内存在的中和抗体水平可能不利于加强免疫。

4.与其他疫苗同时接种

因为黄热病疫苗与其他疫苗相互之间没有干扰,黄热疫苗可与下列疫苗同时使用:麻疹疫苗、脊灰疫苗(口服)、百白破疫苗、乙肝疫苗、甲肝疫苗、口服霍乱疫苗、口服或注射用的伤寒疫苗,但要使用不同的注射器和在不同的部位接种。如果不是同时使用,其他活疫苗的接种必须在黄热病疫苗接种前或接种后至少一个月以上。该建议是基于下述假设:对第一种疫苗应答所释放的干扰素可能对其他活病毒疫苗具有暂时的抑制作用。

二、黄热病疫苗接种的对象

居住在黄热病流行地区的所有 9 个月龄或以上的人都应接种黄热病疫苗。暴露风险最高的人应最优先接种,如林业和农业工人以及生活在有疾病暴发史的村庄或城镇的人。从非流行区移民至流行区的人也应接种黄热病疫苗。在黄热病暴发期间,应根据地方确定的重点人群尽早为其接种黄热病疫苗。旅行者应在到达高风险地区前至少10天接种疫苗。接触黄热病毒的实验室工作人员,每10年复接种一次。

三、黄热病疫苗接种的禁忌证

(1)六个月以下的婴儿禁止接种疫苗,对6~8个月之间的婴儿不建议接种,但在疾病流行期间黄热病病毒传播风险非常高时除外。

(2)对鸡蛋严重过敏以及有严重免疫缺陷者,是疫苗接种的禁忌证。

(3)发热及急性疾病患者。

(4)严重心、肝、肾等慢性疾病患者。

(5)理论上讲,在妊娠期间不建议接种17D疫苗。但是,在疾病流行期间,黄热病病毒传播风险极高的情况下,孕妇可接种疫苗。

四、黄热病疫苗的不良反应

全球已使用了6亿剂黄热病疫苗,安全记录很好,只是在疫苗接种后最初几天,有10%~30%的被接种者会有轻度全身反应如头痛、肌痛、不适和虚弱。严重的不良反应极少,但如果发生的话,就整个接种人群比较而言,婴儿(脑炎)和老人(多器官衰竭)更易发生。已报道过17D疫苗引起的三种不同类型的严重不良反应如下。

(1)一般副作用:黄热病疫苗接种5~10天内出现低热、轻度头痛、肌肉痛或其他非特异性症状,症状一般较轻,无须特殊治疗。据免疫预防咨询委员会(ACIP)报道数据,发生率在25%以下。

(2)速发过敏反应:发病率在1/25万~1/13万之间。一般发生于正常人首次接种黄热病减毒活疫苗后,在短期内可出现丘疹、风疹以及哮喘等症状,且症状一般在1周内逐渐消失。

(3)疫苗相关性疾病:黄热病毒具有嗜神经和嗜内脏的特性,由于黄热病疫苗是一种减毒活疫苗,存在有疫苗毒株毒性恢复的潜在危险。

黄热病疫苗相关的嗜神经毒性(YEL-AND):一般于接种疫苗后4~27天内出现发热、头痛、呕吐、意识障碍等中枢神经系统损害症状,同时可伴有肌痛、关节炎等症状。有一部分患者表现为格林-巴利综合征和急性播散性脑脊髓炎症状。脑脊液检查可见淋巴细胞增多,蛋白升高,抗黄热病毒特异性抗体阳性,也有在病死儿童脑脊液中分离到黄热病毒的报道。

自1945年至今的文献报道,至少有26例该病发生,其中16例系9个月龄以内的婴儿。YEL-AND在人群中的发病率估计在1/800万左右。

黄热病疫苗相关的嗜内脏毒性(YEL-AVD):发病较急,一般在首次接种黄热病疫苗后1~5天后出现临床症状。开始为一般症状,随后迅速出现肝、肾、血液、循环、呼吸等多器官功能的损害。

自1996年至2006年8月,全球已报道了使用黄热病疫苗后出现YEL-AVD的确诊病例 12 例和可疑病例 24 例,其中死亡病例 14 例,占 61%。现有的证据提示,这些病例是由疫苗型病毒引起,并非疫苗病毒逆转为野生型病毒所致。该病的实际发生率目前难以确定,据 ACIP 估计,巴西资料显示为 9/1 亿,美国资料显示为 25/1000 万。

五、黄热病疫苗所致不良反应具体案例

人类对黄热病疫苗的应用也是一个不断完善的认知过程。现在已知的黄热病疫苗接种后的不良反应发生率为 4%~33%,主要表现为中等程度的发热、头痛、背痛等。

由于黄热病疫苗是一种减毒活疫苗,存在疫苗毒株毒性恢复的潜在危险。2001 年以来美国和澳大利亚等国相继报道了由接种黄热病疫苗所致的嗜内脏毒性、嗜神经毒性的严重不良反应的案例,这些案例的报道引起了美国疾病控制中心等的高度重视。1991—2001 年美国共报告 615 例黄热病疫苗的不良反应。

2001 年 6 月 ACIP 接到 7 例因接种 17D 制备的黄热病减毒活疫苗(YEL)引发的黄热病疫苗相关的嗜内脏毒性(以前称多器官系统衰竭症)。为此,ACIP 认为应对 YEL 进行重点监测,经监测初步发现 2 例新的可疑 YEL-AVD 病例和 4 例可疑 YEL 相关的嗜神经毒性病例(既往称疫苗免疫后脑炎),虽然 YEL 对进入疫区的旅行者仍然是必须接种的,但需要强调的是对该疫苗需要继续进一步加强监测和及时对 YEL 相关病例做出临床评价。

在美国,对上市后疫苗的不良反应管理由疫苗不良事件报告系统(VAERS)负责。美国对 YEL 不良事件加强监测始于 2001 年 6 月,包括要求在接种疫苗时要及时报告接种疫苗的不良事件,并对与 YEL 相关的发热病例进行分析(即接种疫苗后 30 天内出现症状的病例)。

自建立和加强监测系统后,于 2001 年 6 月 20 日—2002 年 8 月 31 日共收到 117 例接种 YEL 后的不良反应报告,而 2000 年至 2001 年的相同时期为 104 例。117 例中 6 例呈现严重不良反应,表现为 YEL 相关脑炎或 YEL 相关多器官损害。6 例病例均是接种美国生产的 17D 黄热病疫苗,且全部需住院治疗,最后恢复良好且没有任何后遗症。6 例中首例不良反应病例报告于 2001 年 4 月,开始纳入轻症病例,但在按 ACIP 监测系统加强监测后重新归入严重病例。6 例严重不良反应病例简述如下。

(一)多器官损害

例 1 男,75 岁。于 2001 年 4 月 27 日为赴北非、以色列和土耳其等国旅行而接种黄热病、流感和脊髓灰质炎等疫苗,接种后 1 天,感觉淋巴结肿痛、头痛不适。2 天后出现恶心、腹泻、出汗和发热。接种疫苗后第 7 天,由于突发肝肾功能障碍而住院治疗。入院体检体温 38.7℃,次日由于血压过低和呼吸困难进行复苏救治,给予升压药、血透和人工呼吸等治疗。血、尿、便无细菌感染证据,毒性物质检测全部阴性。住院治疗 24 小时后症状缓解。急性期血清和组织样本病毒分离阴性,PCR 扩增亦无阳性结果。第 31 天恢复期血清抗黄热病的中和抗体滴度 1:640。

例 2 男,70 岁。于 2002 年 3 月 28 日为赴委内瑞拉旅行而接种黄热病疫苗,接种 5 天出现发热、呼吸困难、肌痛和不适。4 月 5 日因发热、血小板减少,肝功能酶学、胆红

素、肌酸等升高而入院。随后由于血压下降、呼吸困难而作气管插管,最终导致低钠血症继发肾功能障碍需透析治疗。血、尿样本作细菌、霉菌培养和病毒分离均呈阴性。入院后21、25和33天的血清样本和26天的胸水用黄热病毒共有序列的引物进行定量PCR扩增和黄热病毒分离均阴性。26天的血清中和抗体滴度为1:280,后恢复出院。

　　以上两例均为70岁以上的老年人,发病较急,在疫苗接种后1~5天开始出现临床症状。初始为一般症状,随后迅速出现肝、肾、血液、循环、呼吸等多器官功能的损害。

(二)神经系统损害

　　例3　男,36岁。于2001年9月17日接种黄热病疫苗准备赴巴西旅行,接种疫苗后13天出现出汗、发热39℃。接种疫苗16天时由于意识丧失伴严重头痛和41℃高热入院治疗。脑脊液检查 WBC 0.406×10^9/L(淋巴细胞占优)、蛋白增高。血、尿和脑脊液的细菌、霉菌培养和病毒分离均为阴性。脑脊液中抗黄热病毒 IgM 抗体呈强阳性,但 PCR 扩增和病毒分离均为阴性。用 ELISA 方法检测抗东方马脑炎、圣路易脑炎、西尼罗脑炎和拉格罗丝脑炎病毒的 IgM 均阴性。住院5天后恢复。

　　例4　男,71岁。为赴危地马拉旅行于2001年10月4日接种黄热病、伤寒、甲肝疫苗,6天后感觉不适和发热,接种疫苗后13天因思维不清、失语而入院治疗。体温38.4℃,白细胞升高但肝功能正常。脑脊液检查白细胞 0.137×10^9/L,蛋白升高且抗黄热病毒的特异性 IgM 阳性,PCR 扩增和黄热病毒分离阴性,同时作疱疹病毒、黄热病毒和肠道病毒的分离均阴性。住院治疗7天后恢复。

　　例5　男,41岁。于2002年2月7日为赴委内瑞拉而接种黄热病、甲肝疫苗后6天,出现低热、头痛和肌痛症状,数天后症状加重,第16天,由于高热达40℃伴头痛和寒战而住院治疗。脑脊液检查白细胞 0.063×10^9/L,单核细胞占优,蛋白升高。肝功能酶学正常,脑脊液和血液细菌、霉菌培养阴性,脑脊液中螺旋体属的血清学检查、隐球菌抗原和肠道病毒的抗原检测均阴性。脑脊液中抗黄热病毒特异性 IgM 抗体强阳性,但 PCR 扩增和黄热病毒分离阴性。5天后恢复出院。

　　例6　男,16岁。于2002年5月17日接种黄热病疫苗准备去南非旅行。接种疫苗后23天感觉左上臂麻木,说话无力,且右侧肢体精细运动丧失,表现为失语和严重的关节炎症状。脑部显示弥散的核磁共振图像,脑脊液检查正常,第26天脑脊液检测到强阳性的抗黄热病毒抗体。脑脊液作 PCR 扩增黄热病毒特异核酸和黄热病毒培养均阴性,对洛杉矶斑疹热和疱疹病毒分离均阴性,红斑狼疮、自身免疫性疾病和代谢性酶系统检测均正常。用逆转录 PCR 检测科罗拉多蜱热也为阴性,脑脊液中无细菌和霉菌感染,该患者一直无发热,住院治疗3天痊愈出院。

　　例3、例6为嗜神经损害不良反应病例,发生于各年龄组,起病较缓,于接种疫苗6~23天出现症状。主要表现为中枢神经系统和末梢神经的损害,可伴有肌痛和关节炎等症状。

　　与接种黄热病疫苗相关的嗜神经损害不良事件已被发现多年。自1945年对生产用毒种进行标准化后,其不良反应发生率已大大下降。此后全球共报道黄热病疫苗相关的嗜神经损害病例27例。而黄热病疫苗相关的嗜内脏损害疾病是近年来才被发现的,自 1996 年以来,全球共发生 12 例。

美国 CDC 认为,人类的黄热病是由黄热病毒引起的发热性疾病,能引起肝肾功能损害和由于血小板凝集异常而导致出血。黄热病疫苗是由野毒株经多次传代减弱其嗜神经和嗜内脏毒性后的 17D 弱毒株制备的。但经核酸序列分析显示 17D 毒株的毒力没有回复的迹象,与疫苗相关的嗜神经性和嗜内脏性疾病可能是由于患者的异常反应所致,而不是疫苗毒株逆转为野毒型。已有证据表明有神经系统症状的病例是 17D 制备的黄热病疫苗引起的不良反应,在脑脊液中存在高水平的特异性抗黄热病毒的 IgM 抗体,脑脊液中 IgM 可能是由于接种了黄热病疫苗产生的血清抗体在血脑屏障受到破坏所致,但对黄热病毒的分离均阴性,提示并非疫苗毒种回复毒力引起的感染所致。

Mariannea 等报道了在 1990—2000 年澳大利亚和美国由于注射黄热病疫苗后导致的不良反应事件中,至少有 7 例(5～79 岁)为严重不良反应,其中 6 例死亡。鉴于黄热病疫苗发生的严重不良反应病例较多,印度后勤研究和新技术中心的 Subhash 对黄热病疫苗的安全性提出了质疑,并对疫苗的安全性监测提出了建设性意见。对黄热病疫苗的现行生产工艺需要进行全面评价。建议今后应进一步加强对接种黄热病疫苗后的嗜内脏损害和嗜神经损害等不良事件的监测,对发生的病例作详细的检查和临床评价,要求临床医生对接种黄热病疫苗后的 24 小时至 30 天期间内,出现嗜内脏损害和嗜神经损害症状和体温 38.5℃的病例,均应立即报告 AVERS。同时应尽可能详细报告临床及尸解资料信息,并保留疫苗剩余样品等。

虽然黄热病主要在南美和非洲流行,但是 2016 年 3 月起我国有病例报告,传播黄热病的主要媒介伊蚊分布广泛,尤其是我国东南沿海具有与南美相似的气候环境,国际间人员、货物等交往如此频繁,传播媒介伊蚊又无处不在,极易由疫区随货物、交通工具、人员等输入国境,因此,对黄热病的预防和监控显得前所未有的紧迫。同时,我国自 1953 年至今已生产黄热病活疫苗数百万剂之多。近期,每年由北京生物制品研究所生产 10 余万剂。其主要接种对象为途经或赴疫区的出国人员,均为零散接种,因此,不良反应报告至今无确切资料可供参考研究。

六、黄热病疫苗接种引起不良反应的主要危险性因素

黄热病疫苗接种后发生不良反应除了与疫苗的质量、贮存、运输、管理与使用等方面有关之外,主要与接种对象的健康、精神因素或病理生理状况密切相关。

(一)疫苗自身因素

黄热病疫苗和其他疫苗一样,由于其本身固有的生物学特性(如剩余毒力、毒力返祖、毒性性质等)、疫苗制造过程中添加的物质(如细胞生长因子、细胞残留碎片、培养基中的异种蛋白等)以及疫苗中的附加物质(如防腐剂、稳定剂等)都可能引起各种预防接种的不良反应的发生。

(二)过敏性体质

由于 17D 株制备的黄热病疫苗是经鸡胚细胞培养而成,对鸡肉蛋白、鸡蛋及蛋制

品有过敏史的人容易对黄热病疫苗产生过敏反应。另外,疫苗中所含有的防腐剂、稳定剂也容易使有过敏体质者发生过敏反应。

(三)怀孕

有资料显示,黄热病疫苗接种于早孕妇女(孕期<3个月),能够导致早期流产及畸胎。故黄热病疫苗一般不用于孕妇,特别是早孕妇女。但在暴露的危险度极高危旅行无法推迟的情况下,且孕期在6～9个月时,可以考虑给予接种,毕竟孕妇接种疫苗后出现不良反应的机会和危害远比感染黄热病毒本身小。

(四)年龄

由于婴幼儿接种黄热病疫苗后容易产生严重嗜神经毒性不良反应,故黄热病疫苗一般建议用于9个月龄以上的儿童,但假如旅行目的地为黄热病高危险暴露地区,6～9个月龄的儿童可以考虑给予接种,但小于6个月龄的儿童为绝对禁忌证。

1998年,2份关于老年人在接种黄热病疫苗后引发多器官衰竭的报告引起了学术界对黄热病疫苗接种年龄问题的研究。研究者发现:相对于25～44岁人群,65岁以上的老年人在接种黄热病疫苗后发生系统性疾病的概率高出16倍。2001年《柳叶刀》报道了3例接种黄热病疫苗后致死的病例。3例病例都是以老龄人群发生的多器官衰竭为特征。因此,建议在给65岁以上的老年人接种黄热病疫苗的时候一定要慎重,特别是在询问老年人的疾病史和健康状况时要尽量详尽,以免发生急性副反应。近期有资料显示,60～69岁年龄段老年人接种黄热病疫苗后出现严重不良反应的发生率约4/10万,而70岁以上老年人的发生率为7.5/10万,均明显高于普通人群的0.05/10万～0.5/10万,提示对于60岁以上老年人有必要更好地进行疫苗接种的危险性评估。

(五)艾滋病(AIDS)患者及HIV感染者

由于出现免疫功能的缺陷,一般将AIDS患者及有症状的感染者列为黄热病疫苗接种的禁忌证。对于接种对象为无症状的HIV感染者,且旅行目的国是有高度暴露危险的黄热病流行区,可以给予接种,但由于机体对疫苗的免疫应答减弱,可能出现保护性抗体滴度不高。2002年泰国报道了一名53岁的无症状HIV感染者因接种17D黄热病疫苗后死亡的有关资料,引起人们对HIV感染者接种黄热病疫苗的安全性及效能的关注。国外有些旅行保健机构把检查HIV感染者的细胞表面受体(CD4)的数量(≥200/mL)作为是否接受黄热病疫苗接种的依据。

(六)胸腺疾病

Barwick等经过对23例接种后发生嗜内脏毒性病例的流行病学调查,发现其中4例有胸腺病病史,占17％,故认为胸腺疾病是黄热病疫苗接种后引起严重不良反应的一个危险因素。美国疾病控制中心建议有胸腺病(重症肌无力、胸腺瘤、胸腺切除术后等)病史者,接种黄热病疫苗必须慎重考虑。

(七)其他疾病

白血病、淋巴瘤等血液病患者,大量运用皮质类固醇激素的患者,接受器官移植者,接受放射性治疗者及化疗期的癌症病人,均一定程度存在免疫功能的紊乱或缺失,故应列为接种黄热病疫苗的禁忌证。

七、黄热病疫苗不良反应的预防与控制措施

黄热病疫情在非洲撒哈拉地区和南美热带地区仍广泛存在,随着这些地区与国际的交流日渐频繁,黄热病也时刻威胁着国际旅行人员的生命健康。对前往或途经黄热病疫区的人员实施预防接种黄热病疫苗,是保护易感人群的最可靠手段。鉴于黄热病疫苗接种后可能产生严重甚至致死的不良反应,应该引起相关部门的高度重视。作为对国际旅行者执行黄热病疫苗接种职能的部门,在开展国际旅行人员黄热病疫苗接种工作时,应根据接种对象的机体情况及其在旅行过程暴露于黄热病的危险程度,做出危险性评估,决定有无接种的必要。同时必须确保疫苗质量,加强疫苗管理,做好疫苗使用后的监测工作,把预防、控制和监测黄热病疫苗相关不良反应作为接种工作的一项重要内容,确保黄热病疫苗接种的安全、有效,防止各种严重不良反应的发生。黄热疫苗不良反应的预防与控制措施具体如下:

(1)在全国各地指定专门的黄热病疫苗接种中心,对各中心进行预防接种规范化管理。

(2)严把疫苗质量关,改进疫苗的规格及剂型。我国的黄热病减毒活疫苗目前是由北京生物制品研究所研制生产的,每年生产有 10 余万支之多,主要接种于途经或赴疫区的出国人员,由于均为零散接种,缺乏必要的监测手段,其出现的不良反应报告无确切资料可供参考研究。目前在我国口岸广泛使用的黄热病疫苗为 1 人份 1 安瓿,疫苗包装一开启,必须在 1 小时内用完,否则疫苗容易因丧失免疫原性而起不到应有的接种效果,并有可能受外界污染而引起不良反应。因此,疫苗生产研制部门应该加强疫苗生产质量控制和管理,进一步改进疫苗的质量,同时收集不良反应信息,及时总结、改进生产工艺,提高疫苗使用的安全性。检验检疫机构必须建立正常、统一的疫苗供应渠道,严格遵守《疫苗流通与预防接种管理条例》,严格冷链运输与低温贮藏,确保疫苗安全有效。

(3)强化无菌操作观念,确保安全注射。预防接种施种人员要按照卫生部制定的《2000—2005 年全国预防接种安全注射行动计划》与《预防接种工作规范》的要求,实施"一人一针一管一用一灭菌"的安全策略,严格执行技术操作规程,确保安全注射。

(4)开展接种前咨询,权衡黄热病疫苗接种的风险和收益。预防接种之前,必须让接种对象明确接种黄热病疫苗可能出现的各种不良反应的危险性及其易患因素,结合自身健康状况、暴露的危险度及医生的可行性建议,仔细权衡疫苗可能带来的风险和疫苗在预防旅行中感染黄热病这一致命性疾病的效益,自己做出是否接种的决定,并提出书面的申请,签名确认。

(5)严格执行预防接种禁忌。由于接种黄热病疫苗可能产生严重的不良反应,同时黄热病疫苗又是 WHO 和《中华人民共和国国境卫生检疫法》要求的强制性接种疫苗,所以检验检疫机构在接受受种者的接种申请时,应该在衡量旅行者暴露的危险程度的

基础上,严格执行接种的有关禁忌,杜绝扩大接种范围。同时做好应对预防接种可能出现不良反应的应急处理准备工作,确保突发不良反应能得到控制。对于有明显的接种禁忌证的出入境人员,在无法推迟旅行的情况下,检验检疫机构应给予出具《免于接种黄热病疫苗证明书》,同时指导其在旅行过程中做好各种必要的防护措施。

建立高效的黄热病疫苗监测系统及不良反应报告制度。必须建立疫苗质量的检测和接种人群人体免疫水平的评估,特别是对人体免疫力的检测与评估;必须与黄热病疫苗受种者建立起畅通的交流渠道,做好追踪随访工作,及时得到反馈信息,使各种不良反应得到及时的诊断和治疗,以便进一步对其做出合理而正确的临床评价。对接种黄热病疫苗后的 24 小时至 30 天内,出现嗜内脏损害、嗜神经损害及体温≥38.5℃的病例,应立即上报疫苗不良反应事件报告系统,同时应详细报告有关临床资料,并保留疫苗剩余样品。

附:世界卫生组织推荐前往前接种黄热病的国家或地区(2012 年 4 月)

安哥拉

阿根廷

玻利维亚

贝宁

巴西

布基纳法索

布隆迪

中非共和国

喀麦隆

乍得

哥伦比亚

刚果

刚果民主共和国

科特迪瓦

厄瓜多尔

埃塞俄比亚

赤道几内亚

冈比亚

法属圭亚那

加纳

加蓬

几内亚

几内亚比绍共和国

圭亚那

肯尼亚

利比里亚

毛里塔尼亚

马里

尼日尔

尼日利亚

巴拿马

巴拉圭

秘鲁

卢旺达

塞内加尔

塞拉利昂

苏丹

南苏丹

苏里南

多哥

特立尼达和多巴哥

乌干达

委内瑞拉玻利瓦尔共和国

第七节　黄热病的口岸检疫

一、我国卫生检疫的历史

"检疫"一词,源于意大利文"Quarantine",由"Quarante"演变而来,意思是"四十",指的是乘客下船之前轮船停留在码头外的时间为四十天。四十天后,船上旅客可能患有瘟疫和黄热病的威胁就过去了,因为任何感染者在这段时间都不可避免会发作。这就是检疫的由来。

1948 年,世界卫生组织(WHO)正式成立,由 WHO 指定的《国际卫生条例》和《国际疾病分类法》成为指导各国卫生立法的权威性文件。2005 年新修订的《国际卫生条例》[IHR(2005)]中检疫定义为:限制有嫌疑的个人或有嫌疑的行李、集装箱、交通工具或物品的活动和(或)将其与其他的个人或物品隔离,以防止感染或污染的可能传播。广义上讲就是针对传染病疫情、群体不明原因性疾病、重大食物中毒和职业中毒以及其他严重影响公共健康的突发事件,而采取的检疫检查、卫生监测、卫生控制、卫生监督和卫生处理等措施。检疫在国际上统称为卫生检疫,它作为防止瘟疫的传入传出的重要措施,为保护人类健康做出了重要贡献。

检疫在中国定名为国境卫生检疫(以下简称卫生检疫),它是预防医学中的一个学科。清同治十二年(1873),为防止霍乱传入,中国开始施行检疫,分海港检疫、空港检疫和陆地边境检疫三种。卫生检疫诞生至今天已有 140 年的历史了,1949 年以前中国的卫生检疫事业以海港检疫为先导,大致分为四个时期:

(一)1873 年—1930 年

在外国人操纵下办理的海港卫生检疫时期,当时制订的规章制度,需经各国领事同意,由海关公布实施。检疫医官多为驻华领事推荐。1873 年先在上海、厦门成立卫生检疫机构,后来在汕头、宁波、牛庄、汉口、天津、广州、安东(今丹东)、烟台等港口相继成立了卫生检疫所。

(二)1930 年—1937 年

1930 年在上海成立了海港检疫管理处,由伍连德任处长,并兼上海卫生检疫所所长。检疫主权收回后,中国卫生工作人员工作积极热情,为卫生检疫做了很多工作。

(三)1937 年—1945 年

抗日战争时期,国民党政府仅在重庆、蒙自、腾冲、畹町等地设置检疫所。在一·二八淞沪抗战中,位于吴淞的新建的检疫医院毁于战火,上海港口检疫全面中断,中国的卫生检疫也就不复存在了,各口岸的检疫单位又归海关。

(四)1945 年—1949 年

1945 年抗战胜利后,国民政府卫生署接管,从海关收回天津、上海、秦皇岛、广州等检疫所,并增设了大连、青岛、海口、福州、台湾等检疫所。1946 年国民党政府卫生署公布了《交通检疫实施办法》等一系列法规规章,对检疫所的组织建制、检疫机关的权利、义务等均作了明确的规定。这一时期的卫生检疫,由于设立了海港总管理处,并且颁布了全国统一的卫生检疫法规,中国的卫生检疫事业有了一定的发展。但是,由于国民政府的政权的局限性,卫生检疫法规在外国人面前显得软弱无力,甚至出现有法不能执行的情况。

(五)1949 年至今

1949 年以来,我国的卫生检疫事业蓬勃发展,卫生检疫组织机构不断建立健全。除海港卫生检疫外,陆续开展了陆地边境和航空卫生检疫。1988 年 5 月 4 日,中华人民共和国卫生检疫总所成立,1992 年各地卫生检疫所更名为"中华人民共和国 XXX 卫生检疫局",1995 年中华人民共和国卫生检疫总所更名为"中华人民共和国卫生检疫局"。与此同时,国家颁布了一系列卫生检疫法规,作为检疫准则加以实施。

1957 年 12 月 28 日,经第一届全国人民代表大会常务委员会第 88 次会议通过,由国家主席毛泽东命令公布了《中华人民共和国国境卫生检疫条例》(以下简称《卫生检疫条例》),《卫生检疫条例》将鼠疫、霍乱、黄热病、天花、斑疹伤寒和回归热列为检疫传染病。这是中华人民共和国成立以来颁布的第一部卫生检疫法规,从此卫生检疫工作有了全国统一的行政执法依据。

1958 年,卫生部根据《卫生检疫条例》的授权,由卫生部长李德全发布命令并公布了《中华人民共和国国境卫生检疫条例实施细则》。《卫生检疫条例》实施后,中国国境卫生检疫人依照法律规定,认真履行职责,在国境口岸开展卓有成效的传染病控制工作。1980 年 6 月,卫生部发布《国境口岸传染病监测试行办法》,将流行性感冒、登革热、疟疾、脊髓灰质炎、虱传斑疹伤寒和回归热列为监测传染病,疾病监测网点有较大扩展,疫情信息来源也随之扩大。根据中华人民共和国国境卫生检疫的有关规定,对进出境中国籍的交通员工及定居中国 1 年以上的外籍人员,实施健康检查。1981 年卫生部又发布《中华人民共和国国境口岸卫生监督办法》。这一系列规章的颁布,极大地丰富了卫生检疫工作的内容,并对当时的卫生检疫工作起到了重要的指导作用,同时也为卫生检疫立法提供了很好的经验。

1986 年 12 月 2 日,经第六届全国人大常委会第十八次会议审议通过,颁布了《中华人民共和国国境卫生检疫法》(以下简称《国境卫生检疫法》)。随后,卫生部根据《国境卫生检疫法》的授权,于 1989 年 3 月 6 日发布了《中华人民共和国国境卫生检疫法实施细则》。《国境卫生检疫法》的发布施行标志着中国卫生检疫工作进入了法制化管理的轨道。

《国境卫生检疫法》及其实施细则以法律法规的形式规定了新形势下卫生检疫机构的职责:执行《国境卫生检疫法》及其实施细则和国家有关卫生法规;及时收集、整理、报告国际和国境口岸传染病的发生、流行和终息情况;对国境口岸的卫生状况实施卫生监督,对入境、出境的交通工具、人员、集装箱、尸体、骸骨以及可能传播检疫传染病的行李、货物、邮件等实施检疫查验、传染病监测、卫生监督和卫生处理;对出境、入境的微生物、生物制品、人体组织、血液及其制品等特殊物品以及能传播人类传染病的动物实施卫生检疫;对入境、出境人员进行预防接种、健康检查、医疗服务、国际旅行健康咨询和卫生宣传;签发卫生检疫证件;进行流行病学调查研究,开展科学实验;执行国务院卫生行政部门指定的其他工作。国境口岸设立卫生监督员制度,其职责为:对国境口岸和停留在国境口岸的入境、出境交通工具进行卫生监督和卫生宣传;在消毒、除鼠、除虫等卫生处理方面进行技术指导;对造成传染病传播的事件、啮齿动物和病媒昆虫扩散、食物中毒、食物污染等事故进行调查,并提出控制措施。

国境卫生检疫所涉及的传染病有:检疫传染病,如鼠疫、霍乱、黄热病;检测传染病,如回归热、流行性斑疹伤寒、登革热、脊髓灰质炎、疟疾及流行性感冒等。此外,如埃博拉、马尔堡出血热、拉沙热、军团病、传染性非典型性肺炎等也被列入严密监测之中;还有禁止入境的疾病,包括严重精神病、传染性肺结核。出入境检疫对象包括入境、出境的人员、交通工具、运输设备以及可能传播检疫传染病的行李、货物、邮包等物品。《中华人民共和国食品安全法》规定的出入境检疫对象有进口食品、食品添加剂、食品容器以及包装材料、工具设备等。

二、我国的黄热病卫生检疫防控历史

1930 年 6 月 28 日,中华民国卫生署公布《海港检疫章程》,规定黄热病为检疫传染病之一。

1949 年 2 月,国民政府卫生部转告全国各卫生检疫所,黄热病疫苗有效期为自接种 10 日起至 4 年内。

1950 年 12 月 30 日,中华人民共和国中央人民政府卫生部颁布《交通检疫暂行办法》,再次规定黄热病为检疫传染病之一;其隔离、留验及就验的日期为 9 日;黄热病预防接种有效期为接种 10 日后至 4 年内;国外人员入境,须缴验有效国际预防接种证书;来自国外的车、船应施行检疫。

1953 年中央人民政府卫生部防疫处编著检疫手册规定:黄热病病人应隔离在医院特别防蚊室内,或严密防蚊的房间内,病室或房间必须事先灭蚊;病室无须随时消毒;黄热病接触者及来自黄热病疫区未经黄热病预防接种者,自离开接触环境或疫区之日算起,须留验 9 天;消灭埃及伊蚊,控制黄热病;接种黄热病疫苗,预防黄热病感染。

1960 年卫生部将黄热病疫区通知给全国各卫生检疫所,非洲地区为法属西非洲、法属赤道非洲、苏丹、埃塞俄比亚、索马里兰、肯尼亚、乌干达、刚果、喀麦隆、尼日利亚、加纳、葡属几内亚、冈比亚、塞拉勒窝内、利比里亚、多哥、达荷美、北罗得西亚、圣多马和普林西比岛、安哥拉、坦噶尼克、厄立特里亚、法属索马里。美洲为玻利维亚、阿根廷、哥斯达黎加、巴拿马、哥伦比亚、巴西、法属圭亚那、委内瑞拉。

1963 年 9 月 6 日,卫生部指定广州、大连、昆明、北京、上海 5 个卫生检疫所为黄热病预防接种中心,负责黄热病疫苗接种并签发预防接种证书工作。

1978 年 12 月 31 日,卫生部发布《关于对入境人员要求出示有效预防接种证书的通知》,规定从 1979 年 1 月 10 日起执行对来自下列国家和地区的人员应要求出示有效黄热病预防接种证书的政策:安哥拉、贝宁、布隆迪、中非、乍得、刚果、几内亚、科特迪瓦、肯尼亚、利比里亚、马里、尼日尔、尼日利亚、卢旺达、塞内加尔、塞拉利昂、索马里、苏丹、坦桑尼亚、多哥、乌干达、上沃尔特(布基纳法索)、扎伊尔、玻利维亚、巴西、哥伦比亚、厄瓜多尔、法属圭亚那、巴拿马、巴拉圭、秘鲁、苏里南、委内瑞拉、几内亚比绍、圣多美和普林西比、圭亚那。

1979 年 8 月 17 日,卫生部、外事局通知世界卫生组织西太区办事处,指定中国 35 个卫生检疫所为黄热病预防接种中心,负责黄热病的预防接种和签发证书工作。各卫生检疫所应参考《国际旅行预防接种证书要求》的规定,介绍各国或过境国家的要求,由出国人员提出申请,接种和签发相应的预防接种证书。

1988 年 5 月 6 日,卫生部发出《关于加强对赴黄热病和疟疾疫区出国人员预防接种和预防服药的通知》,指出:许多前往国外疫区的人员因未实施预防接种和预防服药,被国外检疫机关强制隔离留验;有的染上传染病;有的患传染病死亡。因此,要求前往国外传染病疫区的出国人员实施预防接种和预防服药。同时要求各卫生检疫所向有出国任务的单位和入出境人员宣传各国对黄热病预防接种的要求及疟疾流行情况,做好预防接种和预防服药工作。对来自国外疫区、患有检疫、监测传染病或与其密切接触者,填写健康申明卡,发给就诊方便卡或采取健康体检等预防措施。

1989 年 3 月 6 日,卫生部颁布《中华人民共和国国境卫生检疫法实施细则》,其中规定:黄热病潜伏期 6 日。各口岸卫生检疫机构在黄热病的检疫查验过程中对航空及船舶的疫情制定依据《国境卫生检疫法实施细则》第八十六条、第八十七条、第八十八条规定执行,从而判定其是否染疫或有染疫嫌疑。

三、我国的黄热病卫生检疫防控措施

法规防治是利用法律、法规赋予的权力来控制和预防黄热病的发生、传播和流行的一种方法,世界各国都曾经和继续采用此种方法。我国也采用此种方法。我国卫生检疫法及其《实施细则》参照《国际卫生条例》有关条款和内容制定,将控制黄热病的有关措施以法律授权的形式交由卫生检疫机关贯彻执行。法规防治的主要对象是入出境交通工具和出入境人员。主要防控措施是对入境交通工具、运输设备和人员的检疫查验。

(一)入境交通工具的检疫查验

我国目前对外开放的陆海空口岸有 280 余个,出入我国各类口岸的船舶、飞机、入境车辆及运输设备与日俱增,由入境交通工具输入黄热病传播媒介的可能性是存在的。因此,必须加强对入境交通工具的检疫查验。

1.关注疫情流行情况

非洲和南美洲仍存在黄热病自然疫源地,并且在黄热病地方性流行区内经常出现不同规模的流行。现代交通发达,世界贸易推进,在黄热病的潜伏期内,感染者或媒介可从疫区到达世界任何一个国家,因此,对我国也有一定威胁。参加交通工具出入境检疫查验的人员应当经常注意黄热病病例的报道和疫情的发生发展和流行情况,熟记 WHO 宣布的黄热病疫区和疫港,掌握黄热病地方性流行区的范围及具体国家,以便在实验室检疫查验时,明确入境交通工具来港的性质,进而区别情况,确定查验对策和查验内容,掌握重点查验对象。

2.流行病学调查

对入境交通工具、运输设备实施检疫查验时,应深入细致地对黄热病流行病疫区的接触情况等开展流行病学调查。通过对交通工具负责人的询问、证书的审阅,查清交通工具的出发港、沿途寄(停)靠港,判断其与黄热病疫区的接触情况,分析携带传染源和传播媒介的可能性。如交通工具由黄热病疫港出发(起航)或途中寄(停)靠黄热病疫港,应查明是否有人员行李、邮包上下、交通工具是否被隔离 400 米以上,是否有出现发热并伴有黄疸的病人,以判明交通工具是否染疫或是否有染疫嫌疑。

3.对来自黄热病疫区交通工具的卫生检查

来自黄热病疫区的船舶、飞机、集装箱,在其入境检疫时,应当检查交通工具的各种舱室,判明是否有黄热病传播媒介,并检查有无在离开黄热病疫港时由当地检疫机关实施灭蚊后颁发的灭蚊证书。

4.正确判断查验结果

通过医学检查和卫生检查,综合检查结果,根据《检疫法实施细则》第八十六、八十

七、八十八条的规定,对交通工具做出正确的判断。航空器、船舶在到达时发生黄热病病例,或者船舶在航行中曾经有黄热病病例发生,此类航空器、船舶应当判为染有黄热病。来自黄热病疫区的航空器到达时不能出示起飞前的灭蚊证书,或者灭蚊证书不符合要求,并且在航空器上发现活蚊;船舶到达时,离开黄热病疫区没有满 6 天,或者没有满 30 天并且在船上发现埃及伊蚊或者其他黄热病媒介,上述航空器和船舶应当判为染有黄热病嫌疑。因为来自黄热病疫区的航空器发现活蚊,即存在有受感染的黄热病媒介可能,有传入黄热病的潜在威胁。6 天是黄热病的法定潜伏期,如果交通工具离开黄热病疫区没有满 6 天,在疫区受感染的人仍处在潜伏期内,仍有发生黄热病病例的可能性。船舶到达时离开疫区未满 30 天,并且在船上发现埃及伊蚊或其他黄热病传播媒介,即被判定为染有黄热病嫌疑。这是基于黄热病毒在蚊体内发育一般需要 3 周方具传染性,再通过叮咬将病毒传染给人,黄热病毒在人体内的潜伏期为 6 天,故发现埃及伊蚊的疫区来船离开疫区未满 30 天的仍有发生黄热病的可能性。

(二)入境人员的检疫查验

在我国各口岸,就防止黄热病传染源传入而言,作为主要传染源的人是随各类交通工具而入境的,因此在加强对入境交通工具检疫查验的同时,还必须加强对入境人员的检疫查验。具体应注意以下三个方面。

1. 注意发现黄热病染疫人和染疫嫌疑人

对入境人员进行流行病学调查,必要时实施医学检查,主要目的是要发现染疫人或染疫嫌疑人。因此,在入境检疫时应特别注意来自黄热病疫区并伴有发热、头痛、黄疸、出血和蛋白尿的病人,结合旅行史、接触史,正确地判定染疫人和染疫嫌疑人。

2. 检查来自黄热病疫区人员的预防接种证书

《检疫法实施细则》第八十五条规定,来自黄热病疫区的人员,在入境时,必须向卫生检疫机关出示有效的黄热病预防接种证书。对无有效黄热病预防接种证书的人员,卫生检疫机关可以从该人员离开感染环境的时候算起,实施 6 天的留验,或者留验到黄热病预防接种证书生效为止,也可实施预防接种后发给就地诊验记录簿进行就地诊验。这是法律授予检疫机关的权力,是防止黄热病传染源传入的法规防治措施,检疫人员必须认真履行此项职责。

当入境人员进行查验时,在查清确系来自黄热病疫区的前提下,应当依法严格检查其黄热病预防接种证书,对未持有效证书者,一律按照《实施细则》第八十五条第二款规定处理。

3. 注意发现来自黄热病疫区的人员

在实际检疫查验时,除非已知交通工具直接来自黄热病疫区,因而能判定其人员来自疫区,其他大部分交通工具因来自非黄热病疫区,其中的人员是否来自黄热病疫区,无法事先掌握。这就要求检疫人员在对入境人员实施检疫查验时,必须了解尽可能多的情况,尽力发现来自疫区的人员。因此需进行深入细致的调查,查清旅行线路,查出那些由黄热病疫区出发,或途经黄热病疫区后改乘交通工具来到我国港口的,并在入境时尚未超过潜伏期的人员。此类人员也属于《实施细则》第八十五条第一款所指对象。此类人员很难被发现，容易被人忽视。此种对象在空港入境者中比较多，因此应当重视空港入境乘客的入境检疫。与黄热病疫区有间接航班来往的机场，应特别注意发现那些来自黄热病疫区的染疫人、染疫嫌疑人，并按上述处理原则进行处理。

（三）严格执行卫生处理措施

1.染疫、染疫嫌疑交通工具的卫生处理

黄热病染疫、染疫嫌疑交通工具的卫生处理，在《检疫法实施细则》第八十九、九十条中有明确规定。对染有黄热病的交通工具必须实施以下卫生处理措施：

（1）对染疫人必须立即进行隔离。

（2）对离开交通工具、又无有效黄热病预防接种证书的人员实施从离开感染环境算起的6天留验，或者实施预防接种并留验到黄热病预防接种证书生效时为止。

（3）彻底杀灭交通工具上的埃及伊蚊及其虫卵、幼虫和其他黄热病媒介，并且在没有完成灭蚊以前限制该交通工具离港，并与陆地、其他交通工具保持至少400米的距离。

（4）灭蚊以后才准予卸货。如果在灭蚊前卸货，应当对卸货进行监督，并采取预防措施，使卸货工人免遭感染。必要时，对卸货工作人员实施从卸货完毕算起不超过6天的就地留验或诊验。

染有黄热病嫌疑的交通工具，应当实施上述（2）—（4）项的卫生处理。

2.对染疫人、染疫嫌疑人的卫生处理

对染疫人的卫生处理：一旦判定为染疫人，应当立即将其转移至无蚊、并有防蚊装置的房间内实施单独隔离。对染疫人占用过的地方进行重点灭蚊，必要时进行消毒；对发现的成蚊、幼虫、卵必须重点杀灭。染疫人员入院后应立即进行病理学检查，建立完整病史，进行合理的治疗，直至退热后第5天方可解除隔离。

对染疫嫌疑人的卫生处理：根据与染疫人和感染环境的接触情况、对黄热病的免疫情况，正确判定染疫嫌疑人，并对其实施从离开感染环境算起不超过6天的留验或预防接种并留验到接种生效为止。

（四）开展黄热病媒介的监测和控制措施

为控制国境口岸黄热病可能的传播，我国对海空港开展普通的媒介监测活动。这种监测在没有黄热病媒介的地区可及时发现传入媒介，存在媒介的地区可及时了解其密度变化，只要对当地媒介本底清楚，即使存在也只要将其密度指数控制在1以下，不管传入传染源还是带毒媒介都不会引起流行。如果进而开展消灭媒介的运动，将媒介彻底消灭干净，那么大可不必担心黄热病传入后所产生的危害。

依据法规防治方法，我国制订了系列操作规程用于规范黄热病疫情处理，具体包括SN/T 1519—2005《国境口岸黄热病疫情处理规程》、SN/T 1241—2003《入出境黄热病染疫列车卫生处理规程》、SN/T 1322—2005《入出境黄热病染疫航空器卫生处理规程》、SN/T 1246—2003《出入境黄热病染疫船舶卫生处理规程》等。

参考文献

[1]苏锦坤,师永霞,洪烨等.黄热病现状分析及研究进展.中国国境卫生检疫杂志, 2011,34(2):139-144.

[2]侯爵,刘颖,邵一鸣.黄热病毒的基因组及蛋白研究进展.病毒学报,2011,27(4): 388-394.

[3]王真行,徐冰.WHO关于黄热病疫苗的意见书.国外医学:预防.诊断.治疗用生物 制品分册,2004,27(3):117-120.

[4]邓永强.黄热病及其病原的研究近况.国外医学:微生物学分册,2003,26(5):5-10.

[5]房任锐,张应镇.世界黄热病的流行与监测.中国国境卫生检疫杂志,1995,18(5): 305-308.

[6]严杰.医学微生物学(第2版).北京:高等教育出版社,2012.

[7]董翊,刘保奎. Adaptive passage of yellow fever vaccine virus 17D strain in Vero cells. 中国生物制品学杂志,2006,(5):49-52.

[8]Borges M B,Kato S E,Damaso C R,et al. Accuracy and repeatability of a micro plaque reduction neutralization test for vaccinia antibodies. Biologicals,2008,36 (2):105-110.

[9]秦红,龚睿,王汉华等. 纳米金免疫层析快速检测黄热病病毒.武汉大学学报(医学 版),2010,31(6):766-770.

[10]Mendes J A,Parra E,Neira M,et al. Detection of yellow fever virus by reverse transcriptase polymerase chain reaction in wild monkeys:a sensitive tool for epi-demiologic surveillance. Biomedica,2007,27(3):461-467.

[11]师永霞,相大鹏,郑夔等. 实时荧光RT-PCR技术在黄热病快速检测中的应用.现 代预防医学,2010,37(4):715-721.

[12]Weidmann M,Faye O,Kranaster R,et al. Improved LNA probe-based assay for the detection of African and South American yellow fever virus strains. J Clin Vir-ol,2010,48(3):187-192.

[13]张海燕,马文丽,石嵘等. 黄热病病毒检测基因芯片的研究制备.广东医学,2005, 26(7):29-31.

[14]蒋骏航.2002年全球疫情动态(三).国外医学:流行病学.传染病学分册,2002,29 (6):382-382.

[15]林桂强,朱汉荣,姚若东.近年全球几种主要传染病疫情概况.中国国境卫生检疫 杂志,2001(4):248-250.

[16]杨卫东.黄热病防治研究现况.医学信息:中旬刊,2010,5(12):3491-3492.

[17]陈文彬.诊断学(第7版).北京:人民卫生出版社,2008.

[18]郝素珍. 医学免疫学. 北京:人民卫生出版社,2010.

[19]奥斯伯. 精编分子生物学实验指南. 北京:科学出版社,2008.

[20]陈伟师. 全球疫情警报和反应网络简介. 华南预防医学,2011,37(5):75-79.

[21]王鲁平. 黄热病减毒活疫苗(17D)的不良反应. 药物不良反应杂志,2003,5(4):245-247.

[22]周君,吕凤祥,关淳等. 黄热病疫苗接种所致不良反应及防控措施. 口岸卫生控制,2005,10(1):33-36.

[23]朱俊贤,蔡翁义. 黄热病疫苗接种的危险因素评估及不良反应的预防. 旅行医学科学,2008,14(1):43-45.

第二章

登革热

第一节　登革热的概述

登革热（Dengue fever，DF）是一种由登革病毒（Dengue virus，DV）引起的经蚊虫传播的急性传染病，其传播媒介主要为埃及伊蚊（*Aedes aegypti*）和白纹伊蚊（*Aedes albopictus*）。登革热临床特征为起病急骤，发热，全身肌肉、骨髓及关节痛，极度乏力，部分严重患者可有皮疹、出血倾向和淋巴结肿大。根据临床症状，登革热分为登革热和重症登革热，重症登革热包括登革出血热（Dengue hemorrhagic fever，DHF）和登革休克综合征（Dengue shock syndrome，DSS）。

登革热是最常见的虫媒病毒性传染病，该病的流行是全球公共卫生面临的严峻挑战之一，登革热主要分布在非洲及东南亚地区。根据世界卫生组织（WHO）的统计，全世界每年有二十五亿人口受到登革病毒感染的威胁，超过一亿例的感染病例中，死亡人数达到两万五千人。每年需要住院治疗的重症登革热的病例大约有五十万人，其中大部分为儿童，庞大的数据表明登革热这种疾病给医疗和经济带来沉重的负担。WHO根据登革热感染的情况，制定了一个十年计划，计划到2020年登革热的发病率减少25％，病死率减少50％。

气候变暖、国际旅行、人口的增长及城镇的扩张，导致登革热感染的范围在不断扩大。近年来我国南方地区不断有登革热输入病例报道，甚至大规模的疫情暴发。我国规定登革热为乙类传染病，一旦出现必须按照国家传染病报告要求及时上报，疫情经证实发生后应立即与有关的省、市、县、区通报，必要时组织联防联控。目前尚没有有效的疫苗和特定的治疗手段，预防是控制登革热的主要策略，包括环境管理，喷洒杀虫剂和个人防护措施。

一、登革热的命名

1789年美国建国元老医学专家 Benjamin Rush 首先总结了本病的临床特征：发

热、肌肉痛、关节痛、皮疹,故又有破骨热(break bone fever)或骨痛热之称。又因其发热的热型不规则,经 4～5 天高热后骤然降至正常,12～14 小时后又出现上升,呈"马鞍状"或双相型曲线,故有"马鞍状热"(saddle-like fever)之称。"Dengue"一词有人说来源于西班牙语,意为装腔作势,本病在急性期因关节疼痛,行走时有做作之态,英语中 dengue 同 dandy,作纨绔子弟讲,也指走路夸张,登革热又有公子热一说系源于此;也有人说来自斯瓦希里语中短语 KA-dinga pepo,意为该疾病是恶魔引起的。在 1823 年和 1870 年桑给巴东和东非海岸发生的登革热流行,Christe 根据其症状把它叫作"Ki-dinga"或"denga",他推测"denga"这个名词可能来源于奴隶贩卖活动,通过这一活动把病毒带到新的境地,那里把它叫"dandy 热"或"dandy"。1869 年,伦敦皇家内科学院将此病定名为登革热,中文"登革"由英文 Dengue 翻译而来,由此登革热这个名字沿用至今已有两百多年的历史。

二、登革热的流行史

对于登革热的形成历史,众说纷纭,最早在中国晋代医学书籍中,就有类似登革热病症状的记载,人们称其为"水毒",知道该病与飞行昆虫相关。登革热根据症状曾经有过多种名称,在中国的台湾地区,登革热也被称为"天狗热"或"断骨热"。在近代世界史上,根据医学历史记载,最早的登革热出现在 1779 年的印度尼西亚巴达维亚(今雅加达)和埃及开罗。1779 年,印度尼西亚巴达维亚首先记述了一组有关关节疼痛和发热的疾病,Bylon 称之为"关节热"。在首次记录登革热出现的同期,1780 年菲律宾、美国费城及印度均有登革热的发生。此后亚洲、欧洲等地相继有登革热疫情的记载。1906年埃及伊蚊被证实是登革热的传播媒介,1907 年登革热继黄热病以后成为第二种被证实由病毒引起的传染病。第二次世界大战爆发后,登革热在东南亚地区造成日军和盟军的感染和死亡人数增加,日本和美国科学家积极投入研究登革热,1943 年日本科学家通过接种乳鼠脑首次分离出登革病毒,在此之后美国科学家也分离出这种病毒。其病原学直至 1944 年才被了解,美国科学家分别从来自印度、新几内亚和夏威夷的 3 份血清中分离出 3 株病毒,根据血清学方法将来自夏威夷的分离株定为登革 1 型病毒(Dengue 1 virus),其他 2 株非常类似,定为登革 2 型病毒(Dengue 2 virus);1956 年在菲律宾的马尼拉从有出血性症状的病人身上分别分离出登革 3 型病毒(Dengue 3 virus)及登革 4 型病毒(Dengue 4 virus)。此后以上这四种血清型病毒分离株被作为登革病毒的国际参考株。

我国登革热据有确切的医学史料记载以来,最早在 1873 年福建厦门出现;1916 年到 1931 年之间在台湾地区相继发生;1917 年在海南省也发生了登革热疫情;20 世纪40 年代初曾经在东南沿海和台湾流行,一度曾经到达南昌和汉口等地。之后在国内登革热静息了 30 多年,1978 年在广东佛山暴发,以后在东南沿海及华南、云南、港澳等地均有登革热本地病例的发生。强度最大的登革热疫情出现在 1979—1982 年和 1985—1988 年海南岛的两次大流行,第一次疫情由登革 3 型病毒引起,报告病例 43 万多人,死亡 64 例,第二次疫情由登革 2 型病毒引起,覆盖海南岛全岛,这次疫情导致数十万人感染,出现了较多的 DHF 病例,病死 289 例。1978—1991 年间,登革热疫情主要集中出现在海南和广东,1991 年以后,登革热主要在广东省流行,广西、澳门、福建、云南、香港、浙江也陆续有登革热病例的报道,登革热逐渐有向高纬度地区扩散的趋势。2006年之后登革热进入高发期,在一定区域内不断出现流行,2014 年广东登革热大流行,确诊病例 4 万多例,死亡病例 6 人。

三、登革热的危害

据 WHO 的报道,在过去的 50 年间,登革热的发病率增长了 30 倍,目前已在 110多个国家中出现。每年全球近一半的人口受到登革病毒感染的威胁,感染病例超过一亿例,死亡人数达到两万五千人。感染登革热的大部分人能够恢复正常,死亡率 1‰～5‰。在 21 世纪最初的 10 年间,东南亚 12 个国家每年约有 300 万人感染登革热,死亡人数约有 6000 人。在非洲的 22 个国家,至少有 20％的人口存在被感染的风险。

登革热目前大量出现在城市的贫困地区、郊区和农村,同时也影响到了热带和亚热带的富裕地区。70％以上的登革热产生的经济及医疗负担发生在西太平洋地区。在拉丁美洲等地区,该病的发病率和严重程度在近年来也在迅速上升和加强。非洲和东地中海区域在过去 10 年中登革热的疫情也有上升趋势。甚至在 2010 年欧洲的两个国家也曾有登革热本地传播报告。城市化、人口和物资快速流动、适宜的气候条件以及缺乏受过专业训练的工作人员均是导致登革热全球蔓延的因素。

四、登革热的分布

(一)地理分布

从近代医学史上记载的登革热疫情的发生地点来看,早在 18 世纪,登革热已经在非洲、亚洲和美洲等地流行。登革热的地理分布与其媒介伊蚊的分布范围一致,主要集中在热带和亚热带,主要包括西太平洋、非洲、美洲等地区。WHO 的数据表明,2008 年到 2014 年以来,登革热在美洲及西太平洋地区成倍增加,同时欧洲也存在登革热流行的风险,在法国、克罗地亚等地均有登革热病例出现。

(二)人群分布

根据数据统计,自 1978 年以来,我国每间隔 4～7 年会发生一次登革热流行,高发年龄段为 20～60 周岁,男女比例差别不大,4 个血清型均有检出,但以登革 1 型病毒检出率较高。高发职业主要为农民、工人、学生和居家待业者,2005 年以来,占发病人数比例最高的为居家待业者。

(三)季节分布

登革热的流行主要集中在夏秋两季,在 5～11 月间高发。气温增高、降雨量增大造成伊蚊大量繁殖,从而使登革热的传播风险大大提高,同时缩短了病毒在媒介中的潜伏期。在亚热带地区随着气温降低,雨季结束,伊蚊的密度下降后,登革热流行疫情自然结束,但是在热带地区如东南亚,全年均有登革病例发生,大多数地区的发病高峰和雨季一致。

第二节　登革热的诊断

鉴于登革热的广泛流行造成庞大的疾病负担,WHO 2009 年制定了《登革热诊断、治疗、预防与控制指南》,我国卫计委根据我国登革热疫情和临床特点制定了《登革热诊疗指南(2014 年版)》,用于指导登革热的诊断和治疗。

一、病原学

(一)登革热

登革病毒在病毒学分类上属于黄病毒科黄病毒属,病毒颗粒呈球形,核心为包裹着单股正链 RNA 的核衣壳蛋白。登革病毒呈哑铃形、杆状或球形,直径为 40～50nm。

登革病毒基因组序列全长大约为 10000 到 11000 个核苷酸;5′端为 I 型帽子结构,3′端缺乏 poly(A)尾,基因组的 5′端和 3′端均有一段非编码区。基因组只有一个开放读码框,5′端 1/4 编码登革病毒的 3 个结构蛋白:衣壳蛋白(C)、膜蛋白前体(prM)和包膜蛋白(E),3′端 3/4 编码 7 个非结构蛋白(NS1、NS2a、NS2b、NS3、NS4a、NS4b 和 NS5)。C 蛋白组成核衣壳,富含精氨酸、赖氨酸。prM 蛋白在病毒成熟时,经酶裂解形成膜蛋白 M 后,固定于病毒包膜内层。E 蛋白是病毒包膜的主要糖蛋白,与病毒的细胞嗜性、红细胞凝集以及诱导红细胞凝集抑制抗体、中和抗体和保护性抗体的产生等有关;根据 E 抗原,登革热分为 4 个血清型。NS1 蛋白是唯一能在感染细胞表面表达并分泌到细胞外进入血液循环的非结构蛋白,具有登革病毒型和特异性抗原决定簇,高度保守,可能与病毒的感染和复制有关,其具体功能尚未明确。NS1 在登革热发病的早期即大量复制,因此 NS1 抗原可作为登革热早期诊断的指标。NS2a 和 NS2b 可能与多聚蛋白的水解过程有关。NS3 可能是在细胞液中起作用的蛋白酶。NS4a 和 NS4b 参与 RNA 复制过程。NS5 表达的是病毒编码的依赖 RNA 的 RNA 聚合酶。

登革病毒首先与宿主细胞膜上的受体或受体复合体结合,通过受体介导的内陷方式进入细胞。病毒在细胞中脱壳后,进行蛋白和核酸的复制增殖,再组装成病毒颗粒,并以分泌颗粒的方式运送至细胞外,从而完成病毒的整个增殖周期。

登革病毒对寒冷抵抗力强,不耐热,在 56℃下 30 分钟可灭活,在 4℃条件下其病毒的感染性可保持数周之久。次氯酸钠、超声波、紫外线、0.05％甲醛溶液、乳酸、乙醚、高锰酸钾、龙胆紫等均可使病毒灭活。登革病毒在 pH 7～9 时最为稳定,在 −70℃或冷冻干燥状态下可长期存活。

(二)登革病毒分型

根据登革病毒抗原的特性不同通常分为 1、2、3、4 四个血清型,这四种病毒血清型基因组有 65％的同源性;同一种血清型中抗原特性也有差异;其中登革 2 型病毒的传播范围最广,各型病毒抗原间有交叉反应,与同属的西尼罗病毒和黄热病毒也有部分交叉反应。一般疫情发生时,大多数国家同时存在多个血清型的登革病毒流行。

目前有登革病毒第 5 种血清型的报道,首例报道出现在 2007 年马来西亚医院的病毒样本筛选检测中,来自当地农民感染者,最初该样本被认定为流行于森林中的灵长动物和白纹伊蚊之间的登革 4 型病毒,经过病毒分离和全基因序列测定后发现,该病毒与登革 4 型病毒不同,反而与登革 2 型或 3 型病毒有些类似;该型患者仅有一例住院,其他均为门诊病例,说明该型的症状较轻。该血清型主要流行于灵长动物中,不排除有病毒基因变异的可能。我国目前尚没有登革 5 型病毒检出的报道。

(三)致病机理

根据临床症状,2009 年 WHO 将登革热分为登革热和重症登革,前者的症状较轻,为自限性疾病,症状通常为发热、头痛、乏力等。重症登革的致病机理尚未明确,有研究发现伊蚊叮咬人的皮肤后,登革病毒随着伊蚊的唾液进入人体内,随后进入单核吞噬细胞中,并可随着这些白细胞到达全身各个部位。白细胞受到一些信号蛋白(如干扰素、细胞活素等)的刺激,随后会产生一系列的症状,如发热、流感样症状、疼痛等。严重感染者,病毒在体内大量增殖,许多器官(如肝脏、骨髓)都受到了影响,毛细血管的通透性增加,血管扩张充血,血液中的液体通过毛细血管大量渗漏,造成低血压,从而导致血液无法正常供应到重要器官。此外,病毒可导致骨髓细胞功能异常,使血小板大量减少,从而影响凝血功能,导致出血及其他并发症出现。

通常感染过登革热的人,第二次感染后重症登革发病的机会也有可能增加,流行病学也支持这一说法;所有 4 种血清型都可导致重症登革热,但是 2 型和 3 型常见。其机制有可能为第一次感染产生的抗体和二次感染的登革病毒形成复合物,与有 Fc 受体的细胞结合,增加了病毒的复制和进入细胞的机会,从而导致病毒血症和重症登革的发生。重症登革热的病理生理改变主要是血管通透性增加和血浆外漏,并伴有明显的毛细血管内皮细胞损伤。在退热期中,血浆大量渗出,血容量减少,血液浓缩,血压下降,最终导致休克。

二、流行病学

(一)传染源

目前确定的传染原有登革热患者、隐性感染者和登革病毒感染的非人灵长类动物以及携带病毒的媒介伊蚊。患者发病前一天以及发病后一周内为病毒血症期,在此期间患者的血清中存在大量的登革病毒,如此时蚊虫叮咬患者后再叮咬正常人,就可能传播登革病毒。部分隐性感染者或体温恢复正常的患者也有可能在蚊虫叮咬后传播登革病毒。

除了人类外,登革病毒的自然宿主还有灵长类(黑猩猩、长臂猿、猕猴),在森林循环中,灵长类动物就有可能通过传播媒介将病毒传染给人类。1931 年 Simmons 等学者首先证实登革病毒可经由猴子传播猴子或经由猴子传播给人。1984 年 Yuwono 等学者于马来西亚、越南、柬埔寨、印尼及菲律宾森林中的猕猴身上发现登革 4 型病毒抗体。

(二)传播途径

登革病毒的传播主要通过伊蚊的叮咬,人类或灵长类动物均有可能感染登革病毒。人群中通过蚊虫叮咬传播登革热,人与人通过日常接触、消化道及呼吸道均不会传播登革热。

(三)传播媒介

登革热的传播媒介主要为埃及伊蚊和白纹伊蚊,埃及伊蚊传播登革病毒的能力最强,白纹伊蚊次之。埃及伊蚊属的其他蚊类如盾纹伊蚊和黄斑伊蚊等,也有可能传播登革病毒,但是作用较为有效,传播效率较低。

(四)易感人群

目前国内人群普遍易感,任何年龄段均可发病,性别分别未见差异,但感染后仅有部分人出现临床症状,大部分人为隐性感染。登革病毒感染后,人体可对同种亚型病毒产生 1～5 年免疫力,但对不同种亚型病毒感染不能形成有效保护,若再次感染不同种亚型或多个不同血清型病毒,机体可能发生免疫反应,从而导致严重的临床表现,有可能出现登革出血热和登革热休克综合征。感染两种血清型登革病毒后,再次感染其他血清型登革病毒时,一般不再出现临床症状。

(五)流行特征

登革热流行于全球热带及亚热带地区,尤其是在东南亚、太平洋岛屿和加勒比海等100 多个国家和地区。近年来我国多地每年均有输入病例报告,广东、云南、福建、浙江、海南等南方省份可发生本地登革热流行。登革热主要发生在夏秋两季,感染者中居家待业和离退休人员较多。登革热发病通常表现出家庭集中式,当受感染的伊蚊叮咬家庭成员感染后,容易造成在家庭内部流行。当登革热入侵新的区域时,由于新地区的居民没有针对登革热的免疫力,常会在短时间内形成疫情的暴发。如未控制疫情的蔓延,可导致登革热传播至其他地区,随着各种交通工具传播至更远的区域,病例的发生以港口和机场城市居多,如在适合伊蚊生存的环境中,可造成新疫情的暴发。

三、临床表现

登革热是一种全身性疾病,临床表现复杂多样。国家卫计委在 2014 年制定了《登革热诊疗指南》用于登革热的诊断和治疗。登革病毒感染后的潜伏期一般为 3～15 天,即被蚊虫叮咬后 3～15 天内发病,多数为 5～8 天。登革病毒感染可表现为无症状隐性感染、非重症感染及重症感染等。典型的登革热病程分为三期,即急性发热期、极期和恢复期。根据病情严重程度,可将登革热分为登革热和登革出血热两种临床类型。

(一)登革热

(1)患者发热起病大多较急,体温迅速达 39 ℃,一般持续 2～7 天,热型多不规则,部分病例于第 3～5 天体温降至正常,1 天后又再升高,呈双峰热或鞍型热。儿童病例起病较缓,热度也较低。发病时常伴有头痛、背痛、肌肉关节疼痛、眼眶痛、眼球后痛等全身症状。可有感觉恶心、呕吐、腹痛、过敏、食欲缺乏、腹泻和便秘等消化道症状。常见面部和眼结膜充血，颈及上胸皮肤潮红。发热期可出现相对缓脉。

（2）皮疹于发病后 2～5 天出现，初见掌心、脚底或躯干及腹部，渐次延及颈和四肢，部分患者见于面部，可为斑丘疹、麻疹样皮疹、猩红热样皮疹、红斑疹，稍有刺痒，也有在发热最后 1 日或在热退后，于脚、腿背后、踝部、手腕背面、腋窝等处出现细小瘀斑，1～3 天内消退，短暂遗留棕色斑，一般与体温同时消退。

（3）出血于发病后 5～8 天，约半数病例由于血小板减少可出现不同部位、不同程度的出血，如鼻血、皮肤瘀点、胃肠道出血、咯血、血尿，女性可见阴道出血等。

（4）淋巴结肿大。全身淋巴结可有轻度肿大，伴轻触痛。

（5）其他可有肝肿大。病后患者常感虚弱无力，完全恢复常需数周。重型登革热于病程第 3～5 天，出现头痛、恶心、呕吐、意识障碍，呈脑膜脑炎表现或表现为消化道大出血和出血性休克。本型常因病情发展迅速，因中枢性呼吸衰竭和出血性休克而死亡。

（二）登革出血热

（1）休克一般发生于病程第 2～5 天，持续 12～24 小时，患者烦躁不安，四肢厥冷，面色苍白，皮肤出现花纹，体温下降，呼吸快而不规则，脉搏微弱，脉压进行性缩小，血压下降甚至测不出，病程中还可出现脑水肿，偶有昏迷。若不及时抢救，4～10 小时死亡。

（2）出血倾向严重，有鼻出血、皮肤瘀点、呕血、便血、咯血、血尿、阴道出血，甚至颅内出血等。

（三）主要临床症状

总结登革热的主要症状和体征主要有以下几点：
（1）突发高热，一般持续 3～7 天，体温可达 39℃ 以上；
（2）三痛，主要为剧烈头痛、眼眶痛、关节肌肉疼痛；
（3）皮肤可有麻疹样、猩红热样、白斑样、荨麻疹样等皮疹；
（4）束臂试验阳性或瘀点，皮肤、齿龈、鼻腔少量出血；
（5）乏力以及恶心、呕吐等消化道症状。

四、诊断

（一）临床诊断

根据患者的流行病学史、临床表现及实验室检查结果综合判断，可做出登革热的诊断。在流行病学史不详的情况下，根据患者临床表现、辅助检查和实验室检测结果做出诊断。

（1）疑似病例：符合以下条件之一者为疑似病例。

　　1）符合登革热临床表现，有流行病学史（发病前 14 天内到过登革热流行区，或工作、居住地周围 1 个月内有登革热病例发生），或有白细胞和血小板减少（低于 $100×10^9/L$）者。

　　2）无流行病学史，同时具备上述症状且具有皮疹或出血倾向（束臂试验阳性)者。

(2)临床诊断病例:符合登革热临床表现,有流行病学史,并有白细胞、血小板同时减少,单份血清登革病毒特异性 IgM 抗体阳性。

(3)确诊病例:疑似病例或临床诊断病例,急性期血清检测出 NS1 抗原或病毒核酸,或分离出登革病毒,或恢复期血清特异性 IgG 抗体滴度呈 4 倍以上升高。

(4)重症登革热的诊断与预警:确诊病例有下列情况之一者。

1)严重出血:皮下血肿、呕血、黑便、阴道流血、肉眼血尿、颅内出血等;

2)休克:心动过速、肢端湿冷、毛细血管充盈时间延长＞3 秒、脉搏细弱或测不到、脉压减小或血压测不到等;

3)严重的器官损害:肝脏损伤(ALT 和/或 AST ＞ 1000 IU/L)、ARDS、急性心肌炎、急性肾功能衰竭、脑病和脑炎等表现。

(二)重症登革热的预警

1. 高危人群

(1)二次感染患者;

(2)伴有糖尿病、高血压、冠心病、肝硬化、消化性溃疡、哮喘、慢阻肺、慢性肾功能不全等基础疾病者;

(3)老人或婴幼儿;

(4)肥胖或严重营养不良者;

(5)孕妇。

2. 临床指征

(1)退热后病情恶化;

(2)腹部剧痛;

(3)持续呕吐;

(4)血浆渗漏表现;

(5)嗜睡,烦躁;

(6)明显出血倾向;

(7)肝肿大＞2cm;

(8)少尿。

3. 实验室指征

(1)白细胞计数减少;

(2)血小板快速下降;

(3)HCT 升高。

(三)鉴别诊断

登革热的临床症状是全身性的,与多种疾病相似,普通登革热应与流感、麻疹、猩红热等相鉴别;登革出血热和登革休克综合征应与黄疸出血型的钩端螺旋体病、疟疾、败血症、流行性乙型脑炎、基孔肯雅热、黄热病等相鉴别。

（1）流感：无出血倾向及束臂试验阴性，血小板正常，皮疹较少见，咳嗽、鼻塞、咽痛、流涕等上呼吸道症状明显。

（2）麻疹：皮疹从面部开始且数量较多，Koplik斑是其特征。咳嗽、流涕、结膜炎等卡他症状。

（3）猩红热：急性咽喉炎，有明显的扁桃体炎症状出现，颌下淋巴结肿大，发热第二天出疹，白细胞显著增高。

（4）钩端螺旋体病：多有疫水接触史，腹股沟淋巴结肿大，腓肠肌压痛，黄疸，实验室血清学检测可确诊。

（5）疟疾：发热时采集外周血涂片染色查疟原虫可诊断，间歇性或不规则发热，可出现贫血、脾大、黄疸等症状。

（6）败血症/感染性休克：细菌感染常有原发性病灶，白细胞及中性粒细胞升高，血培养可有细菌生长，抗生素治疗有效。

（7）流行性乙型脑炎：出现中枢神经系统症状，高热、头痛、意识障碍、惊厥及病理反射征阳性，白细胞及中性粒细胞升高，重症患者出现脑水肿及颅内高压，可用特异性IgM抗体检测明确病因。

（8）基孔肯雅热：症状与登革热相似，但一般比登革热的临床症状要轻，且关节无红肿炎症，主要依靠实验室病原学或血清学检测鉴别。

（9）黄热病：目前亚洲没有发现，症状主要为发热、头痛、轻度蛋白尿，轻症患者可自愈，重症患者可出现大量蛋白尿、大量黑色呕吐物。鉴别主要通过实验室核酸或血清学检测。

第三节　登革热的实验室检测

一、登革病毒的分离培养

登革病毒血症可在发热前2～3天至初次感染开始后5天或再次感染后4天内检出，这段时间内患者的外周血、血清或血浆样本内都可分离出病毒。常用分离方法有敏感细胞培养分离、成年蚊虫胸腔接种分离和乳鼠脑内接种分离。

（一）蚊虫胸腔内接种

蚊虫胸腔内接种是敏感性最高的病毒分离方法。登革病毒四种血清型的病毒分离率在71.5%～84.2%之间。病程早期（前4天）的样本接种可获得更高的分离率，病程前4天样本接种后病毒分离率为85.3%，4天后分离率为65.4%。初次感染病人的病毒分离率（91.0%）高于再次感染者（77.6%）。

（二）乳鼠脑内接种

出生2～4天乳鼠脑内注射病人血清或血浆样本，每日观察，在死前取脑分离登革病毒。

(三)敏感细胞系培养分离

蚊虫和乳鼠脑内接种分离病毒对技术、安全性和可行性要求高,花费也高,故敏感细胞系培养分离更加常用。用于培养的敏感细胞常用蚊虫传代细胞系,如白纹伊蚊细胞 C6/36、伪盾伊蚊 AP-61、安波巨蚊 Tra-284、CLA-1 蚊虫细胞,或哺乳动物细胞 LLC-MKZ、幼仓鼠肾细胞 BHK21、Vero 细胞、Vero-E6 细胞。细胞培养分离法灵敏度只有约 40.5%,且有少数毒株可能不引起细胞病变,此类病例不能通过细胞接种的方法检出。

除直接用于诊断外,病毒分离法还为体外实验如基因测序、病毒中和及感染实验提供病毒。病毒分离法诊断登革病毒的优点是可靠,适用于感染早期的疾病监测,缺点是需要时间较长,因此病毒分离法目前已极少用于临床诊断。

二、血清学检测方法

感染登革病毒后的急性期后期,血清学检测是较好的方法。登革病毒的常用血清学检测方法包括血凝抑制试验(hemagglutination inhibition,HI)、中和试验(neutralization test,NT)、间接免疫荧光抗体试验(indirect immunofluorescence assay,IFA)、IgM/IgG 捕获 ELISA 法、补体结合试验、免疫斑点试验(dot immune-binding assay,DIBA)、免疫印迹和快速层析法。

(一)HI 试验

此试验敏感性高,重复性好,操作简便,检出率高于病毒分离法,曾是登革病毒血清学检验的金标准。此法优点是试验所需试剂配置方便,可根据血清滴度不同判断初次感染或二次感染,HI 滴度结果≥1:2560,则为二次感染,若<1:2560,则为初次感染。缺点是:(1)待检测的血清样本必须先经预处理以去除红细胞凝集的非特异性抑制剂;(2)准确的 HI 测试需要急性期和恢复期的血清样本,急性期和恢复期血清样本的滴度相差四倍或以上才能确诊近期感染;(3)此方法缺少特异性,不能区别登革病毒感染和其他相近种类的病毒感染,如乙型脑炎病毒、西尼罗河病毒,因此在其他黄热病毒也高发的地区使用受限。再加上易发生交叉反应并且不能区分登革病毒的血清型,现已逐渐被其他更加快速准确的方法所取代。

(二)空斑减少中和试验

空斑减少中和试验(plaque reduction neutralization,PRNT)可用于检测感染过登革病毒的患者的血清分型。基本方法是在不同稀释度的病人的血清中加入定量的病毒,接种到预先准备好的单层细胞培养数天,统计蚀斑数,计算该血清的蚀斑中和效价。最终滴定度是使蚀斑减少 50%~90% 的血清的最高稀释倍数。登革病毒初次感染者的血清能使蚀斑数减少 90%。二次感染和抗体依赖性增强实验中,PRNT 试验阳性反应中蚀斑减少 50%~70%。PRNT 是鉴别不同种类黄病毒的血清学检查金标准。传统 PRNT 法的缺点是耗时较长,需要活病毒,对操作人员技术要求高,且不能用于大量临床或流行病学样本的高通量分析。目前已有基于 PRNT 的改良法,运用伪病毒报告颗粒可有效检测登革病毒的四种血清型。

(三)IgM/IgG 捕获 ELISA 法

此法的基本过程是以人抗 IgM 或 IgG 包被酶标板,病毒抗体、病毒抗原、二抗和酶按顺序相互结合孵育,最后用分光光度计检测显色程度代表不同滴度。鼠脑来源的病毒血凝素抗原或细胞来源的病毒抗原都可作为病毒抗原使用,两者的敏感性和特异性并无显著差异。目前 IgM/IgG 捕获 ELISA 法是判断初次感染和再次感染的常用指标。

目前市场上已有多种商品化 ELISA 试剂盒可用于登革病毒抗体检测,特异性和敏感性也很不错。ELISA 法的优点是操作方便迅速,IgM-ELISA 可检测出近期感染,IgM 和 IgG 的吸光度比值可鉴别是初次还是二次感染。但 ELISA 法有两个缺点,一是血清中的风湿因子会影响登革病毒 IgM 的检测特异性,二是 ELISA 法用全部病毒抗原来检测登革特异性抗体,四个血清型之间易产生交叉反应。

(四)基于 NS1 抗原的检测方法

NS1 抗原是登革病毒的一种非结构糖蛋白,在登革热发病早期的血清中就出现 NS1 蛋白,早于 IgM 抗体,因此检测 NS1 抗原可缩短登革热检测的窗口期。近年来研究发现,从登革热患者体温升高开始到临床期结束,均可在患者血清中检测出登革病毒 NS1 蛋白,甚至在检测不到 RNA 或有 IgM 存在的情况下,也能检测到 NS1 蛋白。NS1 抗原检测已成为登革热实验室检测早期诊断的优选方法,国内外多个试剂厂家运用 ELISA、免疫层析等方法生产试剂盒用于检测 NS1 抗原。另外还有研究表明可以运用不同血清型的 NS1 单抗用于登革热分型诊断。

三、分子生物学检测方法

与传统的病毒分离法相比,分子生物学检测方法敏感性更高、更快速。在近十几年来发展十分迅速,有良好的应用前景。

(一)环介导等温扩增法

LAMP(loop-mediated isothermal amplification,LAMP)是一种等温扩增方法,利用链置换 DNA 聚合酶在等温条件(63℃左右)保温 30～60 分钟,即可完成核酸扩增反应。LAMP 的结果判断有多种方法,阳性产物电泳可见特殊的阶梯状条带,或者加入荧光染料观察荧光强度或者颜色改变判断是否为阳性反应,借助副产物焦磷酸镁沉淀离心后产生的白色沉淀,或者通过浊度仪实现定量。该方法适合基础条件较为薄弱的基层或者现场实验室,反应时间短,不需要特殊的仪器设备,肉眼可以观察结果,具有很强的实用性。LAMP 技术目前在国内外得到了广泛的推广及应用,RT-LAMP 法可用于登革病毒检测 。

(二)依赖核酸序列的扩增技术

NASBA(Nucleic acid sequence-based amplification,NASBA)是一种以 RNA 为

模板进行等温核酸扩增的方法,可用于登革病毒扩增。此法借助逆转录酶、核糖核酸酶H、RNA聚合酶和两对特异性引物实现。这种化学发光法,操作简便,灵敏度为98.5%,特异性为100%,可以检测样本中低于25空斑形成单位(plaque-forming unit,PFU)每毫升的登革病毒RNA,适合在登革爆发地区快速检测。

(三)转录介导的扩增方法

TMA(transcription mediated amplification,TMA)是目标序列单链RNA在逆转录酶作用下,以引物1为引导进行逆转录,形成RNA/DNA杂交双链分子,逆转录酶的RNA酶H活性将杂合链上的RNA降解以后,以引物2为引导合成双链DNA,由于在引物1上设计有T7启动子结合区,双链DNA在T7 RNA多聚酶作用下,转录出100~1000个目标RNA序列,这些RNA又可以作为模板进行下一个循环,整个反应是一个自催化过程。TMA检测DENV RNA在RT-PCR检测阴性的急性期血清样本中有80%的检出率,在RT-PCR检测阳性的急性期血清样本中检出率达100%,即总检出率达89%。

(四)PCR法

Real Time-PCR(RT-PCR)是目前快速诊断登革病毒的最好方法之一,灵敏度在58.9%~100%,检测阈在0.1~3.0PFU/mL。RT-PCR的定量使用荧光色素实现,目前常用的有两种,即能与扩增DNA序列中特定寡核苷酸序列相结合的荧光探针如TaqMan探针和能在双链DNA中插入的特异荧光染料如SYBR green I。由于SYBR green I可结合到任何双链DNA上,包括引物二聚体和非特异性产物,影响目标产物的浓度检测,因此对引物要求较高。而TaqMan荧光探针杂交法只能在单管mRNA上使用,检测费用较贵。

RT-PCR引物来自登革病毒基因组的不同区域,可用于临床检测登革病毒及确定血清型。Lanciotti最早建立的两步法巢式RT-PCR中,两组与C/prM区对应的引物比较常用,包含用于第一轮扩增的外引物,以及鉴定4种血清型的特异性引物。经过两次PCR扩增,病毒基因组的信息量扩大,有助于提高检测的敏感性,方便检出病毒,同时还可鉴定具体的血清型以及分辨混合感染。

为降低样本交叉污染带来的假阳性,Harris等建立了一种单管复式RT-PCR法。此法的最低检测阈是DENV-1在1 PFU/mL,DENV-2是50PFU/mL,DENV-3是1PFU/mL,DENV-4是30PFU/mL。有研究证明一步法比两步法具有更高的检出率,值得在临床实验室推广。

目前RT-PCR法和其他方法联合应用诊断登革病毒越来越常见。如将一步法RT-PCR与单酶切-限制性片段长度多态性技术(Restriction fragment length polymorphism,RFLP)相结合可以更快速有效地鉴定登革病毒分型。Vorndam首先报道了RT-PCR/RFLP技术可鉴别DENV的地理亚群,但需要扩增整个病毒基因组。经Gaunt和Gould改进后,RT-PCR/RFLP法可鉴别90%的已知E基因序列的黄病毒。2012年Ortiz等建立了一种新的一步法RT-PCR与单酶RFLP法结合,只需24小时就可鉴别 DENV 的四种血清型、黄热病毒、西尼罗河病毒和圣路易斯脑炎,且特异性>95%。

由于 PCR 反应的引物、酶、缓冲液、反应条件、病毒的基因组靶区域和 PCR 仪都可能影响 PCR 结果,而各地的条件都不相同,因此很难界定哪一种分子学检测方法更好,需要结合本地的实际条件加以应用。各种分子生物学检测方法的标准尚未统一,需要进一步研究摸索,相关的分子生物学检测试剂盒也正在开发。

(五)生物传感器

生物传感器是生物诊断设备,既可定性也可定量检测,有快速、灵敏、特异性高的优点,如果能研制出便于携带、自动化程度高的商业化要求的试剂盒,那生物传感器将会有很好的应用前景。登革病毒生物传感器在 2000 年开始出现,并不断改进。

人类的基因组 DNA 可能会影响病毒 RNA 的选择,因此生物样本的纯化和化学修饰十分重要。微流体设备(芯片实验室)和基于一次性芯片的技术可用于样本预处理,然而考虑到场地要求、设备要求和资金能力,这些设备可能不完全适用于快速检测试验的基本要求。当前大多数 DENV 生物传感器类型为压电晶体生物传感器、光生物传感器和电化学生物传感器。

压电式传感器中,两种不同的单克隆抗体固定在一个压电式传感器上,它们之间是一个免疫芯片,传感器可探测糖蛋白 E 和 NS1 蛋白,还有使用分子印迹聚合物来识别登革 NS1 蛋白的抗原决定部位。这样的设计规避了合成单抗的使用,可获得较好的灵敏度和特异性。最近,芯片技术发展为通过互补的寡核苷酸特异性杂交进行逆转录 PCR,效果与 Real-Time PCR 相同。这项方法容易发生内源性和外源性互相干扰,因此对实验设备要求很高。

一种化学发光的光学纤维免疫传感器能与酶联免疫吸附法获得类似的 DENV 检测效果,并且灵敏度更高,或可用于无症状患者的检验。它的缺点是重复性差。其他利用光学途径的方法如磁珠、脂质体、报告探针等仍需要昂贵和复杂的分析仪器,复杂的数据处理或其他电子设备,花费多,设备不易携带,不易商业化。

第四节　登革热的治疗

目前对登革热的病原尚无确切特效的治疗措施,临床治疗的开展主要针对登革热出现的症状。登革热治疗原则是早发现、早诊断、早治疗、早防蚊隔离。重症登革热病例的早期识别和及时救治是降低病死率的关键。

一、普通登革热治疗

(一)一般治疗

(1)清淡饮食,卧床休息;

(2)防蚊隔离至退热及症状缓解,不宜过早下地活动,防止病情加重;

(3)监测生命体征、神志、血小板、电解质、HCT、液体入量、尿量等;对血小板明显下降者,进行动静脉穿刺时要防止出血、血肿发生;

(4)半流质饮食。

(二)对症治疗

1.控制体温

对高热患者宜先用物理降温,如冰敷、酒精拭浴,慎用止痛退热药物。对高热不退及毒血症状严重者,可短期应用小剂量肾上腺皮质激素,如口服泼尼松。

2.补充体液

对普通登革热患者,先口服补液,注意水、电解质与酸碱平衡。必要时应采用静脉补液,纠正脱水、低血钾和代谢性酸中毒,但应时刻警惕诱发脑水肿、颅内高压症、脑疝的可能性。通常采用生理盐水、乳酸林格液等等渗液,早期静脉补液可能会改善登革热发病的程度。

3.降低颅内压

对剧烈头痛、出现颅内高压症的病例应及时应用20%甘露醇注射液快速静脉滴注。同时静脉滴注地塞米松,有助于减轻脑水肿、降低颅内压。对呼吸中枢受抑制的患者,应及时应用人工呼吸机治疗。

二、重症患者治疗

根据 WHO 除一般治疗中提及的监测指标外,重症登革热病例还应动态监测电解质的变化。对出现严重血浆渗漏、休克、ARDS、严重出血或其他重要脏器功能障碍者应积极采取相应治疗措施。

(一)补液原则

补液是登革热治疗的关键,重症登革热补液原则是维持良好的组织器官灌注。同时应根据患者 HCT、血小板、电解质、尿量及血流动力学情况随时调整补液的种类和数量,在尿量达约 0.5 mL/(kg·h)的前提下,应控制静脉补液量。

(二)抗休克治疗

出现休克时应尽快进行液体复苏治疗,初始液体复苏以等渗液为主(如生理盐水等),对初始液体复苏无反应的休克或更严重的休克可加用胶体溶液(如白蛋白等)。同时积极纠正酸碱失衡。液体复苏治疗无法维持血压时,应使用血管活性药物;严重出血引起休克时,应及时输注红细胞或全血等。有条件可进行血流动力学监测并指导治疗。

(三)出血的治疗

(1)出血部位明确者,如严重鼻血给予局部止血,胃肠道出血者给予制酸药。尽量避免插胃管、尿管等侵入性诊断及治疗;

(2)严重出血者伴血红蛋白低于 7g/L,根据病情及时输注红细胞;

(3)严重出血伴血小板计数低于 $30 \times 10^9/L$,应及时输注血小板,临床输血(包括红细胞、血小板等)时要注意输血相关急性肺损伤(TRALI)和血小板无效输注等问题。

(四)重要脏器损害的治疗

1.急性心肌炎和急性心功能衰竭

应卧床休息,持续低中流量吸氧,保持大便通畅,限制静脉输液及输液速度。存在房性或室性早搏时,给予美托洛尔或胺碘酮等抗心律失常药物治疗。发生心衰时首先予利尿处理,保持每日液体负平衡在 500mL 至 800mL,其次每天给予口服单硝酸异山梨酯片 30mg 或 60mg。

2.脑病和脑炎

降温、吸氧,控制静脉输液量和输液速度。根据病情给予甘露醇或利尿剂静脉滴注以减轻脑水肿。脑炎患者可给予糖皮质激素减轻脑组织炎症和水肿。出现中枢性呼吸衰竭应及时给予辅助通气支持治疗。

3.急性肾功能衰竭

可参考急性肾损害标准进行分期,及时予以血液净化治疗。

4.肝衰竭

部分患者可发生严重肝损伤,如出现肝衰竭,按肝衰竭常规处理。

(五)其他治疗

预防并及时治疗各种并发症。

第五节 登革热的监测和控制

21 世纪以来,我国南方省份多次出现登革热疫情的暴发,2014 年广东省暴发了大陆地区规模最大的登革热疫情,导致上万人感染,出现登革热死亡病例。为了尽早发现登革热疫情,及时治疗登革热病例,防止登革热疫情的扩散,同时了解登革热的流行情况,对登革热进行有效的监测,2014 年国家卫计委发布了《登革热病例监测指南》和《登革热媒介伊蚊监测指南》。

一、登革热病例监测

根据我国《传染病防治法》的规定,登革热属于乙类传染病,需尽早发现登革热病例,及时控制登革热疫情,防止登革热的扩散,同时了解登革热的流行情况。

(一)监测的对象

监测对象包括登革热(DF)、登革出血热(DHF)和登革休克综合征(DSS)的疑似、临床诊断和实验室诊断病例。病例主要依据卫生部颁发的《登革热诊断标准》(WS216-2008)进行诊断。根据病例的流行病学史、临床症状及实验室检测结果进行综合判断分析。

(二)监测内容和方法

1.疫情报告

根据《传染病防治法实施细则》的要求,各级各类医疗机构、疾病预防控制机构、卫生检疫机构执行职务的医务人员在诊断登革热病例(疑似、临床或实验室诊断病例)后24小时内填写报告卡进行网络直报。不具备网络直报条件的应在诊断后24小时内寄出传染病报告卡,县级疾病预防控制机构收到传染病报告卡后立即进行网络直报。

2.实验室核实诊断

国内县级疾病预防控制机构承担登革热病例的实验室核实诊断。若县级疾病预防控制机构不具备相应的实验室检测能力,应将标本送往上级疾病预防控制机构进行检测。县级疾病预防控制机构获得登革热检测结果后应及时反馈给医疗机构,并督促其在网络直报系统的传染病报告卡中进行订正报告。

3.输入病例监测

根据登革热病例的来源可分为输入病例和本地病例。

输入病例包括境外输入病例和境内输入病例两类。境外输入病例指发病前14天内到过登革热流行的国家或地区的病例。境内输入病例是指发病前14天内离开本县区(现住址)、到过本县区外的境内登革热流行地区的病例。

本地病例指发病前14天内未离开本地(现住址)的登革热病例。

县级疾病预防控制机构在接到登革热病例报告后,应尽快调查了解病例是否为输入病例,若为输入病例,应在网络直报系统传染病报告卡的备注栏注明是境外输入还是境内输入,并注明国别或省份及地区。

4.疫情及病例调查

县级疾病预防控制机构利用调查表对登革热病例进行流行病学调查,并对病例的调查结果逐级上报。如发生3例及以上本地感染的登革热实验室诊断病例,即为发生登革热疫情。县级疾控机构需实时关注是否发生暴发疫情,若发现暴发疫情需通过突发公共卫生事件信息报告管理系统报告。

5.病例搜索

各地出现本地病例和流行季出现输入病例时必须开展病例搜索,也可根据风险评估和疫情控制需要适时开展。对于散发病例,以感染者住所或与其相邻的若干户、感染者的工作地点等活动场所为中心,参考伊蚊活动范围划定半径,1例感染者可划定多个区域,在区域内搜索病例。可根据城区或乡村不同建筑类型,推测伊蚊活动范围,适当扩大或缩小搜索半径。

对于输入病例,应详细追查其旅行史,重点在与其密切接触者中搜索。如病例发病前1天至发病后5天(病毒血症期)曾在本县区活动,还应在其生活、工作区域搜索可疑病例。若出现暴发疫情,则根据疫情调查结果,开展风险评估,确定搜索范围。

(三)信息反馈与利用

1.疫情反馈

各级疾病预防控制机构要及时将病例的发病、重症和死亡情况以及流行病学特征等疫情分析结果向上级疾病预防控制机构和同级卫生行政部门报告,并上传至网络直报系统,反馈给各医疗和疾病预防控制机构。

2.疫情通报

证实登革热疫情之后,县级疾病预防控制机构应通报相邻地区。当疫情出现扩散趋势,应向省级和国家疾病预防控制机构报告。对于境内输入病例,应通报病例感染地疾病预防控制机构。对于境外输入病例,应向出入境检验检疫机构等相关部门通报。

3.风险评估和沟通

每年登革热流行季来临前及流行高峰时,有伊蚊分布地区的省级疾病预防控制机构需分析病例监测数据,结合蚊媒监测数据及其他可能影响疫情的因素,开展风险评估,研判疫情趋势,提出防治措施建议,及时反馈给相关部门。同时,根据风险评估结果,面向群众做好宣传教育,提高防病意识,一旦出现可疑症状及时就诊。

二、传播媒介的监测和控制

(一)媒介的生活范围

伊蚊属中的埃及伊蚊和白纹伊蚊等是登革病毒传播的主要昆虫媒介,分布在北纬35°到南纬35°之间海拔低于1000米的地区。其中埃及伊蚊是登革热传播的最常见的昆虫媒介,通常生活在热带和亚热带地区,这种蚊子尤喜在田间吸食人血,地理范围跨越除南极洲以外的各大洲。最常见的第二种昆虫媒介为白纹伊蚊,在自然环境中对环境气候要求不高,通常生活在户外,在东南亚及印度洋地区较为普遍。这些蚊子吸食人类血液,大大增加了疾病传播的潜在风险。

在15到19世纪,通过非洲的奴隶贸易,登革热最主要的媒介埃及伊蚊走出非洲,从而扩散到全世界。目前昆虫媒介学家正在研究埃及伊蚊与白纹伊蚊的地理传播范围的变化,比如美国埃及伊蚊在东南沿海的复苏,它的生存范围最远已经扩大到属于北方地区的加利福尼亚南部三藩湾。在澳大利亚埃及伊蚊预计也将超出当前范围,目前从整个昆士兰州逐渐延伸到东北部地区。2012年在葡萄牙马德拉群岛发生登革热本地病例,归因于在20世纪90年代中期埃及伊蚊的入侵。同时白纹伊蚊的地理范围也不断扩张,在欧洲南部、美国南部的部分地区、非洲和澳大利亚,白纹伊蚊不断扩展其生存范围。我国埃及伊蚊主要分布在华南地区,如海南、广东、广西、福建、台湾等地,最近发现云南地区也开始出现埃及伊蚊。白纹伊蚊在我国分布很广,北起辽宁,南至海南均有白纹伊蚊的分布,白纹伊蚊也是我国大部分登革疫情暴发的主要传播媒介。

(二)媒介的生物习性

据研究报道季节与登革热的流行相关,但是季节的变化对登革病毒的影响至今仍未被全面了解。在某些地区,登革热病例的数量和降雨量成正比。降雨量和温度的变化对蚊子的生存有重要的影响。温度降低对蚊子的生存可能构成影响,进而影响登革病毒的传播。同时,降雨量和温度也会影响蚊子的繁殖能力。人类的生活习惯也是影响登革热传播的因素之一。王志光等在 1997 年至 1998 年在海南省原登革热流行区对埃及伊蚊和白纹伊蚊的滋生习性和季节消长进行了调查,调查结果发现埃及伊蚊喜滋生于室内水容器中,将卵产在人工盛水的容器中,生活在人类的周围,而对其他脊椎动物不存在这种情况。白纹伊蚊滋生于室外积水容器中;埃及伊蚊受温度的影响较大,白纹伊蚊主要受水分影响,在 36℃ 的条件下白纹伊蚊仍具有繁殖力,因此白纹伊蚊的活动范围更大,在种间竞争具有优势;不同区域和不同住宅区两种伊蚊种群密度随季节变化较为明显,密度高峰出现在雨季,旱季密度明显下降,季节温度的变化也影响登革热疫情,海南省 2 次登革热疫情都终止于秋末冬初;居民的生活习惯也影响蚊类的数量,如居民喜种植花草,室外储水容器较多且气候适宜的情况下,居民区中的蚊虫数量较多,反之则蚊虫的数量较少。

根据文献报道,这两种蚊类喜在白天叮咬人类,尤其是清晨和傍晚。雌性蚊子从登革热病人中吸食血液后,2~10 天登革病毒感染蚊的肠道,8~10 天病毒感染扩散到其他器官,如唾液腺,随后释放到唾液中,再次叮咬人类后传播登革病毒。蚊虫感染登革病毒似乎未对蚊虫本身产生不利的影响。这两种蚊子具有很强的传播登革病毒的能力,据试验蚊媒只要接触过一次带病毒的液体,即有传播病毒的能力,且终生带毒,传染期最长者可达 174 天,还可经卵传播至下一代。

(三)媒介伊蚊的监测

伊蚊的密度是影响登革热传播的主要因素,在疫区成年雌蚊的密度与登革热发病正相关。为了了解登革热的传播媒介伊蚊的种群分布、密度、季节变化趋势,对登革热疫情风险的评估、预警提供数据,并在疫区动态监测伊蚊的密度,评估伊蚊控制措施采取的效果。

1.媒介伊蚊的监测方法

媒介伊蚊的监测方法主要有布雷图指数法、诱蚊诱卵器法和双层叠帐法,密度指标分别用布雷图指数(BI)、诱蚊诱卵器指数和叮咬指数来体现,前两种方法较为常用,具体可参见《登革热媒介伊蚊控制指南》。

2.常规监测

根据以往疫情严重程度及媒介伊蚊分布状况对全国省份进行分类,Ⅰ类地区为近年常有登革热暴发的省份,主要为广东、云南、广西、海南、福建、浙江;Ⅱ类地区为近年出现过本地病例或根据我国伊蚊分布情况,暴发风险相对较高的地区,如上海、重庆、江苏等地;Ⅲ类地区为近年有输入病例报告,且有媒介伊蚊分布,具有登革热暴发风险的地区,如北京、河北、山西等地。各监测点根据本地实际情况,选择布雷图指数法或诱蚊诱卵器法,并原则上长期使用同一种方法。Ⅰ类地区在登革热高风险区域的蚊虫活动季节,每月监测 2 次,间隔 10~15 天;Ⅱ类地区在蚊虫发生高峰季节(5—10 月)每月监测 1 次；Ⅲ类地区参照本指南于 6～9 月每月监测 1 次。

3. 数据收集、报告及利用

监测点有关疾控专人进行每月的媒介监测数据收集，并计算相关的监测指标，归档保存。各监测区县定期将当月监测数据上报省级疾控机构，再由省级疾控机构定期将本省各监测点数据上报国家疾控中心。

各级疾控机构对监测数据及时进行分析，并作为登革热风险评估的重要依据，于流行季节每月形成分析报告，反馈给相关部门和监测点。当发现伊蚊的密度指数大于 20 时，提示登革热发生的疫情较高，建议及时通知政府组织灭蚊工作。

(四) 媒介伊蚊的控制

发生登革热疫情时，喷洒灭蚊剂杀灭传播媒介是控制疫情流行的唯一手段。有登革热病例出现，并且发生登革热病例的核心区布雷图指数或诱蚊诱卵指数≥5，警戒区≥10，可启动应急控制机制，及时杀灭登革热传播媒介。

动员社会力量，开展爱国卫生运动，按照政府组织、属地管理、部门协作、全民参与的方针组织清除伊蚊滋生地和成蚊控制。通过各种宣传渠道，例如印制登革热卫生知识宣传册、海报，利用互联网、电视台、报纸、手机短信、电台等媒体向大众宣传关于防蚊灭蚊的知识和方法，动员群众积极参与防蚊灭蚊。

1. 防护措施

登革热疫区的居民和工作人员，应做好个人防护，如穿长袖长裤，使用防蚊剂，或在衣服上喷洒防蚊药水，避免被蚊虫叮咬。家庭提倡使用蚊帐、安装纱门纱窗等防蚊措施；可使用蚊香、气雾剂等家用卫生杀虫剂进行防蚊。登革热发生地区的医院病房也应安装纱门纱窗等防蚊设施，防止伊蚊叮咬病人传播登革热。

2. 滋生地处置

组织发动相关部门和群众，在专业人员技术指导下，清除各类蚊虫滋生地。伊蚊的滋生地主要有：室内外可积水的容器，如花盆、蓄水池、饮水缸等；楼房反梁及雨水沟、地下室集水井等；室外环境中的各种可积水的废弃垃圾容器、塑料薄膜、市政管道、树洞等等。

清除闲置无用积水，清除废弃的容器，暂时闲置的容器应当逐一翻转倒放。清除卫生死角和垃圾。清除绿化带和卫生死角的塑料薄膜、一次性塑料容器。管理饮用水或功能性容器积水。饮用水容器或功能性容器积水要求严密加盖，定期换水，种养水生植物的容器，可定期换水清洁容器；大型种植水生植物的缸、池，可放养食蚊鱼等。其他不能清除的积水，例如密闭市政管网的管道井、地下室或地下车库的集水井、建筑工地积水等，采取投放长效灭蚊蚴剂措施以防止蚊虫滋生。

3. 成蚊杀灭

成蚊杀灭应选择国家正式登记的卫生杀虫剂，室外成蚊杀灭以超低容量喷雾为主要措施，室内成蚊杀灭以滞留喷洒为主要措施，重点场所在滞留喷洒的同时还需要进行超低容量喷雾。同时应事先告知居民杀虫剂的作用和保护效果，并按要求及时撤离工作区域。将食物覆盖，移走宠物和观赏鱼类等。移动、覆盖或搬出家具，便于墙面喷药。施药结束应清洗施药器械，妥善保管。操作时注意个人防护措施，防止中毒。在室外也可采用灭蚊灯等物理防晒手段杀灭蚊虫。

第六节　疫苗

登革热的广泛流行已成为严重的公共卫生问题。为了有效控制登革热的蔓延，研制登革疫苗成为防治登革热的重要手段。由于登革病毒基因的复杂性，目前登革病毒疫苗仍处于研究阶段，仍然没有获得批准的登革病毒疫苗和特效药物。早在1920年就有研究者试图从感染登革病毒的埃及伊蚊中分离病毒，研制灭活登革病毒疫苗。世界卫生组织高度重视登革病毒疫苗的研究，大型国际疫苗制药企业也都启动了对登革病毒疫苗的研究。目前国内外学者通过病毒培养、基因转化表达蛋白和纯化技术等研发了多种类型的登革病毒疫苗，主要分为：减毒活疫苗（live，attenuated vaccine，LAV）、重组病毒疫苗、纯化灭活疫苗（purified，inactivated vaccine，PIV）、病毒样颗粒（virus-like particles，VLPs）、亚单位及重组蛋白疫苗和核酸疫苗。

登革病毒4种血清型中任意一种亚型病毒第一次感染人体后均可产生长期免疫记忆，并在2～3个月内对其他几种血清型病毒产生交叉保护。但若初次感染诱发中和抗体，中和抗体可与病毒结合，使病毒失去感染细胞的能力，同时也形成较多对异种血清型交叉反应的、非中和抗体，当再次感染异种血清型病毒后，这些抗体有可能会和病毒形成复合物，反而通过Fc受体进入靶细胞内，引起病毒大量增殖并导致严重的并发症，称抗体依赖性增强效应（Antibody-dependent enhancement，ADE）。为了避免ADE，理想的疫苗应为针对4种血清型的多价疫苗。

一、减毒活疫苗

减毒活疫苗是通过传代或基因重组等方法，削弱或去除野生病毒的致病能力而保留其在宿主体内增殖能力的一种疫苗形式。减毒活疫苗可表达野生病毒所显示的各种抗原，模拟野生病毒的感染过程从而激发机体的体液和细胞免疫应答。早期的登革病毒疫苗的研究主要为传代减毒活疫苗。

经过不断的传代，泰国的Mahidol大学筛选出登革病毒4种血清型的减毒株，配伍成两组四价疫苗，但在随后的临床试验中，发现该疫苗不能均衡地产生抗体，其中登革3型病毒在接种后在体内会形成减毒株和野毒株两种形式，抑制其他血清型病毒抗体的产生，甚至引起受试者全身不良反应，该疫苗已经停止试验。

美国Walter Reed陆军研究所（WRAIR）和葛兰素史克（GSK）在研发传统减毒活疫苗上取得了比较大的进展。将DENV在PDK细胞上连续传代，获得4种血清型的候选株。Ⅰ期临床试验中，部分受试者出现较强的副作用和免疫应答不均衡现象。在

Ⅱ期临床试验阶段，WRAIR改进了原来登革病毒减毒疫苗的配伍。结果表明新配方具有更高的血清抗体阳转率，诱导的免疫应答较为均衡。WRAIR在泰国的婴幼儿和儿童中进行Ⅰ/Ⅱ期临床试验。4种血清型在第2针免疫30天后均出现了较高的血清阳转率。1年后随访检测表明，登革2型血清阳性率仍在90％以上。目前WRAIR正在计划更大规模的Ⅲ期临床试验。

随着生物遗传技术的不断成熟，科学家推测在登革病毒基因中插入一段序列或者诱导基因位点突变，可干扰病毒的复制转录能力，减弱病毒的毒性，从而得到较强的免疫原性和较低的免疫反应性。但是目前病毒减毒和机体免疫之间的平衡还难以协调，有些突变株仍有可能重新变回野生株。加上ADE效应的影响，减毒活疫苗技术在登革热中的应用受到了巨大的阻力。

二、嵌合疫苗

嵌合疫苗是用病毒抗原基因取代其他疫苗或低毒的活病毒的载体基因而获得的疫苗。重组的疫苗以活病毒的形式递呈特异性的抗原诱发细胞免疫和体液免疫，从而起到抵抗病毒的作用。

黄热病毒疫苗17D株毒性低，安全有效，是理想的重组疫苗载体。多价登革疫苗以黄热病毒疫苗17D株为主体，采用基因重组技术，将登革病毒四种亚型的prM基因和E基因替换入17D株中，由此产生的减毒活疫苗有黄热疫苗17D株的活性，但是其外膜蛋白表达为四种登革病毒的E蛋白。赛诺菲巴斯德公司旗下的疫苗部研发的这种疫苗有望成为第一个获得批准的登革病毒疫苗。在Ⅲ期临床试验中，对登革热流行的亚洲和拉丁美洲10个国家的31000名参与者进行了调查，截至2014年11月，研究表明9～16岁的儿童和青少年在接种三剂该公司的登革病毒疫苗后，对抗登革热症状的有效率达60.8％，保护重症登革热的有效性达到95.5％，并减少了80.3％的住院风险。

美国的DENVax疫苗是基于登革2型病毒的减毒株生产的，嵌合入登革1/3/4型病毒的prM-E基因，构建重组质粒并开发出了三价嵌合减毒疫苗。该疫苗在单价的Ⅰ期试验中表现出较好的安全性，能够较好地诱导免疫应答，并且具有较长期的免疫保护作用。在Ⅰ期的临床试验中，结果显示89％以上的受试者产了中和抗体，2013年该疫苗在拉丁美洲和东南亚启动了Ⅱ期临床试验。DENVax疫苗只需间隔3个月用2针剂量，相对于3针剂量的疫苗，具有用药时间短的优势。

中国CDC开发了以乙脑病毒减毒活疫苗SA14-14-2为载体的单价登革2型病毒疫苗，将登革2型病毒的prM-E基因嵌合入乙脑病毒疫苗。SA14-14-2从1989年开始投放市场，长期使用证实该疫苗是安全可靠的。研发的该嵌合疫苗能够表达登革2型病毒的包膜蛋白，经小鼠实验，可产生血清中和抗体，并通过乳鼠神经毒力试验鉴定其安全性。该疫苗是中国自主研发的登革病毒疫苗，目前还在临床前研究阶段。

三、DNA疫苗

登革热的DNA疫苗是将登革病毒的prM-E基因或NS1基因作为靶基因转录入

真核表达载体中，整合入质粒，接种于试验动物，在试验动物体内表达靶基因蛋白，从而刺激免疫系统，产生免疫反应。DNA疫苗需要借助宿主细胞表达抗原才能有效产生免疫反应，难免存在体内摄取效率差、表达水平低的缺陷。同时此种疫苗由于其不具有感染性，不会产生多价疫苗不同血清型间因在体内增殖造成的互相干扰的现象。经有关研究表明，DNA疫苗能产生体液免疫，也能产生细胞免疫，导致细胞免疫的机理尚未深入研究，虽然诱导的中和抗体水平较低，但也能产生一定的保护作用。

目前登革热疫苗的研究已经取得了重大的进展，尤其以嵌合活疫苗的发展尤为迅速，从临床试验来看，产生免疫保护的效果也较为理想。但由于登革病毒基因的多态性，突变的速度很快，然而疫苗的研发需要长时间的试验，疫苗是否能够适应不断变化的登革病毒仍需要通过大量的试验来验证；同时疫苗也可能要根据病毒流行的变化不断调整接种的策略和配方，避免ADE效应也是未来多价登革热疫苗仍需克服的问题，从而达到能够产生持续保护并能减少不良反应的效果。

第七节　登革热的口岸防疫

登革热也是我国《国境卫生检疫法》中规定的口岸监测与疫情管理的虫媒传染病。由于东南亚地区一直以来即为登革热疫情的传统流行区，我国东南沿海、华南、西南地区与东南亚地区毗邻，人员货物交流来往频繁，且我国南方气温较高，雨水较多，与东南亚地区气候相似并存在登革热传播媒介，具有较高的登革热输入暴发的风险。目前没有特效疫苗和药物能对登革热加以控制，只能对人类的生活习惯加以干预，消除媒介的滋生条件，采用灭蚊剂和纱窗等对蚊虫进行防范。

近年来，在我国多地登革热输入性病例时有报道，如2001年广东阳江登革热疫情及2003年浙江慈溪登革热暴发等均为劳务人员从泰国务工后回国携带登革热病毒引起。根据数据统计报告，输入性病例仍是我国登革热发生的重要原因之一。及时发现输入性登革热病例，防止登革热疫情传入，口岸卫生检疫任重而道远。

一、口岸登革热检疫的监测对象

检验检疫机构负责国境口岸传染病的监测，监测对象为出入境人员，在口岸为出入境人员、国境口岸工作人员以及为国际交通工具和国境口岸提供服务的相关工作人员；口岸工作人员及居住在口岸周围的人员；出入境交通工具、运输设备、货物和邮包等。

二、疫情监测

(一)人群疫情监测

在机场、港口、陆地等口岸加强体温监测、医学巡查和健康申报的管理，与疫区接壤的陆路口岸或与疫区通航的机场与港口需重点关注。排查可疑病例，对出现特别是发热、头痛、肌肉和关节及骨骼痛、皮疹、"三红征"（即颜面潮红、颈红、胸背红）等症状者加强筛查和诊断，发现病人要做到早诊断、早报告、早隔离、早就地治疗，并做好登革热流行病学调查。同时对密切接触者进行公共卫生观察。

(二)媒介监测

口岸应对疫区来的交通工具及集装箱等查验灭蚊证书，如不能提供灭蚊证书，则应进行灭蚊卫生处理。对行李、货物和邮包等实施卫生监督，采集蚊虫样本进行鉴定，防止携带病毒的蚊虫扩散。

对口岸地区加强媒介的卫生监督，开展蚊类的本地调查，广东、广西、云南、福建可全年开展，其他口岸可在 6 到 10 月登革热高发期进行本地调查。重点对伊蚊的种群、分布、滋生环境、成蚊密度、幼虫指数、季节消长规律、带毒情况以及对杀虫剂的耐药性等进行调查。

(三)实验室检测

对疑似病例征得本人同意后，签署《采样知情同意书》后，可采集血液进行登革热快速检测，必要时送有能力的实验室进一步检测，对截获的蚊虫可进行核酸检测，必要时进行病毒培养。

三、疫情信息收集

检验检疫机构应与当地卫生疾控部门建立疫情沟通机制，定期收集世界各地登革热疫情动态，发现口岸登革热病例，及时向属地疾病预防控制中心通报，对病例及时采取监控，防止发生登革热疫情。

四、疫情报告

一旦发现口岸登革热病例或登革热疑似病例，应逐级上报，并在 12 小时内通知国家主管部门，同时通知当地卫生主管部门，并填报《入出境人员登革热报告卡》。

五、预警与预防

当口岸伊蚊布雷图指数超过 20 时，应通知上级主管部门，根据疫情的实际情况进行分析，对疫情的传入或传出的风险进行评估，发布登革热疫情风险预警，并制定疫情控制方案。

控制蚊媒的密度，消灭蚊虫的滋生地，前往疫区时注重个人防护，加强健康教育、社会宣传，提高群众的防病防蚊的意识。加强部门之间的协作，如发生疫情时，与地方卫生部门相互配合，做好疫情信息沟通、及时报告和疫情处理工作。

参考文献

[1]秦成峰,高波. 登革热防治手册.北京:军事医学科学出版社,2014.

[2]张复春. 登革热的诊断与治疗.北京:人民卫生出版社,2014.

[3]熊益权,陈清. 1978~2014 年我国登革热的流行病学分析. J South Med Univ, 2014,34(12):1822-1825.

[4]王志光, 王善青, 小野雅司,等. 海南省埃及伊蚊与白纹伊蚊孳生习性与季节消长的调查. 中国热带医学,2005,5(2):230-233.

[5]辛志玲,邹钦.室内成蚊季节消长与登革热发病关系分析. 医学动物防制,1995,11(1):30-32.

[6]吴忠华,罗鹏,徐琦,等. 登革病毒检测技术研究进展. 生物技术通讯,2013,24(5):118-122.

[7]田秀君,赵高潮,乌姗娜,等. 登革疫苗研究进展. 中国热带医学,2010,10(12):1552-1555.

[8]蒙中秋. 全球登革热/登革出血热的流行态势及我国口岸监测管理. 中国热带医学,2005,5(7):1463-1468.

附　录

登革热诊疗指南

（2014 年第 2 版）

登革热是由登革病毒引起的急性传染病，主要通过埃及伊蚊或白纹伊蚊叮咬传播。

一、病原学

登革病毒属黄病毒科黄病毒属。登革病毒颗粒呈球形，直径 45～55nm。登革病毒共有 4 个血清型（DENV-1、DENV-2、DENV-3 和 DENV-4），4 种血清型均可感染人，其中 2 型重症率及病死率均高于其他型。

登革病毒对热敏感，56℃下 30 分钟可灭活，但在 4℃条件下其感染性可保持数周之久。超声波、紫外线、0.05％甲醛溶液、乳酸、高锰酸钾、龙胆紫等均可灭活病毒。病毒在 pH 7～9 时最为稳定，在 -70℃或冷冻干燥状态下可长期存活。

二、流行病学

（1）传染源：登革热患者、隐性感染者和被登革病毒感染的非人灵长类动物以及带毒的媒介伊蚊。

（2）传播途径：主要通过伊蚊叮咬传播。传播媒介主要为埃及伊蚊和白纹伊蚊。

（3）易感人群：人群普遍易感，但感染后仅有部分人发病。登革病毒感染后，人体可对同型病毒产生持久免疫力，但对异型病毒感染不能形成有效保护，若再次感染异型或多个不同血清型病毒，机体可能发生免疫反应，从而导致严重的临床表现。

（4）流行特征：登革热流行于全球热带及亚热带地区，尤其是在东南亚、太平洋岛屿和加勒比海等 100 多个国家和地区。我国各省均有输入病例报告，广东、云南、福建、浙江、海南等南方省份曾经发生本地登革热流行，主要发生在夏秋季，居家待业和离退休人员较多。

三、临床表现

登革热的潜伏期一般为 3～15 天，多数为 5～8 天。

登革病毒感染可表现为无症状隐性感染、非重症感染及重症感染等。登革热是一种全身性疾病，临床表现复杂多样。典型的登革热病程分为三期，即急性发热期、极期和恢复期。根据病情严重程度，可将登革热分为普通登革热和重症登革热两种临床类型。

(1)急性发热期。患者通常急性起病,首发症状为发热,可伴畏寒,24小时内体温可达40℃。部分病例发热3～5天后体温降至正常,1～3天后再度上升,称为双峰热型。发热时可伴头痛,全身肌肉、骨骼和关节疼痛,明显乏力,并可出现恶心、呕吐、腹痛、腹泻等胃肠道症状。

急性发热期一般持续2～7天,于病程第3～6天在颜面四肢出现充血性皮疹或点状出血疹。典型皮疹为见于四肢的针尖样出血点及"皮岛"样表现等。可出现不同程度的出血现象,如皮下出血、注射部位瘀点瘀斑、牙龈出血、鼻血及束臂试验阳性等。

(2)极期。部分患者高热持续不缓解,或退热后病情加重,可因毛细血管通透性增加导致明显的血浆渗漏。严重者可发生休克及其他重要脏器损伤等。

极期通常出现在病程的第3—8天。出现腹部剧痛、持续呕吐等重症预警指征往往提示极期的开始。

在血浆渗漏发生前,患者常常表现为进行性白细胞减少以及血小板计数迅速降低。不同患者血浆渗漏的程度差别很大,如球结膜水肿、心包积液、胸腔积液和腹水等。红细胞比容(hematocrit,HCT)升高的幅度常常反映血浆渗漏的严重程度。

如果血浆渗漏造成血浆容量严重缺乏,患者可发生休克。长时间休克患者可发生代谢性酸中毒、多器官功能障碍和弥散性血管内凝血。

少数患者没有明显的血浆渗漏表现,但仍可出现严重出血(如皮下血肿、消化道出血、阴道出血、颅内出血、咯血、肉眼血尿等)。

部分病例可出现胸闷、心悸、头晕、端坐呼吸、气促、呼吸困难、头痛、呕吐、嗜睡、烦躁、谵妄、抽搐、昏迷、行为异常、颈强直、腰痛、少尿或无尿、黄疸等严重脏器损害的表现。

(3)恢复期。极期后的2～3天,患者病情好转,胃肠道症状减轻,进入恢复期。部分患者可见针尖样出血点,下肢多见,可有皮肤瘙痒。白细胞计数开始上升,血小板计数逐渐恢复。

多数患者表现为普通登革热,可仅有发热期和恢复期。少数患者发展为重症登革热。

四、重症登革热的预警指征

(一)高危人群

(1)二次感染患者;

(2)伴有糖尿病、高血压、冠心病、肝硬化、消化性溃疡、哮喘、慢阻肺、慢性肾功能不全等基础疾病者;

(3)老人或婴幼儿;

(4)肥胖或严重营养不良者;

(5)孕妇。

（二）临床表现

（1）退热后病情恶化；

（2）腹部剧痛；

（3）持续呕吐；

（4）胸闷，心悸；

（5）嗜睡，烦躁；

（6）明显出血倾向；

（7）血浆渗漏征；

（8）肝肿大＞2 cm；

（9）少尿。

（三）实验室指征

（1）血小板计数低于 $50×10^9/L$；

（2）红细胞压积升高（较基础值升高 20％以上）。

五、并发症

可出现中毒性肝炎、心肌炎、输液过量、电解质及酸碱失衡、二重感染、急性血管内溶血等。

六、实验室检查

（1）血常规：白细胞总数减少，多数病例早期开始下降，病程第 4～5 天降至最低点，白细胞分类计数以中性粒细胞下降为主。多数病例有血小板减少，最低可降至 $10×10^9/L$ 以下。

（2）尿常规：可见少量蛋白、红细胞等，可有管型出现。

（3）血生化检查：超过半数的患者转氨酶、乳酸脱氢酶升高，部分患者 CK/CK-MB、BNP、肌钙蛋白、尿素氮和肌酐升高等。丙氨酸氨基转氨酶（ALT）和天门冬氨酸氨基转氨酶（AST）呈轻中度升高，少数患者总胆红素升高，血清白蛋白降低。部分患者可出现低钾血症等电解质紊乱；出凝血功能检查可见纤维蛋白原减少，凝血酶原时间和部分凝血活酶时间延长，重症病例的凝血因子 Ⅱ、Ⅴ、Ⅶ、Ⅸ和Ⅹ减少。

（4）病原学及血清学检测：可采集急性期及恢复期血液标本送检。有病原学检测条件的医疗机构应尽快检测，无病原学检测条件的医疗机构应留取标本送指定机构检测。

急性发热期可应用登革热抗原（NS1）检测及病毒核酸检测进行早期诊断，有条件可进行血清学分型和病毒分离。

初次感染患者，发病后 3～5 天可检出 IgM 抗体，发病 2 周后达到高峰，可维持 2～3 个月；发病 1 周后可检出 IgG 抗体，IgG 抗体可维持数年甚至终生；发病 1 周内，在患者血清中检出高水平特异性 IgG 抗体提示二次感染，也可结合捕获法检测的 IgM/IgG 抗体比值进行综合判断。

七、影像学检查

CT或胸片可发现一侧或双侧胸水,部分患者有间质性肺炎表现。B超可见肝脾肿大,重症患者还可表现胆囊壁一过性增厚,并出现心包、腹腔和盆腔积液表现。CT和核磁共振可发现脑水肿、颅内出血、皮下组织渗出等。

八、诊断与鉴别诊断

(一)登革热的诊断

根据流行病学史、临床表现及实验室检查结果,可做出登革热的诊断。在流行病学史不详的情况下,根据临床表现、辅助检查和实验室检测结果做出诊断。

(1)疑似病例:符合登革热临床表现,有流行病学史(发病前15天内到过登革热流行区,或居住地有登革热病例发生),或有白细胞和血小板减少者。

(2)临床诊断病例:符合登革热临床表现,有流行病学史,并有白细胞、血小板同时减少,单份血清登革病毒特异性IgM抗体阳性。

(3)确诊病例:疑似病例或临床诊断病例,急性期血清检测出NS1抗原或病毒核酸,或分离出登革病毒或恢复期血清特异性IgG抗体滴度呈4倍以上升高。

(二)重症登革热的诊断

(1)严重出血:皮下血肿、呕血、黑便、阴道流血、肉眼血尿、颅内出血等;

(2)休克:心动过速、肢端湿冷、毛细血管充盈时间延长>3秒、脉搏细弱或测不到、脉压差减小或血压测不到等;

(3)严重的器官损害:肝脏损伤(ALT和/或AST > 1000 IU/L)、ARDS、急性心肌炎、急性肾功能衰竭、脑病和脑炎等表现。

(三)鉴别诊断

登革热的临床表现多样,注意与下列疾病相鉴别。与发热伴出血疾病如基孔肯雅热、肾综合征出血热、发热伴血小板减少综合征等鉴别;与发热伴皮疹疾病如麻疹、荨麻疹、猩红热、流脑、斑疹伤寒、恙虫病等鉴别;有脑病表现的病例需与其他中枢神经系统感染相鉴别;白细胞及血小板减低明显者,需与血液系统疾病鉴别。

九、治疗

目前尚无特效的抗病毒治疗药物,主要采取支持及对症治疗措施。治疗原则是早发现、早诊断、早治疗、早防蚊隔离。重症病例的早期识别和及时救治是降低病死率的关键。重症登革热诊疗流程图见图2-1。

(一)一般治疗

(1)卧床休息,清淡饮食;

(2)防蚊隔离至退热及症状缓解,不宜过早下地活动,防止病情加重;

(3)监测神志、生命体征、液体入量、尿量、血小板、HCT、电解质等。对血小板明显下降者,进行动静脉穿刺时要防止出血、血肿发生。

(二)对症治疗

(1)退热:以物理降温为主,对出血症状明显的病人,避免采用酒精擦浴;解热镇痛类药物可能出现严重并发症,应谨慎使用;

(2)补液:口服补液为主,适当进流质食物,对频繁呕吐、进食困难或血压低的病人,应及时静脉输液;

(3)镇静止痛:可给予安定、颅痛定等对症处理。

(三)重症登革热的治疗

除一般治疗中提及的监测指标外,重症登革热病例还应动态监测电解质的变化。对出现严重血浆渗漏、休克、ARDS、严重出血或其他重要脏器功能障碍者应积极采取相应治疗措施。

1. 补液原则

重症登革热补液原则是维持良好的组织器官灌注。同时应根据患者 HCT、血小板、电解质、尿量及血流动力学情况随时调整补液的种类和数量,在尿量达到约 0.5 mL/(kg·h)的前提下,应控制静脉补液量。

2. 抗休克治疗

出现休克时应尽快进行液体复苏治疗,初始液体复苏以等渗晶体液为主(如生理盐水等),对初始液体复苏无反应的休克或更严重的休克可加用胶体溶液(如白蛋白等)。同时积极纠正酸碱失衡。液体复苏治疗无法维持血压时,应使用血管活性药物;严重出血引起休克时,应及时输注红细胞或全血等。有条件可进行血流动力学监测并指导治疗。

3. 出血的治疗

(1)出血部位明确者,如严重鼻血者给予局部止血,胃肠道出血者给予制酸药,尽量避免插胃管、尿管等侵入性诊断及治疗;

(2)严重出血者伴血红蛋白低于 7g/L,根据病情及时输注红细胞;

(3)严重出血伴血小板计数低于 $30×10^9$/L,应及时输注血小板。

临床输血(包括红细胞、血小板等)时要注意输血相关急性肺损伤(TRALI)和血小板无效输注等。

4. 重要脏器损害的治疗

(1)急性心肌炎和急性心功能衰竭

应卧床休息,持续低中流量吸氧,保持大便通畅,限制静脉输液及输液速度。存在房性或室性早搏时,给予倍他乐克或胺碘酮等抗心律失常药物治疗。发生心衰时首先予利尿处理,保持每日液体负平衡在 500mL 至 800mL,其次给予口服单硝酸异山梨酯片 30mg 或 60mg。

（2）脑病和脑炎

降温、吸氧，控制静脉输液量和输液速度。根据病情给予甘露醇或利尿剂静脉滴注以减轻脑水肿。脑炎患者可给予糖皮质激素减轻脑组织炎症和水肿。出现中枢性呼吸衰竭应及时给予辅助通气支持治疗。

（3）急性肾功能衰竭

可参考急性肾损害标准进行分期，及时予以血液净化治疗。

（4）肝衰竭

部分患者可发生严重肝损伤，如出现肝衰竭，按肝衰竭常规处理。

5.其他治疗

预防并及时治疗各种并发症。

十、中医药辨证论治方案

登革热病属于中医学的"瘟疫"范畴，可参照温病学"疫疹""湿温""暑温""伏暑"等病证辨证论治。

（一）急性发热期：湿热郁遏，卫气同病

临床表现：发病初期，发热，恶寒，无汗，乏力，倦怠，头痛、腰痛、肌肉疼痛，口渴，可见出血性皮疹，多伴恶心、干呕、纳差、腹泻，舌红，苔腻或厚，脉濡滑数。

治法：清暑化湿，解毒透邪。

参考方药：甘露消毒丹、达原饮等加减。

香薷	藿香	葛根	青蒿（后下）
羌活	白蔻仁	半夏	滑石（包煎）
赤芍	茵陈	草果	生甘草

用法：水煎服，日一剂。

加减：见皮疹者加紫草；口渴者加生地；发热明显者加柴胡。

中成药：藿香正气系列制剂等。

注射剂：可使用热毒宁、痰热清、清开灵、血必净注射液等。

（二）极期

1.毒瘀交结，扰营动血

临床表现：热退，或发热迁延，烦躁不寐，口渴，多见恶心、呕吐，可见鲜红色出血样皮疹，多伴鼻血，或牙龈出血，咯血、便血、尿血、阴道出血，舌红，苔黄欠津，脉洪大或沉细滑数。

治法：解毒化瘀，清营凉血

参考方药：清瘟败毒饮加减。

生石膏	生地	水牛角	金银花
黄连	黄芩	赤芍	茜草
丹皮	炒山栀	青蒿	生甘草

用法:水煎服,日一剂。

加减:神志昏迷、谵妄、抽搐者加用紫雪散、安宫牛黄丸、片仔癀等。

注射剂:热毒宁、痰热清、清开灵、血必净等注射液。

2.暑湿伤阳,气不摄血

临床表现:热退或发热迁延,乏力倦怠,皮疹隐隐,或见暗色瘀斑,或无皮疹,多伴鼻血,或牙龈出血、咯血、便血、尿血、阴道出血,舌暗苔腻,脉细弱无力。

治法:温阳、益气、摄血。

参考方药:附子理中汤合黄土汤加减。

灶心黄土　　炮附子　　党参　　炮姜
黄芩　　荆芥炭　　炒白术　　炙甘草

用法:水煎服,日一剂。

注射剂:参附注射液、参麦注射液等。

(三)恢复期:余邪未尽,气阴两伤

临床表现:发病后期,多见乏力倦怠,恶心,纳差,口渴,大便不调,多见皮疹瘙痒,舌淡红,苔白腻,脉虚数。

治法:清热化湿,健脾和胃。

参考方药:竹叶石膏汤合生脉饮。

竹叶　　南沙参　　生薏米　　生山药
半夏　　芦根　　麦冬　　生稻麦芽
砂仁　　西洋参　　生甘草

用法:水煎服,日一剂。

十一、预后

登革热是一种自限性疾病,通常预后良好。影响预后的因素包括患者既往感染登革病毒史、年龄、基础疾病、并发症等。少数重症登革热病例可因重要脏器功能衰竭死亡。

十二、解除防蚊隔离标准

病程超过5天,并且热退24小时以上可解除。

十三、出院标准

登革热患者热退24小时以上同时临床症状缓解可予出院。

附件

重症登革热诊疗流程图

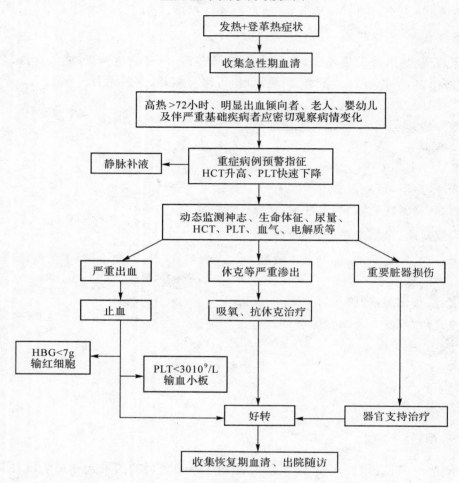

图 2-1　重症登革热诊疗流程

注:抗休克参照感染性休克治疗原则,血浆渗漏严重者可早期给予血浆或白蛋白等。
重症预警指征:热退后病情加重,出现腹痛、持续呕吐、明显渗出征、烦躁不安等表现。

第三章

流行性乙型脑炎

第一节　流行性乙型脑炎概述

流行性乙型脑炎（Japanese encephalitis，以下简称乙脑），是由乙脑病毒（*Japanese encephalitis virus*，JEV）引起，经蚊虫传播可以导致中枢神经系统损伤的一种急性传染病。乙型脑炎最先发现于日本，早在 1871 年日本就记录了首例乙型脑炎病例。半个世纪后，日本暴发乙型脑炎，病例超过 6000 人。随后的 1927 年、1934 年和 1935 年，日本再次暴发本病，并于 1934 年从病人脑组织中分离到病原，被证实为 JEV。因此国际上通常称乙脑病毒为"日本脑炎病毒"，所致疾病在日本称"日本乙型脑炎"。1943 年中国首次确认乙脑病例并从病例标本分离到乙脑病毒，而且 1950 年以来对该病进行了大量病原学和流行病学研究，为了与甲型脑炎相区别，将其定名为流行性乙型脑炎，简称乙脑，是我国夏秋季流行的主要传染病之一。乙脑的病死率和致残率高，是威胁人群特别是儿童健康的主要传染病之一。

根据世界卫生组织的最新统计，乙脑病毒每年至少造成全球 5 万例临床病例，其中多数为 10 岁以下儿童，导致约 1 万人死亡，另有约 1.5 万例病例留有长期的神经—精神性后遗症。乙脑主要流行于亚洲和大洋洲的 24 个国家和地区。大约 30 亿人口生活在乙脑流行区，受到乙脑病毒感染的威胁。乙脑已经成为国际公认的公共卫生问题，受到全世界极大关注。中国是乙脑流行区，夏秋季为发病高峰季节，流行地区分布与媒介蚊虫分布密切相关。自 1950 年乙脑被列为我国法定报告传染病至今的 60 余年间，全国共报告 200 余万例乙脑病例。在 20 世纪 60 年代和 70 年代初期乙脑在我国曾发生大流行，但 70 年代开始应用乙脑疫苗以来每年的发病率已明显下降，近年来维持在较低的发病水平。

第二节　流行性乙型脑炎病毒病原学

一、病毒对理化因素的抵抗力

乙脑病毒在外界环境中的抵抗力不强,常用消毒药如碘酊、来苏水、甲醛等都能将其迅速灭活。病毒对乙醚、氯仿和脱氧胆酸钠敏感,也对蛋白水解酶和脂肪水解酶敏感。对热抵抗力弱,56℃加热30min或100℃加热2min便被灭活。其存活时间又与稀释剂的种类和稀释程度有很大关系。例如在以脱脂乳为稀释剂时,于30℃放置120h后还有存活的病毒,但如以生理盐水稀释,则被迅速灭活;在10%正常灭活兔血清、10%的脱脂乳和0.5%乳白蛋白水解物等稀释剂中较为稳定。病毒的稀释度越高,病毒死亡越快。其最适pH值为8.5,在pH值为3～5条件下不稳定。病毒颗粒经蛋白酶处理后灭活,其表面突出物和血凝素也全部消失。

二、病毒的分子生物学特性

乙脑病毒为嗜神经病毒,属蚊媒病毒(parvovirus)乙组,与西尼罗河病毒(*West Nile virus*)、黄热病毒(*Yellow fever virus*)、登革病毒(*Dengue virus*)等同属于黄病毒科黄病毒属,是约70个黄病毒成员之一。JEV毒粒呈球形,二十面体对称,直径约40 nm,电子显微镜下可见内有衣壳蛋白(C)与核酸构成的核心,外披以含脂质的囊膜,表面有囊膜糖蛋白(E)刺突,即病毒血凝素,囊膜内尚有内膜蛋白(M)参与病毒的装配。

乙脑病毒是单股正链RNA病毒,基因组大小约10～11kb,含有1个大的开放阅读框架(ORF),自5′至3′端依次编码3400个氨基酸的多聚蛋白,编码产物通过裂解,加工形成约10个蛋白,包括3个结构蛋白(衣壳蛋白C、膜蛋白preM和囊膜糖蛋白E)和7个非结构蛋白(糖蛋白NS1和NS2a,蛋白酶协调因子NS2b,蛋白酶和螺旋酶NS3、NS4a和NS4b以及RNA依赖的RNA聚合酶NS5),在胞质粗面内质网装配成熟,出芽释放。

(一)JEV的结构蛋白

衣壳蛋白(C):衣壳蛋白分子质量14kD,由120个氨基酸组成。1/4为赖氨酸和精氨酸残基,这些带正电荷的碱性氨基酸在病毒RNA衣壳化时起中和负电荷的作用。该蛋白可使RNA免受RNA酶的分解和损伤。

内膜蛋白(M):分子量为8kD,由75个氨基酸残基组成。M参与病毒囊膜的构成,对维持E蛋白的结构十分必要。M蛋白为完全疏水,可在囊膜的脂质双层中与插入脂双层的E蛋白完全疏水性C端相互作用。

囊膜糖蛋白(E):主要结构蛋白,影响病毒毒力、病毒入侵能力和病毒的免疫原性。分子量为52kD,含有500个氨基酸残基,甘氨酸和丙氨酸含量最高。E蛋白中高甘露糖侧链的存在对病毒蛋白的抗原性有重要影响。E蛋白是主要的囊膜蛋白和毒力表面最重要的成分,它与病毒颗粒的吸附,渗透,致病和诱导宿主的免疫反应等密切相关。E 蛋白也是体外中和作用的主要靶位点、JEV 特异性抗体的作用位点,具有血凝活性和中和活性,能和血凝抑制抗体结合,在防止病毒感染中起重要作用。

(二)JEV 的非结构蛋白

病毒合成的酶或调节蛋白,与病毒复制和生物合成密切相关。

NS1 蛋白　分泌型糖蛋白,分子质量为 46kD。NS1 是一种与膜功能相关的糖蛋白,参与病毒复制的早期阶段。该蛋白可参与病毒组装和释放,有可溶性补体结合活性,无中和活性和血凝活性,比 E 蛋白诱导的保护力低。NS1 蛋白改变膜透性能力差,NS2B 最强,NS2A、NS4A 次之。

NS2a/2b 蛋白　NS2a 和 NS2b 为疏水性蛋白,与其他蛋白的加工成熟有关,分子质量分别为 17kD 和 13kD。NS2b 在病毒蛋白酶对 C-prM 上游调节过程中起了一定作用,其 C 末端有疏水区可调节 prM/E 分泌。蛋白 N 末端疏水区缺失影响调节信号酶切割和 prM/E 分泌。

NS3 蛋白　NS3 蛋白分子量 64kD,C 和 N 末端的氨基酸均有亲水基团。NS3 蛋白主要存在于 JEV 感染的细胞膜上。NS3 蛋白是一个具有蛋白酶和三磷酸核苷酸酶/螺旋酶活性的多功能蛋白,其蛋白酶水解活性必须依赖 NS2B。

NS4a/4b 蛋白　NS4a 分子量为 28kD,NS4b 分子量 14kD,二者均为疏水小分子蛋白,可能与膜结构有关。NS4a 在多聚蛋白前体水解发挥重要角色,而且 NS4a 在 NS5a 蛋白的成熟也发挥着重要作用。二者在 NS3 蛋白酶的作用下水解产生。

NS5 蛋白　NS5 蛋白分子质量 105 kD。NS5 蛋白是最大的保守蛋白,为碱性蛋白,具有 RNA 多聚酶的作用。

三、病毒毒力

根据感染途径的不同,乙脑病毒的毒力又可分为神经内毒力和神经外毒力。影响流行性乙型脑炎毒力的相关因素有很多,比如病毒与细胞受体的结合能力、病毒与细胞融合的速率、病毒 RNA 的合成速率等。乙脑病毒毒力的差异大多表现在神经外毒力的差异,脑内毒力差别不显著。实验研究发现自然界中存在神经外毒力不同的乙脑病毒毒株,根据不同乙脑病毒对成年鼠皮下致病力的不同,可以将乙脑病毒分为强毒株和弱毒株。

通过对减毒株和野毒株的比较研究发现影响乙脑病毒毒力的 7 个共有氨基酸突变位点,即 E138(Glu-Lys)、E176(Ile-Val)、E315(Ala-Val)、E439(Lys-Arg)、Ns2-63 (Glu-Asp)、NS3-105(Ala-Gly)、NS4B(Ile-Val),其中有 4 个位点集中在 E 基因区,其余变异位点分布在非结构基因,表明影响毒力的因素不仅限于 E 基因。其他一些突变位点属于非共同的氨基酸突变位点,分别分布在结构基因和非结构基因部位,但这些非共同的氨基酸突变位点是否对乙脑病毒毒力有影响尚需进一步研究。E138 和 E176 位点氨基酸变化可能改变了 E 蛋白对细胞受体的吸附性,或者引起该病毒不可穿透其他细胞,导致病毒毒力减弱,E138 和 E176 一起对乙脑病毒强毒株在连续性传代过程中毒力减弱起了关键作用,这 2 个位点上的氨基酸是决定乙脑病毒病原性的关键氨基酸，与乙脑病毒神经毒力密切相关。因此，利用 E 蛋白这一分子生物学特性，可以开发更有效、更廉价的乙脑疫苗。

E 蛋白是成熟病毒粒子表面的主要结构成分，具有重要的生物学功能，包括与病毒受体结合、毒力大小、诱导产生中和抗体等。在分子结构上，E 蛋白可分为 3 个结构域（Ⅰ—Ⅲ），其中结构域Ⅲ是诱导中和抗体产生的主要区域。根据 E 蛋白基因全序列的同源性，在进化关系上将 JEV 分为 5 个基因型（Ⅰ、Ⅱ、Ⅲ、Ⅳ和Ⅴ型），各基因型病毒差异性显著，且分布有一定的区域性。从基因型分布特点来看，1967 年至今，基因Ⅰ型 JEV 位于澳大利亚北部、柬埔寨北部、中国、印度、日本、韩国、老挝、马来西亚、泰国和越南；1951 年至 1999 年间，基因Ⅱ型 JEV 偶见于澳大利亚北部、印度尼西亚、韩国、马来西亚、巴布亚新几内亚和泰国南部；基因Ⅲ型 JEV 是引起乙脑流行的主要毒株，自 1935 年首次分离至今，该基因型毒株主要存在于中国、印度、印度尼西亚、日本、韩国、马来西亚、缅甸、尼泊尔、菲律宾、斯里兰卡、泰国、越南及俄罗斯；基因Ⅳ型 JEV 仅有 7 株，于 1980—1981 年间分离于印度尼西亚的蚊子；基因Ⅴ型 JEV 有 3 株，分别分离于马来西亚、中国和韩国。中国在 1979 年以前的 JEV 毒株均为基因Ⅲ型，1979—2000 年之间出现了基因Ⅰ型 JEV，2001 年以后的毒株为Ⅰ、Ⅲ型混杂存在，其中Ⅲ型仍为病毒的主要基因型。因为 E 蛋白具有血凝活性和中和活性，是病毒表面最重要的成分，它与病毒的吸附、穿入、致病和诱导宿主的免疫应答等作用紧密相关。因此 JEV 蛋白基因成为建立乙脑特异性血清学检测方法及核酸疫苗研究的目的基因。

第三节　流行性乙型脑炎的流行病学

一、流行特征

（一）地理分布

100 多年来，乙脑流行的主要地区为南亚、东南亚和东亚地区的水稻产区。但 20 世纪 90 年代以来，乙脑流行区域有所扩大，一些原来为非乙脑流行的国家或地区也发现乙脑流行。国际上曾认为华莱士线是地理区划的分界线，乙脑在该线以西和以北流行。但目前，乙脑向西传播到巴基斯坦南部，在印度西北和西南的 Kerala 和 Haryana 州也首次报道乙脑的流行；向东传播到西印度尼西亚群岛、新几内亚和澳大利亚北部。乙脑的分布区北起俄罗斯西伯利亚，南到澳大利亚，东到美国关岛，西到印度西海岸，流行区明显扩大。而在南亚和东南亚，每年有 30000～50000 例乙脑报道，由于疾病监测系统的不完善，可能还有相当数量病例漏报。这些病例中，25％～30％死亡，50％导致永久性中枢神经系统后遗症。

长期以来乙脑跨地区传播的机理未明，可能与风、鸟类迁徙等有关。1995 年，乙脑在托列斯海峡暴发，有研究认为原因与鸟类迁徙有关，鸟类携带乙脑病毒从印度尼西亚传播到新几内亚并通过托列斯海峡从一个岛传播到另一个岛，建立了一系列蚊—猪和蚊—鸟的传播循环模式。虽然存在三带喙库蚊、候鸟和蝙蝠携带乙脑病毒迁徙的可能性，但由于乙脑传播循环中牵涉到的鸟类大多迁徙的距离很短，且印度对不同地区乙脑病毒毒株指纹分析的研究还表明，不同地区分离到的病毒株是稳定的，没有发现地方毒株型的异地传播现象。因此，鸟类迁徙对乙脑病毒扩散的作用尚待进一步确认。有人认为澳大利亚发生的乙脑可能与风有关，飓风把感染乙脑病毒的蚊子吹越托列斯海峡带到澳大利亚大陆引起该地区乙脑暴发，风也可以使三带喙库蚊携带病毒在中国和日本形成乙脑地方性流行。

我国乙脑分布于除新疆、青海、西藏和东北北部外的省（区、市）。20 世纪 50—70 年代乙脑呈现周期性流行，病例主要分布在东部沿海地区，1971 年乙脑发病数高达 17 万例，是发病率最高的年份。20 世纪 70 年代后，由于大规模使用乙脑疫苗，乙脑发病率明显下降。近年来，乙脑报告发病率基本控制在 1/10 万以下，但局部地区时有暴发或流行，如 2003 年 5 月以来广东部分地区、广西桂平市发生乙脑疫情。北京、上海、浙江曾是历史上乙脑高水平流行地区，但目前乙脑发病率已降至很低水平，仅在个别省（如贵州省）发病率未明显下降，贵州省已成为 20 世纪 90 年代以来全国发病率最高的省（区、市）。

（二）季节分布

在温带地区，乙脑的流行发生在夏季，而在热带地区，乙脑终年散发，夏秋流行。在日本较大的流行发生在 6—9 月；在泰国北部较大的流行发生在 5—10 月，而在泰国的南部终年散发；尼泊尔在南部平原流行发生在 5—7 月，其北部平原是在 8—9 月；印度的北部流行发生于 7—12 月，在南部全年都有乙脑病例；菲律宾吕宋岛西部、巴拉望岛、民多罗岛的乙脑流行在 4—11 月，其他地方则终年散发，以当年的 4 月至来年的 1 月最为常见；中国乙脑主要发生在蚊虫频繁活动 18 天以后，7、8、9 月发病数占全年病例的 90%，华南地区流行高峰则为 6—7 月、华中地区 7—8 月、东北地区 8—9 月。这种在热带以及亚热带和温带不同的流行模式，可能与气温、雨量、蚊虫密切相关。在寒冷的地区，蚊子经过长时间的幼虫期和外部孵化期降低了乙脑传播率，气温还和病毒的毒力有一定关系。雨量则会影响蚊虫密度。

（三）人群分布

乙脑可发生于任何年龄，在未经流行的地区，发病无年龄差异，但在近年流行过的地区，发病主要集中在 10 岁以下的儿童，约占全部病例的 80% 以上，3～6 岁儿童发病率最高。这是由于成人大都隐性感染，已获稳固免疫力；1 岁以下的婴儿极少发病，是由于母体的抗体通过胎盘传递，其体内的免疫力可维持 3～6 个月。

已有研究显示乙脑病毒起源于亚洲的马来西亚和印度尼西亚地区，并通过候鸟的作用经三条传播路线由南向北传播。其中东部路线沿中国东部地区传向日本和韩国；中部路线通过中国大陆中部地区向北部延伸；西部路线传播到中国西部和印度等地。理论上乙脑病毒可以通过候鸟迁徙的欧亚路线继续向北传播，如通过东部路线向俄罗斯的东部继续传播，也可以通过中部路线向蒙古传播，但位于北纬 50°以北的俄罗斯东部地区平均海拔较低，并且西伯利亚地区气候寒冷，夏季时间短，年平均气温低，蚊虫种类和密度低,气候条件并不利于乙脑的流行。

二、流行模式

乙脑是人兽共患的自然疫源性疾病。

(一)传染源及储存宿主

猪是 JEV 的主要传染源和扩散宿主,在该病毒的传播和扩散中起着非常重要的作用,其他家畜和家禽在 JEV 的自然循环中也起一定的作用,但家畜和家禽在 JEV 越冬和长期保存中的作用非常有限。人被感染后仅发生短期病毒血症且血中病毒数量较少,故患者及隐性感染者作为传染源的意义不大。猪是我国数量最多的家畜,由于它对乙脑病毒的自然感染率高,而且每年因屠宰而种群更新快。因此,自然界总保持着大量的易感猪,构成猪→蚊→猪的传播环节。每年都有很多易感的幼猪,其感染了乙脑病毒后血中病毒含量多,传染性强,因此猪是主要传染源。乙脑病毒在人群中流行前 1~2 个月往往有猪乙脑病毒感染高峰期。因此,在人群出现流行前,检查猪的乙脑病毒感染率,就能预测当年乙脑在人群中的流行强度。

蚊感染病毒后,中肠细胞为最初复制部位,经病毒血症侵犯唾液腺和神经组织,并再次复制,终身带毒并可经卵传代,成为传播媒介和储存宿主。在热带和亚热带,蚊终年存在,蚊和动物宿主之间构成病毒持久循环。国内外的研究证明,三带喙库蚊、二带喙库蚊、环带库蚊、伪杂鳞库蚊、白纹伊蚊、东娜伊蚊和日本伊蚊具有成蚊带病毒越冬以及经卵传递 JEV 的能力,表明这些蚊虫同时具备 JEV 传播媒介和储存宿主的双重作用。在温带,鸟类是自然界中的重要贮存宿主。病毒每年或通过候鸟的迁徙而传入,或在流行区存活过冬。有关病毒越冬的方式为:①越冬蚊再感染鸟类,建立新的鸟—蚊—鸟循环。②病毒可在鸟、哺乳动物、节肢动物体潜伏越冬。实验表明,自然界中蚊与蝙蝠息息相关,蚊将乙脑病毒传给蝙蝠,受染蝙蝠在 10℃ 环境下,不产生病毒血症,可持续存在达 3 个月之久,当蝙蝠返回室温环境 3 天后,出现病毒血症,构成蚊—蝙蝠—蚊的循环。③冷血脊椎动物为冬季贮存宿主(如蛇、蛙、蜥蜴等),其体内可分离出病毒。

已报道从 30 余种不同的蚊体中分离出乙脑病毒,但主要传播蚊种是三带喙库蚊,其次是淡色库蚊和东方伊蚊等。另外,我国福建、广东等地区也从台湾蠛蠓和库蠓中分离到乙脑病毒,该种吸血节肢动物能否作为乙脑媒介,还待进一步证实。

(二)传播途径

乙脑主要经蚊虫叮咬及吸血传播。其传播媒介是生活在水稻田、沼泽地、水库、水沟里的雌性蚊虫。三带喙库蚊是主要的传播媒介。带乙脑病毒的蚊虫经叮咬将病毒传给人或动物。

传播媒介蚊子与猪、鸟等扩散宿主构成了乙脑病毒的自然循环圈。三带喙库蚊作为乙脑病毒的主要传播媒介,而水稻田则是三带喙库蚊幼虫偏爱的滋生地。因此,蚊虫密度、生猪养殖密度、水稻种植面积以及居民房舍离猪圈、稻田的距离等是影响乙脑病毒在当地流行传播的主要自然社会因素。

家畜和家禽在流行季节感染乙脑病毒，一般为隐性感染，但病毒在其体内可增殖，侵入血流，引起短暂的病毒血症，成为乙脑病毒的暂时贮存宿主，经蚊叮咬反复传播，成为人类的传染源。特别是当年生仔猪，对乙脑病毒易感，构成猪—蚊—猪的传播环节，故在人群流行前检查猪的病毒血症和蚊带毒率，可预测当年人群的流行程度，并通过猪的免疫预防，可控制本病在猪及人群中的流行。

（三）易感人群

人群对乙脑病毒普遍易感，但感染后出现典型乙脑症状的只占少数，多数呈隐性感染，其显性与隐性感染的比例为 1：1000～1：25。母亲传递的抗体对婴儿有一定的保护作用。乙脑患者大多数为 10 岁以下儿童，以 2～6 岁儿童发病率最高。近年由于儿童和青少年广泛接种乙脑疫苗，成人和老年人的发病率相对增加，但总的发病率有较大幅度的下降。病后免疫力强而持久，罕有二次发病者。

第四节　流行性乙型脑炎的临床诊断

一、乙型脑炎病理变化

当人体被带病毒的蚊虫叮咬后，病毒即进入血循环中。发病与否，一方面取决于病毒的毒力与数量，另一方面取决于机体的反应性及防御机能。当人体抗病能力强时，病毒即被消灭。如人体抵抗力降低，而感染病毒量大，毒力强时，病毒经血循环可突破血脑屏障侵入中枢神经系统，并在神经细胞内复制增殖，导致中枢神经系统广泛病变。带毒雌蚊叮咬人时，病毒随蚊虫唾液传入人体皮下。先在毛细血管内皮细胞及局部淋巴结等处的细胞中增殖，随后有少量病毒进入血流成为短暂的第一次病毒血症，此时病毒随血循环散布到肝、脾等处的细胞中继续增殖，一般不出现明显症状或只发生轻微的前驱症状。约经 4～7 日潜伏期后，在体内增殖的大量病毒，再侵入血流成为第二次病毒血症，引起发热、寒战及全身不适等症状，若不再继续发展者，即成为顿挫感染，数日后可自愈；但少数患者（0.1%）体内的病毒可通过血脑屏障进入脑内增殖，引起脑膜及脑组织发炎，造成神经元细胞变性坏死、毛细血管栓塞、淋巴细胞浸润，甚至出现局灶性坏死和脑组织软化。病变广泛存在于大脑及脊髓，但主要位于脑部，且一般以间脑、中脑等处病变为著，部位越低，病变越轻。肉眼观察可见软脑膜大小血管高度扩张与充血，脑的切面上可见灰质与白质中的血管高度充血、水肿，有时见粟粒或米粒大小的软化坏死灶。

显微镜下可见：

（1）血管病变。脑内血管扩张、充血、小血管内皮细胞肿胀、坏死、脱落。血管周围环状出血，重者有小动脉血栓形成及纤维蛋白沉着。血管周围有淋巴细胞和单核细胞浸润，可形成"血管套"。

（2）神经细胞变性、肿胀与坏死。神经细胞变性，胞核溶解，细胞质虎斑消失，重者呈大小不等点、片状神经细胞溶解坏死形成软化灶。坏死细胞周围常有小胶质细胞围绕并有中性粒细胞浸润形成噬神经细胞现象（neuronophagia）。脑实质肿胀。软化灶形成后可发生钙化或形成空洞。

（3）胶质细胞增生。主要是小胶质细胞增生，呈弥漫性或灶性分存在血管旁或坏死崩解的神经细胞附近。

二、乙型脑炎临床表现

潜伏期 4～21 天，一般为 10～14 天。

病毒初在单核-巨噬细胞内繁殖，再释放入血。多数人在感染后并不出现症状，但血液中抗体可升高，称之隐性感染；部分人出现轻度的呼吸道症状；极少数患者，病毒通过血脑屏障造成中枢神经系统病变，出现脑炎症状。

典型乙脑的临床表现，可分为四期。

（一）初期

病程第 1～3 天，体温在 1～2 日内升高到 38～39℃，伴头痛、神情倦怠和嗜睡、恶心、呕吐，颈抵抗。小儿可有呼吸道症状或腹泻。幼儿在高热时常伴有惊厥与抽搐。

（二）极期

病程第 4～10 天，进入极期后，突出表现为全身毒血症状及脑部损害症状。

1. 高热

高热是乙脑必有的表现。体温高达 39～40℃ 以上。轻者持续 3～5 天，一般7～10天，重者可达数周。热度越高，热程越长，则病情越重。

2. 意识障碍

大多数人在起病后 1～3 天出现不同程度的意识障碍，如嗜睡、昏迷。嗜睡常为乙脑早期特异性的表现。之后，出现明显意识障碍，由嗜睡至昏睡或昏迷，一般在 7～10天左右恢复正常，重者持续 1 个月以上。障碍时间越长则病情越重。

3. 惊厥或抽搐

惊厥或抽搐是乙脑严重症状之一。由于脑部病变部位与程度不同，可表现轻度的手、足、面部抽搐或惊厥，也可为全身性阵发性抽搐或全身强直性痉挛，持续数分钟至数十分钟不等。

4. 呼吸衰竭

呼吸衰竭是乙脑最为严重的症状，也是重要的死亡原因。主要是中枢性的呼吸衰竭，可由呼吸中枢损害、脑水肿、脑疝、低钠性脑病等原因引起。表现为呼吸表浅、节律不整、双吸气、叹息样呼吸、呼吸暂停、潮式呼吸以至呼吸停止。

中枢性呼吸衰竭可与外周性呼吸衰竭同时存在。外周性呼吸衰竭主要表现为呼吸困难、呼吸频率改变、呼吸动度减弱、发绀，但节律始终整齐。

高热、抽搐及呼吸衰竭是乙脑急性期的"三关"，常互为因果，相互影响，加重病情。

5.神经系统症状和体征

脑膜刺激征,较大儿童及成人均有不同程度的脑膜刺激征。婴儿多无此表现,但常有前囟隆起。若锥体束受损,常出现肢体痉挛性瘫痪、肌张力增强,巴宾斯基征阳性,少数人可呈软瘫;小脑及动眼神经受累时,可发生眼球震颤、瞳孔扩大或缩小,不等大,对光反应迟钝等;植物神经受损常有尿潴留、大小便失禁,浅反射减弱或消失,深反射亢进或消失。

6.其他

部分乙脑患者可发生循环衰竭,表现为血压下降,脉搏细速。偶有消化道出血。

多数病人在本期末体温下降,病情改善,进入恢复期。少数病人因严重并发症或脑部损害重而死于本期。

(三)恢复期

极期过后体温在2~5天内降至正常,昏迷转为清醒,多在2周左右痊愈,有的患者有一短期精神"呆滞阶段",以后言语、表情、运动及神经反射逐渐恢复正常。部分病人恢复较慢,需1~3个月以上。个别重症病人表现为低热、多汗、失语、瘫痪等。但经积极治疗,常可在6个月内恢复。

(四)后遗症期

约5%~20%重症病人在发病半年后仍有神经精神症状,称后遗症。其中以失语、瘫痪、扭转痉挛和精神失常较为常见。经积极治疗后,多渐可恢复。癫痫后遗症可持续终生。

根据病情轻重,乙脑临床类型分为4型:

1.轻型

患者神志始终清晰,有不同程度嗜睡,一般无抽搐,脑膜刺激征不明显。体温通常在38~39℃,多在一周内恢复,无恢复期症状。

2.中型(普通型)

有意识障碍如昏睡或浅昏迷。腹壁反射和提睾反射消失,偶有抽搐。体温常在40℃左右,病程约为10天,多无恢复期症状。

3.重型

神志昏迷,体温在40℃以上,有反射或持续性抽搐。深反射先消失后亢进,浅反射消失,病理反射强阳性,常有定位病变,可出现呼吸衰竭。病程多在2周以上,恢复期常有不同程度的精神异常及瘫痪表现,部分病人可有后遗症。

4.暴发型

少见。起病急骤,有高热或超高热,1~2天后迅速出现深昏迷并有反复强烈抽搐。如不积极抢救,可在短期内因中枢性呼吸衰竭而死亡。幸存者也常有严重后遗症。

乙脑临床类型以轻型和普通型居多,约占总病例数的2/3。流行初期重型多见,流行后期轻型多见。

并发症发生率约10%,以支气管肺炎最常见,发生率约为10%,多因昏迷患者呼吸道分泌物不易咳出,或应用人工呼吸器后引起。次为肺不张、败血症、尿路感染、褥疮等。重型病人要警惕应激性溃疡致上消化道大出血。

三、乙型脑炎实验室检查

(一)血象

白细胞计数一般在 $10\times10^9\sim20\times10^9/L$,病初中性粒细胞增至 80% 以上,核左移,嗜酸粒细胞可减少。随后,以淋巴细胞为主,部分患者血象始终正常。

(二)脑脊液检查

外观澄清或微浑,白细胞计数增加,多数在 $0.05\times10^9\sim0.5\times10^9/L$,个别病人可达 $1\times10^9/L$ 以上,在病初以中性粒细胞占多数,以后逐渐以淋巴细胞为多。蛋白稍增加,糖定量正常或偏高,氯化物正常。少数病例在病初脑脊液检查正常。脑脊液中免疫球蛋白的测定对鉴别诊断有帮助,如化脓性脑膜炎患者脑脊液中的 IgM 明显升高,结核性脑膜炎患者 IgA、IgG 升高显著,而病毒性脑膜炎患者在后期 IgG 可有升高。

(三)血清学检查

1. 特异性 IgM 抗体测定

方法有:IgM 抗体捕获酶联免疫吸附测定(ELISA);间接免疫荧光试验;二巯基乙醇(2ME)耐性试验。

特异性 IgM 抗体一般在病后 3~4 天即可出现,脑脊液中最早在病程第二天测到,两周达高峰,可作早期诊断。轻、中型乙脑病人检出率高(95.4%),重型及极重型病人中检出率较低。

(1)酶联免疫吸附试验(ELISA),用于测定血清中的乙脑 IgM 抗体,比较灵敏,特异性高。

(2)间接免疫荧光试验,发病初 1~2 天的血液或发热第 2~4 天的脑脊液及发热全程的脑室内的脑脊液,均可采用本法检测乙脑 IgM 抗体,方法快速,阳性率高,有早期诊断价值。

(3)二巯基乙醇(2ME)耐性试验,患者血清标本在 2ME 处理前、后分别作血凝抑制试验,如处理后血凝抑制抗体效价下降 1/2~3/4,表示特异性 IgM 已被 2ME 裂解,即为试验阳性。本法可在起病第 4~8 天呈阳性,且由于单份血清即有辅助价值,故可对乙脑进行早期诊断。

2. 其他抗体的检测

方法有:血凝抑制试验、补体结合试验、中和试验,均能检测到相应的特异性抗体,主要用于乙脑的流行病学调查。

(1)血凝抑制试验,可测定 IgM 抗体及 IgG 抗体,抗体出现较早,持续时间长,于第 2 周效价达高峰,敏感性高,方法简便快速,但试验要求严格,可出现假阳性。阳性率高于补体结合试验,可用于诊断和流行病学调查,但临床诊断需双份血清效价增长 4 倍以上可确诊,单份血清抗体效价 1：100 为可疑,1：320 可作诊断,1：640 可确诊。

（2）补体结合试验,补体结合抗体属特异性 IgG 抗体,出现较迟,常于病程第 3～4 周出现,无早期诊断价值,一般用作回顾性诊断。双份血清抗体效价有 4 倍或以上的增长即可诊断。若仅单份血清,1：2 为可疑,1：4 以上有助诊断。因抗体效价 5 个月后明显下降,持续时间不长,亦可用于当年隐性感染率的流行病学调查。

（3）中和试验,特异性较高,抗体出现较迟,于 2 个月时效价最高,可持续 5～15 年。方法复杂,仅用于人群免疫水平的流行病学调查,不用作诊断。此法特异性及敏感性均较高,抗体持续终生。一般用于流行病学调查。

（四）分子生物学方法

主要包括聚合酶链反应技术（Polymerase chain reaction,PCR）、逆转录-聚合酶链反应技术（RT-PCR）、套式—聚合酶链反应技术（Nested-PCR）以及最近几年刚刚兴起的环介导等温扩增技术。

1. 聚合酶链反应技术（PCR）

PCR 方法与血清学方法对比具有敏感性高,特异性强的特点,它可在几小时内将极微量的病原体基因扩增 $10^5 \sim 10^6$ 倍,所以可用于微量病原体的检测。

2. 逆转录—聚合酶链反应技术（RT-PCR）

RT-PCR 是以 RNA 为模板通过逆转录将 RNA 转变为 cDNA ,以它为模板进行 PCR 扩增。由于 RT-PCR 方法可快速准确地诊断乙脑病毒早期感染,可为治疗和预防提供依据。

3. 套式—聚合酶链反应技术（Nested-PCR）

Nested-PCR 是应用两对引物先后扩增靶片段的一种技术,用外引物第 1 次扩增,再用第 1 次扩增产物作模板,用内引物扩增。该方法特异性和敏感性较高。

4. 环介导等温扩增技术

环介导等温扩增是一种新的核酸扩增方法,此方法不需要昂贵的 PCR 仪等设备,所以可在基层机构和条件较差的现场应用,具有广阔应用前景。

（五）病毒分离

病初可取血清或脑脊液接种乳鼠以分离病毒,但阳性率较低。通常仅于死后尸检或以延髓穿刺取脑组织制成悬液,离心后取上清液接种乳鼠脑内,传代后作鉴定,可作回顾性诊断。

四、流行性乙型脑炎的诊断和鉴别诊断

（一）诊断

1. 流行病学资料

有明显的季节性,主要在 7～9 月这三个月内。患者起病前 1～3 周内,居住或去过

流行地区,在流行地区有蚊虫叮咬史;患者多为儿童及青少年,10 岁以下儿童多见;大多近期内无乙脑疫苗接种史。

2. 临床特点

突然发热、头痛、呕吐、意识障碍,且在 2~3 天内逐渐加重;早期常无明显体征,2~3 天后常见脑膜刺激征,幼儿出现前囟膨隆;查体腹壁反射、提睾反射消失;病理反射巴宾斯基征阳性;四肢肌张力增高等。重症病人可迅速出现昏迷、抽搐、吞咽困难及呼吸衰竭等表现;小儿常见凝视与惊厥。

3. 实验室检查

血象:WBC10×10^9~20×10^9/L,中性粒细胞达 80% 以上,血液和脑脊液乙脑 IgM 抗体阳性,急性期血清 IgG 抗体 4 倍及以上升高,血液和脑脊液病毒培养阳性,或 PCR 检出特异性核酸均可做出明确诊断。

(二)鉴别诊断

1. 中毒型菌痢

本病亦多见于夏秋季,儿童多发,病初胃肠症状出现前即可有高热及神经症状(昏迷、惊厥),故易与乙脑混淆。但本病早期即有休克,一般无脑膜刺激征,脑脊液无改变,大便或灌肠液可查见红细胞,脓细胞及吞噬细胞,培养有痢疾杆菌生长,可与乙脑相区别。

2. 化脓性脑膜炎

症状类似乙脑,但冬春季节多见,病情发展较速,重者病后 1~2 天内即可进入昏迷。早期即可见瘀点。肺炎、球菌脑膜炎、链球菌脑膜炎以及其他化脓性脑膜炎多见于幼儿,常先有或同时伴有肺炎、中耳炎、乳突炎、鼻窦炎或皮肤化脓病灶,而乙脑则无原发病灶。必要时可查脑脊液鉴别。

3. 结核性脑膜炎

少数结核性脑膜炎患者发病急,早期脑脊液检查变化轻微,在乙脑流行季节易误诊,但结脑病程长,有结核病灶或结核病接触史,结核菌素试验大多阳性。结脑脑脊液外观呈毛玻璃样,白细胞分类以淋巴细胞为主,糖及氯化物含量减低,蛋白可增加;放置后脑脊液出现薄膜,涂片可找到结核杆菌。

4. 流行性腮腺炎、脊髓灰质炎、柯萨奇及埃可病毒等所致中枢神经系统感染

这类病人脑脊液白细胞可在 0.05×10^9~0.5×10^9/L,但分类以淋巴细胞为主。部分流行性腮腺炎患者可先出现脑膜脑炎的症状,以后发生腮腺肿胀,鉴别时应注意询问流腮接触史。少数乙脑病人可有弛缓性瘫痪,易误诊为脊髓灰质炎,但后者并无意识障碍。柯萨奇病毒、埃可病毒、单纯疱疹病毒、水痘病毒等也可引起类似症状。应根据流行病学资料,临床特征及血清学检查加以区别。

5. 钩端螺旋体病

本病的脑膜炎型易与乙脑混淆,但多有疫水接触史,乏力、腓肠肌痛、结膜充血、腋

下或腹股沟淋巴结肿大,脑脊液变化轻微。可用血清学试验加以证实。

6.脑型疟疾

发病季节、地区及临床表现均与乙脑相似,但脑型疟疾热型较不规则;病初先有发冷、发热及出汗,然后出现脑部症状,还可有脾肿大及贫血。血片查找疟原虫可确诊。

第五节　流行性乙型脑炎的治疗

一、治疗原则

乙脑病情重,变化快,高热、抽搐、呼吸衰竭是本病的三个重要症状,目前尚无特效抗病毒治疗药物,早期可尝试用利巴韦林、干扰素等抗病毒药物。主要采取积极的对症和支持治疗,维持体内电解质和水的平衡,密切观察病情变化,及时控制高热、抽搐及呼吸衰竭,加强护理,降低病死率和减少后遗症的发生。

(一)一般治疗

病室应安静,对病人要尽量避免不必要的刺激。注意口腔及皮肤的清洁,防止发生褥疮。注意精神、意识、体温、呼吸、脉搏、血压生命体征以及瞳孔的变化。给予足够的营养及维生素。

(二)对症治疗

1.降温

使室温控制在 30℃以下,可采用室内放冰块、电风扇、空调等;物理降温可用 30％酒精擦浴,在腹股沟、腋下、颈部放置冰袋;也可用降温床或冷褥。药物降温可用对乙酰氨基酚痛片 0.5g,每 6 小时一次,也可用牛黄清心丸、柴胡注射液等中药。

上述方法效果不显时,可采用亚冬眠疗法,肌肉注射氯丙嗪及异丙嗪各 0.5~1mg/(kg·次),每 4~6 小时一次,同时加用物理降温,使体温降至 38℃左右。

2.惊厥或抽搐

应根据惊厥、抽搐的原因采取针对性措施。①多数抽搐者,降温后即可止惊。②呼吸道分泌物阻塞所致缺氧者,应及时吸痰、保持呼吸道通畅。③脑水肿或脑疝者,应立即采用脱水剂治疗。一般可用 20％甘露醇 1~1.5g/kg 静脉注射或快速静脉滴注。必要时气管切开。④脑实质炎症引起的抽搐可联合中西医治疗;给予镇静剂或亚冬眠疗法;频繁抽搐同时加用氢化可的松强力抗感染治疗。⑤低血钙引起的抽搐应及时静脉补充钙剂。⑥由脑性低血钠引起的抽搐可用 3％盐水静脉滴注。

3.呼吸衰竭的治疗

(1)保持呼吸道畅通,定时翻身拍背、吸痰、给予雾化吸入以稀释呼吸道分泌物。

(2)给氧,一般用鼻导管低流量给氧。

（3）气管切开，对有昏迷、反复抽搐、呼吸道分泌物堵塞而致发绀，肺部呼吸音减弱或消失，反复吸痰无效者，应及早气管切开。

（4）应用呼吸兴奋剂，在自主呼吸未完全停止时使用效果较佳，可用洛贝林、尼可刹米、哌甲酯等。

（5）应用血管扩张剂，近年报道认为用东莨菪碱、山莨菪碱有一定效果。前者成人 0.3～0.5mg/次，小儿 0.02～0.03mg/（kg·次），稀释后静注，20～30 分钟 1 次；后者成人 20mg/次，小儿 0.5～1mg/（kg·次），稀释后静注，15～30 分钟 1 次。

（6）应用脱水剂，脑水肿所致颅内高压是乙脑常见的征象，亦为昏迷、抽搐及中枢性呼吸衰竭的原因，并可形成脑疝，故应及时处理。其具体方法：20％甘露醇或 25％山梨醇，1～2g/kg 次，15～30 分钟静注，每 4～6 小时一次。有脑疝者可用 2～3g/kg。应用脱水疗法注意水与电解质平衡。

（7）必要时应用人工呼吸机。

4. 皮质激素

多用于中、重型病人，有抗炎、减轻脑水肿、解毒、退热等作用。氢化考的松 5～10mg/（kg·日）或地塞米松 10～20mg/日，儿童酌减。

5. 能量合剂

细胞色素 C、辅酶 A、三磷腺苷等药物有助脑组织代谢，可酌情应用。

6. 应用免疫增强剂

乙脑患者细胞免疫功能低下，近年虽有使用转移因子、免疫核糖核酸、乙脑疫苗、胸腺素等治疗者，但疗效尚不能肯定。

7. 恢复期及后遗症的处理

药物治疗如下。①28.75％谷氨酸钠注射液、谷氨酸片、烟酸等促进血管神经功能恢复。②兴奋不安者可用安定、氯氮或氯丙嗪。③有震颤或肌张力高者，可用苯海索、东莨菪碱或左旋多巴，亦可使用盐酸金刚烷胺。④肌张力低者，可用新斯的明。

二、预后

病死率 10％左右。轻型和普通型患者多能顺利恢复。但重型和暴发型患者的病死率高达 20％～50％。死亡病例多发生在极期，主要因中枢性呼吸衰竭所致。存活者会有程度不等的后遗症。

第六节　流行性乙型脑炎的预防

采取以灭蚊、防蚊和预防接种为主的综合性措施。

一、控制传染源

包括隔离病人至体温正常，但主要传染源是易感家畜，尤以幼猪为主，故对幼猪进行疫苗接种，减少猪群的病毒血症，能有效地控制人群乙脑的流行。

因为猪在 JEV 传播中发挥重要作用，猪不仅是 JEV 的扩增宿主，还是重要的传染源。猪对 JEV 非常易感，怀孕母猪感染能引起流产、死胎等，公猪感染引起睾丸炎，仔猪感染能引起神经症状并造成死亡。调查发现，经过蚊虫活跃的夏季后，我国一些地区未免疫猪的 JEV 抗体阳性率可上升至 96.88%。猪感染 JEV 可产生高病毒血症，血液中的病毒滴度可达 $10^{2.6}LD_{50}/0.03$ mL 或 $1.2×10^3$PFU/mL，持续时间可长达 4 天，为蚊虫吸血传播 JEV 提供了机会，在 JEV 的猪—蚊—人（猪）循环传播中发挥重要的作用，因此预防猪感染本病是防止人患乙型脑炎的重要措施。猪自然感染乙型脑炎流行高峰比人感染要早 3~4 周，因此应监测猪乙脑抗体水平，提前采取有效防治措施。

目前我国猪的乙型脑炎的预防主要用 P3 株灭活疫苗，但是需多次免疫且注射量较大，效果也不稳定，免疫效力不足。湖北省农科院研制的猪用弱毒活疫苗，虽然免疫效果好，但可能出现潜在的毒力变强、注射后排毒及母猪垂直传播等不安全因素。因此迫切需要研究有效的兽用乙脑疫苗。

二、切断传播途径

主要采取防蚊、灭蚊措施，包括灭越冬蚊和早春蚊，消灭蚊虫滋生地。三带喙库蚊是一种野生蚊种，主要滋生于稻田和其他浅地水中。成蚊活动范围较广，在野外栖息，偏嗜畜血。因此，灭蚊时应根据三带喙库蚊的生态学特点采取相应的措施，对成蚊可喷洒灭蚊剂。

三、保护易感人群

在乙脑已构成公共卫生问题的所有地区推广接种乙脑疫苗。在乙脑呈地方性流行的地区，最有效的免疫接种策略是对主要的目标人群（通过当地的流行病学资料确定）开展一次性的疫苗大规模接种，继而将乙脑疫苗纳入常规免疫接种规划。与单独使用其中的一种策略相比，这种方法可带来最大的公共卫生收益。

通过接种疫苗提高人群的特异性免疫力。目前，大规模使用的乙脑疫苗有三种：①Nakayama株或北京株纯化鼠脑灭活疫苗，主要由几个亚洲国家生产；②细胞培养的北京 P-3 株乙脑灭活疫苗；③细胞培养的 SA 14-14-2 株减毒活疫苗。鼠脑提纯乙脑疫苗的缺点有：诱导保护性免疫力的持续时间过短；需多剂次接种；对多数国家来说，每剂疫苗的价格相对较高。中国的灭活疫苗逐渐被减毒活疫苗取代。另有数种前景看好的候选乙脑疫苗正处于开发后期。减毒活疫苗主要是我国自主研制的乙脑 SA14-14-2株，1988 年批准使用，为目前唯一获得认可和推广使用的乙脑活疫苗。该疫苗具有接种针次少、副反应小、免疫原性高、免疫效果好等优点。我国已将乙脑疫苗纳入扩大国家免疫规划。因疫苗各自不同的特征、当地的流行病学情况和所推荐的其他儿童疫苗的程序的不同，三种已获批准并投入大规模使用的乙脑疫苗的免疫程序也各不相同。

在对 1～3 岁的儿童进行免疫接种时,鼠脑提纯乙脑疫苗通过以下接种程序可在整个儿童期提供充分的保护:第 1、2 剂为基础免疫,两剂次间隔四周;一年后加强免疫 1 剂,此后每隔 3 年接种一次,直至 10～15 岁。而如使用细胞培养的减毒活疫苗,只需要接种一剂作为基础免疫,隔一年后再接种 1 剂作为加强免疫,即可达到同等良好的儿童期保护效力。在某些地区观察到大龄儿童和成人在乙脑病例中所占的比例越来越高,突出显示了疫苗实现长期保护的重要性。

第七节　流行性乙型脑炎的监测

一、监测目的

世界卫生组织通过各缔约国流行病情报系统发现事件,进而核实事件,并对信息加以管理和传播,在必要时发出预警,分享技术专长,协调快速应对暴发疫情,并开展所需类型的应对工作以保护人群免遭无论何种起源和何时发生的流行病后果的影响。

乙脑监测目的主要是明确当地流行病学的特征,了解疫情趋势,测量疾病负担,确定高危地区和有无新的疾病活动地区,掌握乙脑疫苗接种情况和人群免疫水平;及时发现乙脑疫情,采取有效防治措施,控制疫情蔓延,降低发病率。

二、监测报告工作机制

传染病监测信息网络直报工作管理采取分级负责、属地管理的原则,各有关部门与机构在传染病信息报告管理工作中履行各自的职责(见图 3-1)。

三、监测病例定义

(一)疑似病例

蚊虫叮咬季节在乙脑流行地区居住或于发病前 25 天内曾到过乙脑流行地区,急性起病,发热、头痛、呕吐、嗜睡,有不同程度的意识障碍症状和体征的病例。

(二)临床诊断病例

疑似病例,同时实验室脑脊液检测呈非化脓性炎症改变,颅内压增高,脑脊液外观清亮,白细胞增高,多在 50×10^6～500×10^6/L,早期以多核细胞增高为主,后期以单核细胞增高为主,蛋白轻度增高,糖与氯化物正常。

(三)确诊病例

疑似或临床诊断基础上,病原学及血清学检测结果符合下述任一项的病例:

(1)1 个月内未接种过乙脑疫苗者,血或脑脊液中抗乙脑病毒 IgM 抗体阳性。

(2)恢复期血清中抗乙脑病毒 IgG 抗体或乙脑病毒中和抗体滴度比急性期有≥4 倍升高者,或急性期抗乙脑病毒 IgM／IgG 抗体阴性,恢复期阳性者。

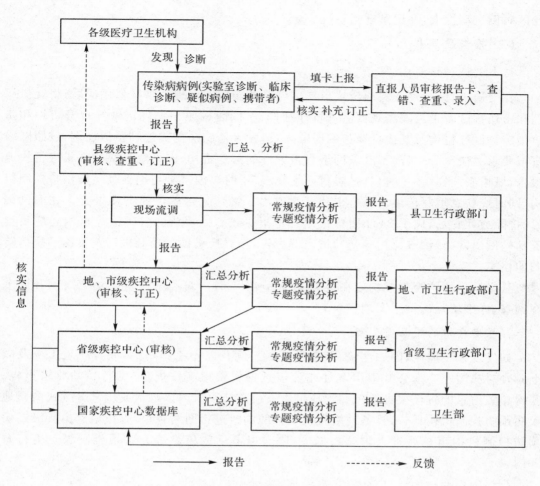

图 3-1　传染病信息报告管理工作职责

（3）在组织、血液或其他体液中通过直接免疫荧光或聚合酶链反应（PCR）检测到乙脑病毒抗原或特异性核酸。

（4）脑脊液、脑组织及血清中分离出乙脑病毒。

（四）排除病例

脑脊液呈非病毒性脑炎表现，或血清学实验阴性，或能够证实为其他疾病的疑似病例应排除乙脑诊断。

四、监测内容和方法

（一）主动监测和主动搜索

在蚊虫叮咬季节乙脑流行地区，对县级以上医疗机构开展乙脑病例的主动监测，到相关科室（传染病科门诊和内科或神经内科病房、儿科、病案室等）查阅门诊日志、出入院记录或病案，并记录监测结果。如发现漏报病例，应及时追踪并补报。

本年度出现乙脑病例的地区，应对病例所在地医疗机构开展病例搜索，必要时开展社区病例主动搜索,并记录搜索情况。

(二)报告及要求

1.个案报告及要求

在交通工具、检疫查验通道或口岸区域经初步排查发现乙脑疑似病例后,将疑似病例和密切接触者带至隔离观察室进行详细排查,同时按照相关规定做好自身防护和防蚊措施。医疗机构及其执行职务的医务人员,发现乙脑病例或乙脑疑似病例,按照网络直报要求尽快报告;对尚不具备网络直报条件的医疗机构,应采取最快的方式进行快速报告,城市必须在 12 小时以内,农村必须在 24 小时以内报至当地县级疾病预防控制机构,同时应认真填写传染病报告卡并及时寄出。责任报告单位或责任报告人在病例确诊、排除或死亡后,应于 24 小时内报出订正报告或死亡报告。各类医疗机构还应负责乙脑病例出院、转诊或死亡等转归情况的报告,县级疾病预防控制机构负责乙脑病例转归的核实。

县级疾病预防控制机构应在接到报告后 48 小时内对乙脑病例或疑似病例开展个案调查,详细填写病例个案调查表。

2.暴发疫情的报告及流程

如发现在 1 周内,同一乡镇、街道等发生 5 例及以上乙脑病例,或者死亡 1 例及以上时,应按《国家突发公共卫生事件相关信息报告管理工作规范(试行)》的要求报告。获得相关信息的责任报告单位和责任报告人应在 2 小时内以电话或传真等方式向属地疾病预防控制机构报告,具备网络直报条件的同时进行网络直报,直报信息由县级疾病预防控制机构审核后进入国家数据库,同时以电话或传真等方式报告同级卫生行政部门。

(三)流行病学调查

1.个案调查

应调查病人、疑似病人基本情况、临床表现、实验室检测结果、发病前 25 天内是否到过乙脑流行地区、蚊虫叮咬史、乙脑疫苗接种史等,认真填写《流行性乙型脑炎病例个案调查表》。

乙脑病例个案调查表于调查后及时录入数据库,并通过网络上报至中国疾病预防控制中心;并对传染病报告卡内容进行核实与订正,使乙脑个案调查与传染病报告卡内容基本信息一致。6 个月后进行病例随访调查,填写并录入原个案调查表,原始个案调查表由开展调查的疾病预防控制机构保存备查。

2.暴发疫情调查

(1)组织与准备

出现乙脑暴发疫情时,县级疾病预防控制机构应在接到疫情报告后及时(12 小时内)开展流行病学调查,对疫情进行核实、确定疫情波及范围,及时向同级卫生行政部门和上级疾病预防控制机构报告,实施相关控制措施。根据需要,可请求上级部门给予技术支持和指导。

按照预定相关应急调查计划、预案，调查单位应迅速成立现场调查组，调查组成员一般包括有关领导、流行病学工作者、临床医生、实验室工作人员及消杀灭其他相关人员。根据疫情的实际需要，携带必要的调查、取证、采样设备、防护用品、杀虫灭蚊药械和相关书籍、调查表格等。

（2）调查内容与方法

A. 收集背景资料

通过查阅资料、咨询当地相关部门等方法了解当地的人口资料（如最新的人口总数、年龄性别构成、流动人口数），生猪饲养情况、村（居）民居住及环境状况、居室防蚊条件、医疗机构及预防接种门诊分布情况等。

查阅既往 5 年乙脑监测资料、病原学监测资料以及免疫预防相关资料，包括：预防接种卡证建立情况、常规接种率报告、既往接种率调查结果、乙脑抗体水平监测资料、冷链系统监测资料、新生入托入学查验预防接种证漏种补种情况、流动人口儿童预防接种相关资料等。

B. 建立病例定义

根据疫情概况，结合诊断标准，限定发病时段、地点和人群，建立病例定义。一般来说，定义病例最好运用简单、容易应用和客观的方法。在病例定义时，有或没有实验室数据的均可接受。现场调查早期建议使用较为"宽松"的病例定义，以便发现更多可能的病例。

C. 主动搜索病例

在当地主要医疗机构和个体诊所采用查看门诊日志、住院病历等临床资料，入村入户调查等方式主动搜索高热、惊厥病人。对于搜索和报告的病例（包括疑似、临床和确诊病例）应及时开展流行病学调查和标本的采集。调查内容包括：病例基本情况、发病经过和就诊情况、临床表现、实验室检查、诊断和转归情况、居住环境、人口流动、个人暴露史、密切接触者情况等。

D. 资料收集

收集本次疫情中病人的症状、体征和实验室检测资料；查明本次疫情的分布情况，如年龄、性别、地址、职业、发病率、病死率、死亡率等，确定疫情发生的范围和流行特点；调查疫区人口资料、患者及居民居住环境、自然环境等流行因素；了解疫区猪及蚊虫等动物的种类、分布、密度及感染情况；调查人群免疫水平和感染状况等。

E 流行因素调查

①三间分布

时间分布：通过对发病时间的统计学描述，根据首发病例时间和潜伏期推算暴露时间，确定疫情的类型。

地区分布：通过描述发病的地区分布，看其是否有地区聚集性或波及多个地区，从而对疫点（疫区）的划分提供依据。

人群分布：分析不同特征人群中该病的分布，寻找病例与健康者的差异，提出病因假设及其他潜在的危险因素。分析病例的特征,如年龄、性别、疫苗接种史、种族或其他相关信息。

②建立假设并验证

根据现场调查、实验室检测结果、病例"三间分布"的特征,形成暴发疫情原因的初步假设,并通过进一步的流行病学研究分析加以验证。

(四)标本采集和实验室监测

实验室监测包括病原学监测、免疫水平监测等内容。标本运输和检测工作要严格遵守《病原微生物实验室生物安全管理条例》和《可感染人类的高致病性病原微生物菌(毒)种或样本运输管理规定》的规定。

1.标本采集

血清学检验所需标本主要为病人的血液和脑脊液以及动物宿主血液。而病毒分离所需标本主要有病人的血液、脑脊液及尸检标本。

(1)脑脊液:发病 1 周内采集 1~2mL 脑脊液,进行病毒培养分离、抗体检测和核酸检测。按医疗操作规程由医护人员采集。

(2)血液:抽取病人全血 2~4mL,进行抗体测定、病原培养分离、核酸检测。要求在发病 1 周内采集第 1 份血液标本,发病 3~4 周后采集第 2 份血液标本 2mL;若第 1 份血液标本/脑脊液标本实验室病原学检测阳性或乙脑特异性抗体 IgM 为阳性,可不采集第 2 份血液标本。

医疗机构要采集双份脑脊液和血液标本,其中 1 份供自行检测用,另 1 份供疾病预防控制机构检测。不能进行上述检测的医疗机构只需采集 1 份标本。

2.标本储存及运送

标本采集运输和检测工作要严格遵守《病原微生物实验室生物安全管理条例》和《可感染人类的高致病性病原微生物菌(毒)种或样本运输管理规定》的规定。

(1)专人负责保存及运送标本。

(2)详细填写标本送检表,同时将标本分装,0.5mL/管。

(3)需尽快送至上级单位,应采用冷藏装置(建议使用液氮运送)并在 24 小时内运达。若短期保存(3 天以内),则需冷冻(-20℃)保存。

(4)标本至实验室后,应尽快接种细胞进行病毒分离,若未能接种则标本需冷冻(≤-70℃和/或液氮)保存。

3.标本检测

应用间接免疫荧光方法、ELISA 法,检测血清中特异性 IgM、IgG。采用组织细胞培养法、新生乳鼠接种法等进行乙脑病毒分离,应用 RT-PCR 进行乙脑病毒特异性核酸检测。

第八节　流行性乙型脑炎的口岸防控

一、卫生检疫口岸的防控流程

国境卫生检疫机构作为传染病责任报告单位之一,已建立健全乙脑信息报告管理组织和制度,建立乙脑诊断、报告和登记制度。协助疾病预防控制机构开展传染病疫情的调查。其工作要求如下:

(1)责任报告人在首次诊断或发现乙脑病例、疑似病例、病原携带者时,应立即填写《传染病报告卡》(初次报告)并按规定时限和程序报告;诊断变更或因传染病死亡时,应立即填写《传染病报告卡》(订正报告),并按规定时限和程序报告。

(2)实行网络直报的卫生检疫机构的网络直报人员应及时检查报告卡,如发现填写不完整、不准确,或有错项、漏项,应及时通知报告人核对报告卡内容;而后将传染病报告卡信息及时、准确、完整地录入网络直报系统。

(3)暂无网络直报条件的医疗机构应在规定时限内,将传染病报告卡以最快方式报告属地有网络直报能力的乡镇卫生院、社区卫生服务中心或县(区)级疾病预防控制机构为其代报;同时,应对报出的报告卡进行登记,每月至少与代报单位核对1次,并签字确认。

(一)个案处置

(1)排除传染病感染可能的,给予健康建议、发放《就诊方便卡》,予以放行。

(2)怀疑为乙型脑炎等重点关注蚊媒传染病的疑似病例,填写《传染病报告卡》(初次报告)和《口岸传染病可疑病例流行病学调查表》。

(3)立即送指定医院进行进一步诊疗,同时上报上级机构,通报属地卫生行政部门。

(4)疑似病例离开隔离室时需采取防蚊措施。

(5)运输疑似病例的车辆,在运输前后分别实施灭蚊。

(二)口岸乙型脑炎染疫交通工具的隔离

1.染疫船舶的隔离

(1)将染疫船舶引至检疫锚地。

(2)将疑似病例居住的客舱及其污染场所划定为小隔离圈,除卫生处理人员外,其他人不得出入。

(3)以染疫船舶为中心,外周半径400m内,划定为大隔离圈,其范围内不得有陆地或其他船舶,未经检验检疫部门许可,不得进入圈内和搭靠染疫船舶上下人员,装卸货物、行李、邮包。

2.染疫航空器的隔离

(1)将航空器拖至与可容纳飞出蚊媒的建筑物有相当的距离,以防灭蚊时交通工具上的蚊子飞出寻求其他庇护场所。

(2)设置半径50m的隔离圈,未经检验检疫部门许可,严禁任何人上下航空器。

(三)染疫其他交通工具的隔离

参照染疫航空器的隔离。

(四)染疫口岸和船舶、飞机等交通工具的处置

主要是灭蚊,具体方法和考核标准参见表3-1《口岸蚊媒传染病染疫交通工具和场地灭蚊措施及考核标准》。

表3-1　口岸蚊媒传染病染疫交通工具和场地灭蚊措施及考核标准

灭蚊环境	有效灭蚊药物	药物施用方法	考核标准
航空器	C2%(氯菊酯2%) D2%(右旋苯醚菊酯2%) C2%+D2%	喷雾(例如波音707前后舱各150g,客舱300g,其他机型用药量可按舱内容积按比例增减)	客舱、货舱均不得发现活的成蚊
船舶	毒死蜱	11g/10000m² ～25g/10000 m²(杀蚊幼)	目测法:房间指数小于等于1;人工小时法:人工指数为0。
船舶	马拉硫磷	224g/10000 m²～1000g/10000 m²(杀蚊幼)	目测法:房间指数小于等于1;人工小时法:人工指数为0。
船舶	溴氰菊酯	0.01g/ m²～0.025g/ m²(室内滞留喷洒)	目测法:房间指数小于等于1;人工小时法:人工指数为0。
船舶	马拉硫磷	2g/ m²(室内滞留喷洒)	目测法:房间指数小于等于1;人工小时法:人工指数为0。
船舶	马拉硫磷	112g/10000 m～693g/10000 m²(室内气溶胶喷雾)	目测法:房间指数小于等于1;人工小时法:人工指数为0。
船舶	氯氰菊酯	1g/10000 m²～3g/10000 m²(室内气溶胶喷雾)	目测法:房间指数小于等于1;人工小时法:人工指数为0。
其他交通工具	可参照船舶或口岸环境执行。	可参照船舶或口岸环境执行。	参见船舶或口岸环境执行。
口岸环境	同本表中"船舶"项 马拉硫磷		应符合国境口岸医学媒介生物控制标准。
口岸环境	溴氰菊酯		应符合国境口岸医学媒介生物控制标准。
口岸环境	氟氯氰菊酯	1g/10000m²～2g/10000m²(冷雾) 2g/10000m²(热雾)	应符合国境口岸医学媒介生物控制标准。
口岸环境	生物苄呋菊酯	5g/10000m²	应符合国境口岸医学媒介生物控制标准。

二、乙型脑炎防控挑战

近年来,JEV出现流行区域扩大及其优势基因型毒株重新分布的趋势,对我国乃至全世界现行的JEV防控策略提出了挑战。

媒介昆虫和鸟类活动受气候变化影响。全球气候变暖,不仅可使蚊虫的寿命延长、繁殖加快、活动范围增加,还可改变鸟类的活动范围和迁移路线,从而可能将JEV传播到非疫区,改变JEV的流行区域。欧洲本来没有乙型脑炎流行。2012年,意大利研究人员在调查蚊子携带黄病毒情况时,从淡色库蚊(*Culex pipiens*)体内检出大小167 bp的JEV基因片段,与我国蝙蝠JEV分离株高度同源;1996—1997年,意大利学者在意大利鸟类中检测到JEV抗体和RNA,因此,研究人员推测水禽或野生水禽可能已将JEV传播到意大利,但目前为止尚未发现人畜病例。我国西藏曾是JEV的非疫区,这主要是因为海拔过高不利于 JEV 完成感染循环,自 1951 年以来,既无病例报告,也未从媒介昆虫中分离到病毒。然而,我国研究人员于 2011 年从西藏林芝地区的三带喙库蚊中分离到 JEV,血清学调查发现,人的中和抗体阳性率为 27.4%,猪 IgM 抗体阳性率达 33.3%,究其原因之一可能与全球气候变暖有关。

(一)流行的优势基因型改变,公共卫生风险未知

JEV 有 5 个基因型,即基因 Ⅰ、Ⅱ、Ⅲ、Ⅳ、Ⅴ 型。1949—1987 年间,我国流行的优势基因型是基因 Ⅲ 型 JEV。2001 年,我国首次从上海郊区猪场采集的蚊虫中分离到基因 Ⅰ 型 JEV,随后基因 Ⅰ 型 JEV 分离株所占比率逐年增加,目前我国呈现 JEV 基因 Ⅰ 型和 Ⅲ 型病毒共同流行状态,并正在形成以基因 Ⅰ 型为优势基因型的趋势。这种优势基因型从基因 Ⅲ 型向基因 Ⅰ 型转变的现象不仅发生在我国,日本、泰国等亚洲国家也同样存在。从致病性来看,基因 Ⅰ 型 JEV 同样可引起急性脑炎,基因 Ⅰ 型病毒对小鼠的致病力与基因 Ⅲ 型病毒没有明显差异。此外基因 Ⅴ 型 JEV 仅在 1952 年从病人脑组织中分离到 1 株,销声匿迹 57 年后,我国于 2009 年从三带喙库蚊中分离到基因 Ⅴ 型毒株,随后韩国也报道了从二带喙库蚊(*Culex bitaeniorhynchus*)中分离到基因 Ⅴ 型 JEV 的片段,目前,基因 Ⅴ 型 JEV 的信息仅限于此,今后的流行趋势尚不得而知。关于 JEV 优势基因型改变的原因尚不清楚。初步研究发现,基因 Ⅰ 型 JEV 在禽类细胞和蚊子细胞内的复制速度明显快于基因 Ⅲ 型病毒,这很可能加快了基因 Ⅰ 型病毒在蚊—禽—蚊间的循环速度,从而形成了优势种群。此外,中国、日本等国家采取疫苗免疫政策防控乙型脑炎,所使用的疫苗毒株均为基因 Ⅲ 型病毒,免疫压力作用也可能是其中的原因之一。无论是基因 Ⅰ 型病毒复制速度加快,还是免疫压力导致 JEV 优势基因型改变,其公共卫生风险尚不清楚,需要进行全面的监控和风险分析。

(二)基因 Ⅲ 型疫苗对基因 Ⅰ 型病毒的保护效果需要认真评价

目前,乙型脑炎疫苗有灭活苗(Nakayama 毒株和 P3 毒株)和弱毒苗(SA 14-14-2 毒株),制苗用毒株均为基因 Ⅲ 型 JEV。而我国 JEV 优势型正从基因 Ⅲ 型转变为基因 Ⅰ 型,这种优势基因型的转变对 JEV 疫苗的免疫保护效果的影响知之甚少。小鼠攻毒保护试验结果表明,基因 Ⅲ 型疫苗免疫的小鼠能够抵抗基因 Ⅰ 型病毒的攻击,基因 Ⅲ 型疫苗的人免疫血清可保护小鼠免受基因 Ⅰ 型病毒攻击,表明基因 Ⅲ 型疫苗对基因 Ⅰ 型病毒具有保护作用。然而,最近报道,接种基因 Ⅲ 型疫苗(Nakayama 毒株)的儿童的抗基因 Ⅰ 型 JEV 中和抗体水平明显低于抗基因 Ⅲ 型的中和抗体水平,而且持续时间短。类似的结果在猪体上也得到证实,使用基因 Ⅲ 型弱毒疫苗免疫猪 2 次,比较免疫猪的抗基因 Ⅰ 型和抗基因 Ⅲ 型 JEV 的中和抗体阳性率发现,不论是在初次免疫还是二次免疫后,免疫猪的抗基因 Ⅰ 型 JEV 的中和抗体阳性率显著低于抗基因 Ⅲ 型的中和抗体的阳性率。虽然没有进行攻毒保护试验,但上述结果暗示基因 Ⅲ 型疫苗对基因 Ⅰ 型病毒的保护效果在实验动物小鼠和自然宿主(人和猪)间可能存在差异,需要使用猪等自然宿主评价基因 Ⅲ 型疫苗对基因 Ⅰ 型病毒的保护效果。我国学者曾从接种 1 次基因 Ⅲ 型弱毒疫苗的 2 岁乙型脑炎患者中分离到基因 Ⅰ 型病毒,这也提示需要认真评价基因 Ⅲ 型

疫苗对基因Ⅰ型病毒的保护效果。

我国是乙型脑炎疫区，虽然人乙型脑炎得到良好的控制，发病率逐年下降，但是猪乙型脑炎防控并未取得实质进展。我国养猪业世界第一，2011年年末生猪存栏46767万头。除了繁殖种猪外，商品猪不接种JEV疫苗，经过夏秋蚊虫活跃季节后，我国许多地区猪的JEV感染率最高可升至100％；加之商品猪群更新速度快，持续提供易感群体，成为JEV的重要传染源，不仅给养猪业造成损失，还带来更多的公共卫生风险。近年来，全球气候变暖、JEV优势基因型改变等因素又给我国乙型脑炎现行的防控策略带来新的挑战，我国需要加强乙型脑炎防控的基础理论及其应用技术研究，监测全球气候变暖对JEV及其储存宿主、媒介昆虫的地理分布的影响，分析造成JEV优势基因型改变的病毒学、流行病学和生态学等方面的原因，重新评价基因型Ⅲ型疫苗的保护作用并研判基因Ⅰ型疫苗研发的必要性，做到未雨绸缪，将乙型脑炎的公共卫生风险降到最低。

参考文献

[1]蔡宝祥.我国流行性乙型脑炎研究近况.畜牧与兽医，2012，44(7)：1-5.
[2]陈柠，俞永新.中国流行性乙型脑炎病毒表型和基因型的研究进展.病毒学报，2013，29(4)：457-463.
[3]胡勇.流行性乙型脑炎的病原学和流行病学研究进展.疾病控制杂志，2005，9(6)：619-622.

第四章

基孔肯雅热

基孔肯雅热(Chikungunya fever,CHIK)是由基孔肯雅病毒(Chikungunya virus,CHIKV)引起,以伊蚊等为主要传播媒介,以发热、皮疹及关节疼痛为主要临床特征的急性传染病。

第一节 基孔肯雅热的历史

一、基孔肯雅病毒

(一)命名及起源

"基孔肯雅"一词是来自坦桑尼亚南部的土语,意为"弯曲",因该病患者常有关节剧烈疼痛,不得不采取弯腰曲背的强迫体位而得名。基孔肯雅病最早可追溯到 1779 年在印度尼西亚的流行。根据 David Bylon 当时在雅加达的报道,该病类似于流行性登革热的症状。但该病起病急骤并伴有关节剧烈疼痛,被认为很可能是"基孔肯雅热"。根据后来学者的报道,基孔肯雅热往往伴随登革热的流行或者发生登革热样综合征。自1950 年以来,该病在亚洲,尤其在东南亚地区均发生过流行。1953 年 Ross 等在乌干达1 例发热患者血中分离到 CHIKV,称这株病毒为 CHIK 的 Ross 株,同时也从伊蚊中分离到该病毒。

(二)基孔肯雅病毒的分型及基因组结构

CHIKV 属于披盖病毒科甲病毒属,其基因组为单链线形正股 RNA,长约 11.8 kb。其 5′端有帽状结构,3′末端有多聚腺苷酸序列,基因组 RNA 单独即可引起完整的复制周期。基因组可分为两个不同的区段,5′端前 2/3 部分编码 4 种非结构蛋白,称为非结构区;基因组 3′末端后 1/3 编码数种结构蛋白,称为结构区 171。靠近基因组 5′端前 2/3 含有 7600 个核苷酸,也称 49S RNA。根据蛋白质在基因组的排列顺序称为非结构蛋白 1~4(NSP1、NSP2、NSP3、NSP4)。基因组 3′末端后 1/3 部分含有 4100 个核苷酸,也称为亚基因组 RNA 或 26S mRNA,编码病毒结构蛋白:衣壳蛋白 C,外膜糖蛋白 E1、E2、E3,另外一个 6K 蛋白是 E2 蛋白在跨膜序列之后,含有 33 个氨基酸的信号肽序列。它的主要作用在于其 C 端含有转运 E1 的内部信号。6K 蛋白和 E1 的裂解也是由信号酶完成。

基因组保守序列:甲病毒基因组核酸序列中具有 4 个完全相同的区域,称为序列保守区,一般说来,在基因组序列愈保守,在功能上愈重要。目前认为,甲病毒保守序列在病毒复制过程中发挥启动子的作用,通过细胞内某种蛋白质结合在这些区域而促进 RNA 的复制。第一保守区:基因组 5′端帽状结构之后 44 个核苷酸,形成一个带柄的环状结构,具有启动子功能;第二保守区:紧接第一保守区,由 51 个核苷酸组成,其功能目前尚不清楚;第三保守区:在基因组 49S 与 26S mRNA 的接合部,由 24 个核苷酸组成,为 26S RNA 的转录启动子;第四保守区:在基因组 3′末端,其后多为多聚腺苷酸尾,由 19 个核苷酸组成,也称为 19 核苷酸保守区。据报道,以上 4 个保守区序列仅出现在甲病毒或甲病毒样病毒的基因组中,与其他种属病毒无任何同源性,因此这些保守序列成为鉴定甲病毒的依据。基因组 3′末端重复序列:在基因组 3′末端的核苷酸序列有一段长度在 40～60 碱基的重复序列,所有的甲病毒都有重复序列,但其重复序列的长度、碱基排列的顺序、重复序列之间的距离以及重复序列距终止密码子的距离都不相同,但相同病毒不同地理株的病毒却基本一致。因此,甲病毒基因组的 3′末端重复序列 HT 被作为甲病毒属内鉴定的根据。

分子流行病学研究显示,通过病毒 E1 基因组序列的系统发生分析可将 CHIK 病毒分为 3 个基因型:西非型、亚洲型、东非型/中非型/南非型。西非型包含了全部西非的分离株;亚洲型均为亚洲分离株;东、中、南部非洲的分离株构成了东非型/中非型/南非型。

(三)基孔肯雅病毒的致病性

2010 年法国巴斯德研究所报告,CHIKV 蛋白质 E1、E2、p62 等在病毒入侵机制中发挥着关键作用。首先,基孔肯雅病毒会在 E2 的帮助下附着在细胞膜上,然后被运送到核内体,核内体的酸性环境会激发 E1 的活性,在它的作用下,病毒与核内体融为一体,并趁机在细胞中释放核糖核酸,从而复制更多的病毒。在完成对一个细胞的感染后,病毒表面的蛋白质会重新组合,在 p62 的帮助下冲破酸性环境,寻找新的传播目标。病毒能够感染包括表皮细胞、内皮细胞、成纤维细胞和巨噬细胞等,病毒复制可诱发细胞病变和凋亡,诱导细胞凋亡也可能是病毒规避宿主免疫系统的机制。

二、基孔肯雅热的流行史

1952 年,基孔肯雅热首次在非洲坦桑尼亚南部尼瓦拉州暴发。基孔肯雅病毒最早是在 1953 年由 Ross 从一例坦桑尼亚发热患者血清中检测到。此病毒可能来自非洲灵长类动物,当时认为它是一种地方性动物病,在整个热带非洲流行,并可能从非洲传播至全球其他地方,在美洲和亚洲的热带地区也曾引起广泛流行。20 世纪 60 年代,病毒从非洲传播到东南亚地区:1958 年在乌干达,1960 年在刚果民主共和国,1961 年在津巴布韦,1962 年在泰国,1963 年在柬埔寨,1965 年在越南、马来群岛和印度,在印度马德拉斯发现了 30 万病例。1966 年在塞内加尔,在 1967 年在中国台湾地区,1969 年在尼日利亚,1970 年在南非和肯尼亚,1973 年在缅甸和印度尼西亚,1980 年在印度尼西亚和布隆迪,1982 年在布隆迪和加蓬,1983 年在巴基斯坦,1985—1986 年在菲律宾和美国,1987—1989 年在马拉维,1990 年在澳大利亚,1992 年在几内亚,1999—2000 年在中非共和国,2003 年在帝汶岛,2005 年在科摩罗岛、留尼汪岛、塞舌尔和毛里求斯,2006 年全球共发生 CHIK 患者大约 200 万例,从 2006 年 2 月至 2006 年 10 月 10 日,世卫组织东南亚区域办事处报告印度的 8 个邦/省中的 151 个县受到基孔肯雅热的影响。受影响的邦有安德拉邦、安达曼和尼科巴群岛、泰米尔纳德、卡纳塔克、马哈拉施特拉邦、古吉拉特邦、中央邦、喀拉拉邦和德里邦。该国报告的疑似病例数超过 125 万,其中752245 例来自卡纳塔克,258998 例来自马哈拉施特拉邦。在有些地区,报告的罹患率达 45%。疫区扩展到中国香港、马来西亚,这可能与新的流行区域不断出现有关。此外,大量的输入性病例在欧洲(英国、比利时、德国、捷克共和国、挪威、意大利、西班牙和法国)以及美国、加拿大、澳大利亚、我国台湾和香港等地相继被报道,这些都是自印度和印度洋岛屿返回的游客。2007 年,欧洲报告了首次传播,是意大利东北部的一次局部性暴发。这次疫情暴发记录了 197 例病例,确认了由白蚊伊蚊传播导致在欧洲暴发是完全有可能的。2008 年上半年,我国首次发现 2 例输入性基孔肯雅热病例,下半年再次在回国探亲的马来西亚籍华裔人员中发现 3 例输入性病例。2010 年 9 月,我国广东省东莞市发现 91 例基孔肯雅热疑似病例,并且从其中 15 例发热病例血标本中检测到 10 例基孔肯雅热病毒核酸阳性。根据此次疫情及病例的临床特征、流行病学调查及实验室检测结果,确定这是一起基孔肯雅热社区聚集性疫情。2013 年 12 月,法国法属圣马丁报告发生了 2 例本土基孔肯雅热实验室确诊病例。此后,在美洲地区超过 43 个国家和领地确认发生了本地传播。这是首次在美洲出现本土传播且具有文件记载的基孔肯雅热疫情。2014 年 10 月 21 日,法国《国际卫生条例》国家归口单位向世卫组织通报了在法国蒙彼利埃出现的 4 例基孔肯雅热本土感染病例。这些病例由法国国立虫媒病毒参比实验室于 2014 年 10 月 20 日作了确认检测。这是自 2010 年以来首次在法国发现基孔肯雅热本土传播情况。4 位基孔肯雅热感染病例发生在同一家庭,出现症状时间在 9 月 20 日和 10 月 12 日之间。这些病例住在蒙彼利埃,紧邻一位从喀麦隆输入的基孔肯雅热病例。出现症状前 15 天,病人没有在居住区之外的旅行史。截至 2015 年 1 月,加勒比岛屿、拉丁美洲国家和美国已记录发生 113.5 万多例基孔肯雅热疑似病例。该病在同期还造成了 176 例死亡。加拿大、墨西哥和美国还有输入病例记录。

第二节　基孔肯雅热的诊断

一、生物学特性及发病机制

(一)生物学特性

1.形态结构

基孔肯雅病毒(CHIKV)颗粒呈圆形或稍具多角形,平均直径为 $50\sim70nm$,它由糖蛋白外壳、双层类脂酸和包含 RNA 的核心三个基本成分构成。病毒颗粒表面的糖蛋白由 E1、E2 和 E3 蛋白构成,其外膜类脂含量很高;病毒基因组为不分节段的单股正链 RNA,相对分子质量为 4.3×10^{6},沉降系数为 46S,病毒 RNA 5′端有帽状结构,3′末端有多聚腺苷酸(polyA)尾巴序列,RNA 具有感染性和信使 RNA 的功能,并有翻译蛋白的活性。

2.抵抗力

基孔肯雅病毒可稳定存在于 pH7$\sim$8 的环境,但在酸性条件下则很快被灭活。不耐热、不耐酸,对 70％乙醇、1％次氯酸钠、脂溶剂、乙醚和过氧乙酸等消毒剂敏感,病毒在 56℃作用 30 分钟和紫外线照射下均可完全灭活。

3.培养特性

可在多种组织细胞中培养,能在 C6/36、BHK-21、BSC-1、Vero、Hela 细胞和原代地鼠肾细胞中增殖,可产生典型的细胞病变,并可产生蚀斑。C6/36 及 BHK-21 的 CPE 出现较早,一般在 $72\sim95$ 小时。C6/36 表现为细胞破碎、脱落和聚集等;BHK-21 和 Vero 细胞表现为细胞变圆、融合和破裂等。噬斑试验常采用 Vero、BHK-21、LLC-MK2、原代鸡胚和鸭胚细胞。用上述细胞分离病毒与从乳小白鼠分离病毒同样敏感。病毒对上皮细胞、内皮细胞、纤维细胞和巨噬细胞敏感,可在细胞中复制,但对血细胞如原代淋巴细胞、T 淋巴细胞、B 淋巴细胞及单核细胞等不敏感。

病毒接种 1 日龄$\sim$4 日龄乳小白鼠很敏感,潜伏期为 $2\sim4$ 天,乳鼠发病后表现出拒奶、侧卧、抽搐等脑炎症状致死。病毒可使 1 日龄幼猫、2 日龄大白兔和家兔发病或产生病毒血症。上述物种的成年动物对病毒不敏感,但接种病毒后产生病毒血症及抗体。

(二)发病机制

基孔肯雅热的发病机制目前尚不清楚,近年来的研究有如下看法。

1.病毒直接侵犯

人感染 CHIKV 后约 2 天即可发病,发病后第 $1\sim2$ 天是高病毒血症期,第 $3\sim4$ 天病毒载量开始下降,通常第 5 天消失。病毒通过其包膜上的 E1、E2 蛋白与巨噬细胞、上皮细胞、内皮细胞、成纤维细胞、室管壁膜细胞、小脑细胞等细胞上的受体结合,然后通过网格蛋白介导的细胞内吞作用进入细胞,并在细胞内复制,导致细胞坏死和凋亡。病毒还可通过胎盘感染胎儿,导致流产或胎儿死亡。动物实验证明病毒易侵犯新生小鼠的中枢神经系统、肝、脾及结缔组织。

2. 免疫机制

对临床发病数周后患者肌肉组织活检发现肌卫星细胞中存在病毒抗原,显示CHIKV 可能长期存在于感染者体内。病毒感染方式影响宿主的免疫应答,经蚊叮咬感染与经注射感染病毒诱发的免疫反应显著不同。在急性期,血清中病毒载量决定促炎症细胞因子的特异性表达模式,一些细胞因子浓度增高如白细胞介素 8(IL-8)、诱导蛋白-10(CXCL-10)和单核因子(MIG/CXCL9)等,细胞和组织破坏相关的临床症状可能和细胞因子的异常表达及细胞凋亡有关,与疾病的严重程度相关。在慢性期,IL-6和粒细胞巨噬细胞集落刺激因子水平和持续性关节病相关,同时 CD84-T 淋巴细胞缺失或失活导致细胞免疫缺陷可能是造成疾病迁延不愈的机制之一。抗体介导的免疫增强机制也可能存在于 CHIKV 感染过程。

人感染 CHIKV 后诱导机体产生中和抗体,一般情况下,发病后第 1 天出现 IgM 抗体,发病后第 2 天出现 IgG 抗体,IgM 可持续数周到 3 个月,大多数病人在发病第 5 天后都可以检测到 IgM 和 IgG 抗体,可获得较长时间的免疫,有的可获得终身免疫,抑制病毒胞外传播。基于病毒膜蛋白的病毒样颗粒和 DNA 疫苗能够诱导非人灵长类有效的体液和细胞免疫,诱导产生的抗血清能够保护免疫缺陷动物免受病毒感染。

二、流行病学

(一)传染源和贮存宿主

急性期病人、隐性感染者和携带病毒的非洲绿猴、狒狒、黑猩猩、红尾猴、长臂猴和蝙蝠等动物是本病的主要传染源。人和非人灵长类动物是 CHIKV 的主要宿主,牛、马、猪、兔、蝙蝠、某些啮齿动物和鸟类等多种动物也可作为 CHIKV 贮存宿主。

(二)传播媒介及传播途径

CHIKV 主要传播媒介有埃及伊蚊、白纹伊蚊、非洲伊蚊带叉—泰氏伊蚊、非洲曼蚊和棕翅曼蚊等。埃及伊蚊是家栖蚊种,幼虫主要滋生在户内和周边较洁净的容器积水中,一般在白天叮咬人,日出后 2 小时和日落前 2 小时为其活动高峰,是传播 CHIKV 能力最强的蚊种,分布于全世界热带地区。在亚洲,埃及伊蚊是主要传播媒介,在印度埃及伊蚊和白纹伊蚊都是传播媒介,但前者是主要传播媒介。埃及伊蚊在亚洲许多城市广泛分布,该蚊种与人类关系甚为密切,由该蚊种引起区域大暴发流行的风险不断增高。2004—2005 年东非和科摩罗的暴发与埃及伊蚊相关。除埃及伊蚊外,其他蚊种如白纹伊蚊和白点伊蚊等在流行地区密度也较高,并有传播媒介的能力。在我国,埃及伊蚊主要分布于台湾南部、海南岛及福建、广东和广西部分沿海地区。白纹伊蚊在全球的广泛分布,可能会将 CHIKV 带入许多新的地域,不断扩大其流行范围。近几十年来,来自亚洲的白纹伊蚊已在欧洲、美洲定居。白纹伊蚊生存能力很强,其繁殖场所呈多样性。白纹伊蚊在农村、城郊和城市公园生存下来。近年来,白纹伊蚊发生了基因突变,能携带病毒,成为跨区域传播主要蚊种。曾从坦桑尼亚的按蚊、致乏库蚊中分离到病毒。非洲伊蚊和带叉—泰氏伊蚊均为非洲野栖树冠蚊种,在丛林型疫源地循环中起重要作用,病毒能在蚊体内繁殖,并经卵传代。

疫源地的类型分为城市型和丛林型。城市型:急性期病人和隐性感染者为主要传染源,病毒以人—蚊—人的模式传播。丛林型:感染病毒的灵长类动物和其他野生动物为主要传染源,病毒以灵长类动物—蚊—灵长类动物模式循环。病毒在灵长类动物群中循环不息。丛林型疫源地只存在于非洲地区,啮齿类动物是否也参与病毒循环之中,有待进一步调查。基孔肯雅热也是一种自然疫源性疾病,在丛林型疫源地中,人只是偶然的宿主。

本病主要通过媒介伊蚊叮咬传播。

(三)易感动物及人群

动物试验表明,CHIKV易感宿主范围广,多种灵长类、啮齿类和家畜等对该病毒都有不同程度的易感性,接种后可发病或产生病毒血症。用含病毒的组织接种恒河猴可出现短期发热,接种非洲绿猴、帽猴、狒狒可产生高水平毒血症,但未观察到临床症状。用非洲株病毒接种牛、马、羊不引起病毒血症。1～4日龄小白鼠敏感,脑内、皮下或腹腔接种均可引起发病或死亡,潜伏期2～4天,呈急性脑炎,主要累及神经胶质细胞、外膜细胞和神经细胞。东南亚和非洲新分离的毒株接种乳鼠、田鼠和大白鼠可引起出血性肠炎。雏鸡、1日龄幼猫、2日龄大白鼠和家兔感染后均可产生病毒血症,并可从内脏分离到病毒。成年的上述动物敏感性低,但接种后可产生病毒血症及抗体。树鼩感染后可产生病毒血症及特异性抗体,病毒滴度较高,感染6天后开始产生血凝抑制抗体,30～40天达高峰,第60天仍维持较高水平;第10天后产生中和抗体,30天达高峰;补体结合抗体在第14天左右始产生,高水平抗体可持续30余天。

人对CHIKV普遍易感,任何年龄和不同性别人群均可感染发病,但新老疫区有差别。在新疫区或输入性流行区,所有年龄组均可发病;在非洲和东南亚老疫区或地方流行区,发病者多数为儿童。人群感染病毒后可获得一定的免疫力,但一段时间后抗体滴度下降,一般可持续数年。

(四)流行特征

1. 地区分布

基孔肯雅热的分布与媒介伊蚊的分布相关。主要分布在撒哈拉以南非洲地区、南亚、东南亚和印度次大陆。近年来,疫区在扩大,从热带和亚热带,逐步向温带扩展,从南向北延伸。主要流行的国家有坦桑尼亚、南非、津巴布韦、扎伊尔、塞内加尔、安哥拉、尼日利亚、乌干达、罗得西亚、科摩罗、毛里求斯、马达加斯加、马约特岛、塞舌尔及法属留尼旺岛等。随着全球化的发展,物流人流的交换更加快捷频繁,非本土动植物引入日益增多,一些媒介昆虫分布的地理界限被打破,能在很短的时间内进行长距离迁徙,如能适应当地的环境,就会形成一个新的分布区域。过去 50 年,伊蚊在全球的分布范围不断扩大,白纹伊蚊已经扩散到全球所有大陆,并适应了大部分地区及环境。目前已有大量的输入性病例在欧洲(英国、比利时、德国、捷克共和国、挪威、意大利、西班牙和法国)以及美国、加拿大、澳大利亚和我国等地都相继被报道,这些情况表明,今后还可能会在 CHIKV 非流行区出现更多的输入性病例,应加强监测,防止输入性病例引发的流行。

2.人群分布

在新疫区和输入性疫区,各年龄组的人群均可发病。在非洲和东南亚老疫区,儿童发病较多。

3.季节分布

季节分布主要与媒介的活动有关。在热带地区,一年四季均可发病;在亚热带、温带地区,夏季为流行季节。一般发生在雨季伊蚊滋生的季节,因雨季时气温高、湿度大,既利于伊蚊的繁殖滋生,也利于病毒在蚊体内的繁殖。凡是媒介伊蚊的自然分布区,当伊蚊密度达到一定水平而自然条件(如气温、雨量等)合适时,一旦有基孔肯雅病毒(通过传染源或带该病毒的蚊子)传入,就有可能引起局部暴发或流行。

三、临床表现

潜伏期为 2～12 天,通常为 3～7 天。

(一)急性期

1.发热

病人常突然起病,寒战、发热,体温可达 39℃,伴有头痛、恶心、呕吐、食欲减退,淋巴结肿大。一般发热 1～7 天即可退热,有的病人约 3 天后再次出现较轻微发热(双峰热),持续 3～5 天恢复正常。有些患者可有结膜充血和轻度畏光的结膜炎表现。

2.皮疹

80%的患者在发病后 2～5 天,躯干、四肢的伸展侧、手掌和足底出现皮疹,为斑疹、丘疹或紫癜,疹间皮肤多为正常,部分患者伴有瘙痒感。数天后消退,可伴有轻微脱屑。

3.关节疼痛

发热同时,多个关节和脊椎出现疼痛、关节肿胀,可伴有全身性肌痛。关节痛多为游走性,随运动加剧,晨间较重。病情发展迅速,往往在数分钟或数小时内关节功能丧失,不能活动。主要累及小关节,如手、腕、踝和趾关节等,也可能涉及膝和肩等大关节,腕关节受压引起的剧烈疼痛是本病的特点。关节积液少见。X 线检查正常。

4.其他

极少数患者可出现脑膜脑炎、肝功能损伤、心肌炎及皮肤黏膜出血。

(二)恢复期

急性期后,绝大多数患者的关节疼痛及僵硬状态可完全恢复。部分患者持续性关

节疼痛和僵硬可达数周至数月,甚至 3 年以上。个别患者留有关节功能受损等后遗症。恢复期病人可分为 4 组:

(1)急性期后 90%病人关节疼痛及僵硬状态完全恢复;

(2)远端关节间歇性僵硬和不适,随运动而加重,但 X 光拍片检查正常;

(3)遗留持续性关节僵硬;

(4)5.6%的病人关节持续性疼痛和僵硬,或伴肿胀。尽管绝大多数病人的关节损害最终可以恢复,但恢复缓慢。

四、诊断标准

(一)流行病学资料

生活在基孔肯雅热流行地区或 12 天内有疫区旅行史,发病前 12 天内有蚊虫叮咬史。

(二)临床表现

急性起病,以发热为首发症状,有寒战、严重关节痛和头痛等,可伴有恶心、呕吐、畏光、结膜充血、腹痛或出血症状。病程 2～5 天出现皮疹,多个关节剧烈疼痛,主要侵犯手腕、脚踝、脚趾等小关节,一般在皮疹之后出现,可持续数天或数月。

基孔肯雅热患者极少报道发生严重出血或死亡,老年患者常在发病后几年内仍有关节疼痛和渗出症状发作。部分病人可出现持久性关节炎,其体内通常可检出高滴度的基孔肯雅病毒抗体。

(三)实验室检查

(1)血清特异性 IgM 抗体阳性;

(2)恢复期血清特异性 IgG 抗体滴度比急性期有 4 倍以上增高;

(3)从患者标本中检出基孔肯雅病毒 RNA;

(4)从患者标本中分离到基孔肯雅病毒。

(四)诊断标准

疑似诊断:具有上述流行病学史和临床表现;无流行病学史者,但具有上述典型的临床表现。

确定诊断:疑似诊断基础上具备诊断依据中实验室检查任何一项者。

(五)鉴别诊断

本病应与登革热、O'nyong-nyong 病毒等甲病毒感染和传染性红斑等相关疾病相鉴别。

1. 登革热

基孔肯雅热与登革热的传播媒介相同,流行区域基本相同,临床表现亦类似,与登革热较难鉴别。基孔肯雅热发热期较短,关节痛更为明显且持续时间较长,出血倾向较轻。鉴别有赖于实验室特异性检测。出现休克和出血倾向的病例要考虑是否有登革热病毒的重叠感染。

2. O'nyong-nyong 等甲病毒感染

O'nyong-nyong 病毒、Mayaro 病毒等甲病毒感染引起的临床表现和基孔肯雅热相似,不易根据临床表现和一般实验室检查进行鉴别,需要通过特异性检测进行鉴别诊断。由于这些病毒之间存在抗原性交叉,对血清学检测结果需要仔细分析。核酸检测和病毒分离是鉴别这些病毒感染的主要方法。

3. 传染性红斑

由细小病毒 B19 引起,首先出现颧部红斑,伴口周苍白,2～5 天后出现躯干和四肢的斑丘疹。关节受损表现为多关节周围炎,较多发生在近端指趾关节、掌关节,可侵犯腕、膝和踝关节。细小病毒 B19 特异性抗体和核酸检测阳性。

4. 其他

本病还需与流感、麻疹、风疹、传染性单核细胞增多症、风湿热、细菌性关节炎等疾病相鉴别。

第三节　基孔肯雅热的实验室检测

一、样品采集

(一)血液样本的采集与保存

1. 样本的采集和处理

血浆:消毒局部皮肤,用真空采血管抽取适量静脉血,或用一次性注射器抽取静脉血,转移至加有抗凝剂的试管中,轻轻颠倒混匀 6～8 次,用 1500～3000r/min 离心 15 分钟,上层即为血浆,吸出置于合适的容器中,备用。

血清:根据需要,用一次性注射器(或真空采血管)抽取 5～10mL 静脉血,室温下自然放置,待血液凝固、血块收缩后再用 1500～3000r/min 离心 15 分钟,吸出血清,置于合适的容器中,备用。

采血完成后的穿刺针头必须丢弃于尖锐危险品容器里,妥善处理,防止发生职业暴露。

尽量采集急性期和恢复期双份血,用于病毒分离及核酸检测的血样应尽早采集。一般情况下,发病后 2 日内血清可用于病毒分离,发病后 5 日内血清可用于 CHIKV 核酸检测和血清学检测。

2. 样本的保存

若采血后现场没有条件分离血清,则应将样本于 4℃保存,并于 24 小时内在 2～8℃条件下运送至实验室分离血清,以便及时进行血清学或病原学检测。

实验室接到样本后,应尽快进行检测。对于不能及时进行病原学检测的血清可置于−70℃保存,并尽量避免反复冻融。

(二)蚊虫样本的采集与保存

1. 蚊虫样本的采集和处理

在本病暴发和流行期间,采集家庭内外环境中的成蚊和幼虫,用于病原学检测。

(1)常用器材

采集成虫的用具:试管、一体式吸蚊管、捕虫网、指形管、毒瓶(杀虫瓶)、手电筒、采集蚊笼、诱蚊帐、诱蚊灯、电动吸蚊器、CO_2诱蚊器、紫外灯诱蚊器、捕蚊磁场和集蚊袋等。

(2)采集方法

采集前应先了解所需采集蚊虫相关的生物学知识,如形态、生活习性、季节消长和栖息场所等;需根据各种虫的生活习性和发育期,在不同的滋生地点和栖息场所搜寻,并用适当的工具采集。

2. 成蚊采集

成蚊一般喜在阴暗潮湿而无风的地方。在人房内栖息的蚊虫经常出现在天花板、墙角、家具背面、床板下及悬挂的衣物上。其他如地下室、牛栏、马厩、猪圈、地窖、土洞、石洞、桥洞、树洞和防空洞等均为蚊虫喜欢栖息的地方。在户外栖息的蚊虫,有的白天喜欢停留在遮阴较暗的地方,如植物叶子的下面、草丛及灌木中,特别是靠近幼虫滋生地处。

(1)电动吸蚊器和吸蚊采集方法

在人房、猪圈、牛棚或石洞内可以采用电动吸蚊器和吸蚊管采集,吸蚊器或吸蚊管采集成蚊时每次吸取成虫的数量控制在 20 只以下,并及时放入蚊笼中再单只采集,以免蚊虫过多发生碰撞造成成蚊死亡及标本的损坏。

(2)扫网法

利用捕虫网在野外或者蚊虫大量存在而无停歇的状态下,挥动捕虫网进行扫网采集,扫网后迅速收网并将每次采集到的成蚊用吸蚊管吸出,放入蚊笼内。每次扫网应小心迅速,以免损伤成蚊标本。

(3)灯诱和 CO_2 诱蚊器采集法

在人房附近或者野外,采集成虫可以利用灯诱或者 CO_2 诱蚊器来采集成蚊。

(4)人诱法

在白天采集树林中的少数蚊虫,在灌木丛中或者树林中,裸露四肢诱使蚊虫叮咬,待成蚊停歇或叮咬后,用捕蚊器或者吸蚊管采集成虫,获得蚊虫标本。

(三)成蚊标本的保存

将收集于集蚊袋或蚊笼中的蚊子连同集蚊袋或蚊笼一起直接放入−20℃的冰箱中3~5分钟即可将成蚊冻死,取出分类,按 30~50 只一份,装入 2mL 冻存管中(或螺口的塑料血清管中),旋紧管盖,用耐低温油性记号笔写上编号,视情况采取以下方式进行保存。

1. 液氮保存

最好能将样本保存在液氮中,液氮温度为－196℃。将冻存管放入液氮管或麦管中并加以固定,方便取出;也可将冻存管放入纱布袋中,再将纱布袋放入液氮罐中。该方法可用于蚊虫标本的运输和长期保存。

2. －70℃超低温冰箱保存

－70℃超低温冰箱保存是实验室常用的保存病毒类样本的方法。

3. 干冰保存

干冰的温度为－82℃,应将样本掩埋于干冰中保存。因为干冰表层温度仅为－30℃左右,不足以长时间保持病毒的活性,因此不能直接将样本放置于干冰上。该方法可用于蚊虫标本的运输保存。

(四)样本的运送

根据《可感染人类的高致病性病原微生物菌(毒)种或样本运输管理规定》(中华人民共和国卫生部令第 45 号)的相关规定执行,按照卫生部《人间传染的病原微生物名录》的规定,CHIKV 的危害程度属第二类病原微生物,样本应采用 A 类包装(编号:UN2814),干冰运输。

样本运输的原则是一定要将样本放置在液氮或干冰中,在运输中保持冷链状态。对陆路运输送检的样本,尽可能采用液氮保存运输,应确保样本送到实验室时仍浸泡于液氮中;也可采用干冰保存运输,应确保样本送到实验室时仍被干冰覆盖。对于航空运输的样本,由于民航部门不允许液氮随机托运,只能采用干冰保存运输。

二、实验室检测

(一)一般检查

(1)血常规检查白细胞计数多为正常,少数患者白细胞总数及淋巴细胞减少、血小板轻度降低。

(2)生化检查部分患者血清 ALT、AST、肌酸激酶(CK)升高。

(3)脑脊液检查脑膜脑炎患者符合病毒性损伤的改变。

(二)血清学检测

血清特异性 IgM 抗体采用 ELISA、免疫层析等方法检测,捕获法检测 IgM 抗体的结果较为可靠。一般情况下,发病后第 1 天出现 IgM 抗体,第 5 天多数患者呈阳性。血清特异性 IgG 抗体采用 ELISA、免疫荧光抗体测定(IFA)、免疫层析和免疫印迹等方法检测。一般情况下,发病后第 2 天出现 IgG 抗体,第 5 天多数患者呈阳性。

1. 间接免疫荧光法

现已有商品化试剂盒,可检测人体血清或血浆中的 CHIKV 抗体。该方法特异性高、敏感性高、速度快,但检测结果具有主观性,且需特殊仪器,对操作者要求高。德国某公司研制的 CHIKV 抗体(IgM 和 IgG)间接免疫荧光检测试剂盒,可用来对人体血清或血浆中的 CHIKV 抗体(IgM 和 IgG)进行检测,既可定性也可定量。该方法灵敏度较高,但须防止假阳性的诊断结果。

2. ELISA 法

ELISA 常用于病毒特异性抗原和抗体检测,具有良好的特异性和灵敏度。任瑞文等建立的 ELISA,结果显示其筛选重组抗原具有良好的特异性,与所试参考多抗无交叉反应。对鼠抗 CHIKV 多抗检出范围为(1:100)~(1:12800)。对 54 份 CHIKV 患者血清标本进行检测,结果均为阳性,与实时荧光 RT-PCR 结果相符,与登革热患者和健康体检人群无交叉反应。

3. 胶体金免疫层析法

免疫层析法是将已知抗原或抗体先包被于硝酸纤维素膜的某一区带,加入样本后,在毛细管作用下,样品沿着该膜向前移动,样品中相应的抗体或抗原即与包被抗原或抗体发生特异性结合,再通过胶体金实现特异性的免疫诊断。目前已有相应的 CHIKV 胶体金免疫层析法商品化试剂盒,该方法操作简单、快速,适合用于快速筛查,如 Onsite Chik IgM Rapid Test 试剂盒,利用免疫层析法从患者血清中快速检测病毒抗体 IgM。Chob B 等报道 CHIKV 用 C6/36 细胞培养后提取 RNA,用 PCR 扩增衣壳蛋白基因,然后亚克隆到杆状病毒载体 pFastBac HT 上,构建重组病毒,以 SF900 Ⅱ SFM 细胞表达产生衣壳蛋白,纯化后作抗原,以胶体金标记抗人 IgM,建立胶体金免疫层析法,该胶体金免疫试纸条检测抗-CHIKV-IgM 灵敏度为 87.5%(35/40),与健康人血清、抗 DENV 阳性血清不发生交叉反应,特异性为 100%。

4. 免疫印迹法

免疫印迹法(Immunobiotting test,IBT)是凝胶电泳与抗原抗体反应相结合的一项检测技术,具有分析容量大、分辨率高、特异性强等特点。IBT 分为三个步骤,首先为凝胶电泳,接着进行电转移,最后为免疫显色。Kowalzik 等用该方法对 30 例 CHIKV 阳性患者进行检测,检测出 22 例阳性。目前该方法临床应用较少。

5. 血凝抑制试验

血凝抑制试验是某些病毒或其血凝素能使某种动物红细胞发生凝集,当加入足够的特异性抗体,抗原抗体的结合就阻止了红细胞与该病毒或血凝素的接触,从而抑制了红细胞的凝集。在适宜条件下,CHIKV 能使鸽的红细胞发生凝集。Padbidri VS 等报道血凝抑制试验具有操作简单快速、敏感性强、无需特殊仪器等优点,但因与其他病毒(如登革热病毒、西尼罗病毒等病毒)存在交叉反应,存在假阳性,致使较难分析结果。

6. 中和试验

中和试验是用抗体使相应抗原(毒素或病毒)的毒性或传染性消失的试验,该方法特异高、敏感性强,可用以与同群其他病毒进行鉴别,可作为 CHIK 的确诊试验,还可用于流行病学回顾性调查。具体测定方法可用过氧化物酶-抗过氧化物酶快速微量中和试验和噬斑减数试验,双份血清抗体效价升高 4 倍以上者可确诊。但需 CHIKV 活病毒,实验操作具有一定的危险性,且目前我国规定 CHIKV 培养需要在 BSL-3 实验室内进行,因此限制了该方法的应用推广。

(三)病原学检测

1.病毒分离和培养

患者病毒血症期短,一般 2～6 天,临床诊断要采集早期患者(发病 3 天内)的血液。急性患者血液可加入肝素抗凝剂,或分离血清,立即做病毒分离。脏器标本通常制 1∶10悬液,离心后取上清液。流行病学调查一般采集蚊虫和蝙蝠组织分离病毒,蚊虫捕捉后分类编号,液氮内冻存备用。分离病毒一般以同种蚊虫 30～50 只为 1 组,研磨后用 0.5％乳蛋白 Hank 液 1∶10 稀释制成含青霉素和链霉素的悬液,4℃过夜,离心取上清液。将上述标本脑内接种 1～4 日乳龄小白鼠。原代动物在接种 2～5 天内死亡,取脑组织制成 1∶10 悬液继续传代,待发病规律后进行病毒鉴定。

组织培养采用微量法,病毒材料可接种于地鼠肾细胞、白纹伊蚊细胞系、Vero、C6/36、BHK-21 和 HeLa 等敏感细胞进行病毒分离培养,患者血清需在接种 1～4 日乳龄小白鼠,观察发病情况,取脑组织进行鉴定。

CHIKV 是单股正链 RNA 病毒,属披膜病毒科甲病毒属。CHIKV 可在 C6/36、BHK-21、Vero、HeLa 细胞以及原代地鼠肾细胞和非洲绿猴肾 Vero76 细胞中增值,也可用乳鼠、蚊虫等进行增殖。Lakshmi 等将 32 例 RT-PCR 检测 CHIKV 阳性的患者血清用 C6/36 细胞进行培养,20 例培养呈阳性。Dash 等对 22 例 CHIKV 确诊病例血清进行培养,20 例阳性。45 例 CHIKV 阳性血清用 BHK-21 细胞培养,阳性 15 例,同时用 RT-LAMP 法检测,阳性 38 例。病毒分离方法包括乳鼠脑内接种、脊椎动物细胞培养、蚊虫细胞培养等,最常用的分离方法是细胞培养法。病毒分离培养是 CHIKV 实验室诊断的金标准,特异性高,不仅可用于疾病的诊断,同时还可对所分离毒株进行来源、特征等方面的鉴定。但该方法实验技术、条件等要求高,所需时间长,灵敏度相对较低,限制了其临床应用推广。

2.分子生物学检测

与传统的病毒分离法相比,分子生物学检测方法敏感性更高、更快速。目前推荐使用的 RT-PCR 方法在患者出现临床症状 4～7 天后即可以检出 CHIKV 基因组,从而进行实验室诊断。研究发现,基孔肯雅病毒的 RNA 可以在血浆、脑脊液、胎盘组织中检出,但是在乳汁、关节腔滑液中不能检出。随着分子生物学技术的飞速发展,RT-PCR 技术、实时荧光定量 PCR 技术和 LAMP 技术等都已可用于病毒的检测,目前研究方法较多的有以下几种:

(1)RT-PCR 技术

RT-PCR 是以 RNA 为模板逆转录生成 cDNA,再以此为模板进行扩增。蔡绪禹等筛选 JEV、TBEV、EEEV、WEEV、CHIKV 五种病毒的基因保守区域为引物,建立的多重 RT-PCR,具有良好的特异性和敏感性,且同时检测五种病毒,相对简单快速。该试验还通过增加扩增效率低的片段引物浓度,减少扩增效率高的片段引物浓度等方法,有效解决了多重 PCR 扩增片段大小不一导致的扩增效率不平衡问题。

(2)实时荧光 RT-PCR

实时荧光 RT-PCR 具有快速、直观、灵敏度和准确度高、特异性好等特点，感染初期即可检测出，适用于早期诊断。与普通 RT-PCR 相比，实时荧光 RT-PCR 具有所需时间更短、灵敏度更高、定量、直观等优点。余蓓蓓等建立的同时检测西尼罗病毒和基孔肯雅病毒的双重荧光定量 PCR，灵敏度达 10copies/μL，标准曲线相关系数分别达 0.999、0.998，具有较高的准确性和稳定性。燕清丽等建立了 CHIKV 的纳米金实时荧光 PCR，该方法较普通的实时荧光 PCR 具有更高的扩增效率，且在相同条件下，该方法的所有病毒滴度稀释梯度的灵敏度都比普通方法提高 1～3 倍，因而对低病毒载量的病原体具有更好的检出率。Chen H 等建立了用 2,7-二氨基-1,8-二氮萘衍生物（D）NAP 的发夹引物扩增 CHIKV 的 NSP2 基因，该方法具有较高的敏感性，强特异性，与登革热病毒和西尼罗病毒等病毒无交叉反应，用临床诊断为 CHIKV 感染的病人标本进行验证，所有感染者检测结果皆为阳性，特异性和敏感性都为 100%，用此法可作为 CHIKV 感染急性期的诊断。

(3)半巢式 RT-PCR

半巢式 RT-PCR 是在普通 PCR 的前提下，用三条引物先后扩增靶片段的一种技术，内外套引物共用一条上游或下游引物，在保持较好特异性和敏感性的前提下，降低了引物设计的难度和成本，继续扩增比普通 PCR 小的片段。Rianthavorn 等用该方法对 179 例经 ELISA 法检测 IgM 抗体确诊为基孔肯雅热患者的血清进行检测，其中 139 例用此法检测为阳性，阳性率为 77.7%。病毒血症初期（发热开始 2～4 天）的血液样本用半巢式 RT-PCR 法检测，检测结果的阳性率为 100%，适合 CHIKV 感染的早期诊断。

(4)环介导等温扩增法（LAMP）

由于不需改变温度，扩增时间缩短，且操作简单、不需大型仪器，适合基层医疗单位。李小波等建立的基孔肯雅病毒 LAMP 检测方法，对 CHIKV 的最低检出限达到 27 拷贝/反应，其灵敏度介于普通 PCR 和实时荧光 PCR 之间，且临床样本检测显示，对 6 份入境患者及 5 份 CKIKV 样本进行检测，结果均为阳性，而对乙脑病毒、登革病毒等检测，结果均为阴性，说明该方法具有良好的特异性及灵敏度。

(5)RIDA 技术

核酸快速等温放大检测技术（Rapid Isothermal Detection and Amplification，RIDA）是由李翔等发明的一种新的核酸等温检测技术。具有以下优点：①在同一个温度条件下完成反应，避免了使用价格昂贵的 PCR 温度循环仪，可不受条件限制而可以普遍使用；②通过设计合成特殊结构的检测探针，以便分离检测，消除背景干扰，具有很好的特异性；③不需要 DNA 聚合酶等复杂酶及反应体系，反应体系简单；④快速，5～10 分钟内完成反应，20～30 分钟完成检测并得到结果；⑤可同时检测多种不同目标序列，可用于病毒的分型；⑥可同时检测 DNA 及 RNA；⑦原理简单，易于推广应用。但据研究显示，该方法的灵敏度相对较低。

(6)NASBA 检测方法

依赖核酸序列的扩增技术（NASBA）是一项以 RNA 为模板进行等温核酸扩增的检测方法，该方法由一对引物介导，进行连续均一的核酸扩增。相对逆转录 PCR，

NASBA 可以在相对恒温的条件下进行,更为稳定、准确。Telles 等报道以 CHIKV E1 基因设计的 RT-NASBA,对 250 例阴性标本和 252 例阳性标本的检测结果与 RT-PCR 一致。

第四节　基孔肯雅热的治疗

本病无特效药物治疗,主要为对症处理。

(一)治疗方法

一般治疗及支持治疗:发热期应卧床休息,不宜过早下地活动,防止病情加重。采取防蚊隔离措施。

(二)对症治疗

(1)降温:对于高热病人应先采用物理降温。有明显出血症状的患者,要避免酒精擦浴。可使用非甾体消炎药,避免使用阿司匹林类药物。

(2)止痛:关节疼痛较为严重者,可使用镇痛药物。

(3)脑膜脑炎的治疗要点:主要为防治脑水肿。可使用甘露醇、呋塞米等药物降低颅压。

(4)康复治疗:关节疼痛或活动障碍者可进行康复治疗。

(三)预后

本病为自限性疾病,一般预后良好。

第五节　基孔肯雅热的监测、预防与控制

一、监测

(一)监测的必要性

基孔肯雅热主要通过感染病毒的蚊虫叮咬人体,其恢复期长达几周至数月,甚至 3 年以上。目前尚无特异性治疗方法,多为针对临床症状对症治疗。因此,加强监测,扩大宣传,控制传染源,切断蚊媒等传播途径是最重要的防止疾病传播的控制手段。由于我国传染病防治任务较重,几乎没有开展基孔肯雅热监测,也缺乏特异性诊断方法以及宿主、媒介、病原体及流行现状的监测,以致不能有效地开展防治工作,输入性病例或输入感染蚊虫而引起的流行随时都可能发生。建议今后逐步建立基孔肯雅热的监测网络,尤其应加强对出入境(尤其是入境)旅客和货物的检验检疫工作,做好口岸蚊虫媒介的监测和控制,控制输入性传播,对部分过境高危地区作定点监测等。为及时掌握基孔肯雅热疫情情况、流行特点及流行毒株,需要开展病例的发现和报告、临床疑似病例或

原因不明的发热者的核实诊断和个案调查、健康人群感染水平监测和媒介伊蚊幼虫密度及成蚊种群、密度监测以及从患者、宿主和媒介中分离病毒等。

近年来，随着国际交流的日益频繁，通过旅行、劳务和商务等人员携带的输入性传染病的发生率日益升高。自2005年印度洋周边国家和印度大陆基孔肯雅热大规模流行以来，通过旅行者携带而造成的输入性病例已经扩散到法国、德国、英国、比利时、挪威、捷克等多个国家。我国香港地区2006年也报道了基孔肯雅热输入性病例。目前，除20世纪80年代报道在云南人群中发现存在基孔雅病毒感染和2008年广东连续截获的3起5例输入性病例外，我国内地尚未发现基孔肯雅热的本地流行暴发。但是基孔肯雅热的主要传播媒介白纹伊蚊、埃及伊蚊在我国众多省份均有分布，尤其2008年云南检验检疫部门进行的伊蚊常态监测中，在多口岸发现了以往未见分布的埃及伊蚊成蚊和幼蚊；1986年和1988年我国曾在云南景洪市分别从蝙蝠和白纹伊蚊、三带喙库蚊体内分离到基孔肯雅病毒。上述研究表明，在我国大部分地区都存在基孔肯雅热流行的条件，如果在输入性疫情传播的初期不进行有效控制，必将导致疾病的大规模暴发，造成严重的后果。2006年法属留尼旺岛暴发大规模基孔肯雅热疫情，18万成人感染，93人死亡，就是对初期疫情未予重视所致。因此，加强监测及早发现并控制传染源是防止疫情暴发的关键。

（二）收集疫情信息

加强国际相关疫情信息的收集工作，加强国际信息交流与合作，密切关注周边和主要旅游目的地国家的基孔肯雅热疫情情况，收集多方面的疫情信息，在公共网站上发布预警信息，增强风险意识。

（三）加强人员专业技术知识的培训

通过开展专业技术知识培训和购置相关仪器设备，提高疾病预防控制和检验检疫机构技术人员对基孔肯雅热病例的发现和识别能力、流行病学调查和疫情处置能力；提高医护人员的诊断与鉴别诊断能力；提高实验室检测人员的检测能力。

（四）加强蚊媒的监测工作

在有白纹伊蚊、埃及伊蚊等主要传播蚊媒分布的地区或曾经发生过相关疾病流行的地区要积极开展社区蚊媒密度监测或调查，包括伊蚊种类、季节消长、抗药性、近期蚊媒治理用药情况调查，了解当地蚊虫滋生环境、媒介伊蚊种群的分布、滋生地和密度的动态变化，为基孔肯雅热的预警提供参考依据。一旦发现蚊媒指数偏高时，相关单位须进行滋生地清除工作，开展预防性灭蚊。

二、基孔肯雅热的预防及控制措施

我国地域辽阔，自然条件较为复杂，许多地区属于热带、亚热带气候，适于各类宿主动物、媒介伊蚊的生存繁殖及CHIK的存在和传播，因输入性病例或输入感染蚊虫而引起的流行随时都可能发生。另外，云南、海南及其他南方热带亚热带地区广泛分布有媒介伊蚊，以往提示这些地区可能发生过CHIK的传播和流行，局部地区也有可能存在着该病的疫源地,一旦媒介伊蚊密度增高,病毒感染特性发生变化,引发大流行的可能性也存在。因此各级动物疫病防控机构及其专业技术人员要高度重视,积极主动地开展监测防治工作,防止基孔肯雅热疫情的发生,保障我国经济建设的顺利发展。

(一)控制传染源

1.病例管理和病例搜索

尽量就地治疗,以减少传播机会。患者在病毒血症期间,应予以防蚊隔离。隔离期为发病后5天。

各部门及单位发现疑似基孔肯雅热病例后要及时报告,以便有关部门尽早掌握疫情并采取必要的防控措施。疾病控制和检验检疫人员发现病例或接到病例报告后要立即对疑似患者进行流行病学调查,包括调查疑似病例在发病期间的旅行史、蚊虫叮咬史等,调查密切接触者和共同暴露者,寻找感染来源和可疑的感染地点,以确定疫区或疫点,加强对来自疫区的旅客的监控工作,指导疫点紧急喷药、清除滋生地等后续工作。

2.蚊媒应急监测控制

疫区确定后,应在疫点及周围地区开展蚊媒应急监测,具体方法是调查疫区内50～100户居民,检查室内外所有积水容器及蚊幼虫滋生情况,计算布雷图指数、容器指数,每3天进行一次。同时,捕捉伊蚊成蚊检测CHIK。及时根据媒介监测控制情况,评估疫情扩散的风险。

(二)切断传播途径

疫情发生后,在控制传染源的同时,要针对当地的不同蚊种、滋生地特点尽快采取灭蚊和清除蚊虫滋生地等措施,以降低成蚊或蚊幼虫密度。特别要做好流行区内候机(车、船)楼、医院、机关企事业单位、建筑工地等人群密集地区的灭蚊工作,防止蚊媒携带病毒在这些地区造成新的传播,主要措施包括:

(1)病室中应有蚊帐、纱窗、纱门等防蚊设备。消灭蚊虫并清除蚊虫滋生地。

(2)紧急喷药,杀灭成蚊。根据病例流行病学调查资料,针对可能引起传播的区域,立即紧急喷药杀灭成蚊,间隔1周再喷药,共喷药3次。

(3)清除伊蚊滋生地。在疫点周围半径100m范围内开展清除伊蚊滋生地工作。根据疾病传播风险的评估结果,结合蚊媒监测情况,在更大范围内开展紧急蚊媒控制工作。

(4)效果评估。开展灭蚊工作后,要对媒介控制效果进行评估。当疫情得到有效控制,在1个月内无新发病例,以及布雷图指数和诱蚊诱卵指数降到5以下时,可结束本次应急处理工作。

(三)保护易感人群

1.做好日常的宣传教育工作

相关部门要重视做好日常公众健康宣传教育工作,向公众传播普及有关防治知识,指导公众采取正确的预防行为,提高个人和群体的预防保护能力。

(1)指导群众清除蚊虫滋生地。指异群众及时清除居室内外无用的贮水器,如废旧轮胎、空饮料瓶、破缸和水罐等,并定期更换水缸、花盆、罐及其他小型容器的储水,家用的水缸和贮水池应加盖并经常清洗。

(2)指导群众采用驱蚊剂、穿着长袖衣物或使用蚊帐等措施防止蚊虫叮咬。特别要提醒前往非洲和东南亚流行区的旅游者提高防范意识,防止在境外感染并输入基孔肯雅热疫情。一旦出现可疑症状,应主动就诊并将旅游史和蚊虫叮咬史告知医生。

(3)在发生基孔肯雅热疫情时,相关部门要立即开展广泛深入的宣传和动员工作,发动疫区附近相关单位和广大群众,消除恐慌情绪,大力开展爱国卫生运动,整治环境,清除蚊虫滋生地。

2. 疫苗接种

2008 年 6 月 21 日,美国科学家在马来西亚吉隆坡举行的国际传染病大会上报告,他们与印度科学家正在联手研制一种基孔肯雅病毒疫苗,基孔肯雅病毒的包膜糖蛋白 E1 能够引发机体产生一种强烈的抗体反应。科学家一直希望能利用这种物质,开发出针对基孔肯雅病毒的疫苗。在此次研究中,美国和印度科学家通过生物技术改造包膜糖蛋白 E1,制成一种新的疫苗。测试结果显示,注射了这种疫苗的实验鼠获得了对基孔肯雅病毒的免疫力。有关疫苗的研制仍处于试验阶段,一旦研制成功,将成为控制基孔肯雅热的有效手段。但是,目前临床上尚无可供使用的疫苗,主要还是要采取个人防蚊措施。

附 录

基孔肯雅热预防控制技术指南(2012 年版)

卫办疾控发〔2012〕128 号

基孔肯雅热(Chikungunya Fever,CHIKF)是一种因感染基孔肯雅病毒导致以发热、关节痛/关节炎、皮疹为主要临床表现的病毒性传染病,主要通过白纹伊蚊、埃及伊蚊叮咬传播。该病虽然病死率很低,但在蚊媒密度较高地区易形成大规模暴发和流行。

为指导各地进一步做好基孔肯雅热防控工作,在我部 2008 年印发的《基孔肯雅热预防控制技术指南(试行)》基础上,制定本技术指南。

一、疾病概述

(一)病原学

基孔肯雅病毒(Chikungunya virus,CHIKV),属于披膜病毒科甲病毒属,病毒直径约 60～70nm,有包膜。基因组为单股正链 RNA,长度为 11～12 kb;有 1 个血清型,可分 3 个基因型,即西非型、中-东-南非洲型和亚洲型。病毒可在 Vero、C6/36、BHK-21 和 HeLa 等细胞中培养繁殖并产生病变。病毒不耐酸、不耐热,56℃30 分钟即可灭活,70%乙醇、1%次氯酸钠、脂溶剂、过氧乙酸等消毒剂及紫外照射均可杀灭病毒。

(二)流行病学

1.传染源

患者、隐性感染者是本病的主要传染源。非人灵长类动物是本病的宿主。

2.传播途径

本病主要通过媒介伊蚊叮咬传播。

3.人群易感性与免疫力

人群对基孔肯雅病毒普遍易感。人感染病毒后可获得持久免疫力。

4.传播媒介

白纹伊蚊和埃及伊蚊是本病的主要传播媒介。白纹伊蚊与埃及伊蚊主要滋生在较为洁净的容器积水中,一般在白天叮咬人,活动高峰在日出后 2 小时和日落前 2 小时。

伊蚊在叮咬病毒血症期的人或动物后,病毒在蚊虫体内繁殖并到达唾液腺内增殖,经 2 至 10 天的外潜伏期再传播病毒。蚊体内的病毒可存活较长时间,甚至终生带毒。

5.传染期

患者在发病当天至 7 天具有传染性。

6.地理分布

基孔肯雅热的地理分布与媒介伊蚊的地理分布相关,在非洲次撒哈拉地区、东南亚地区、印度洋沿岸及岛屿、西太平洋地区的热带或亚热带区域呈地方性流行。

据世界卫生组织(WHO)报道,近年来非洲和东南亚地区常发生基孔肯雅热的暴发和流行。2006 年,马尔代夫、毛里求斯、马达加斯加、塞舌尔、法属留尼旺岛、马来西亚、印度尼西亚以及印度等国家和地区曾报道基孔肯雅热暴发疫情,其中,法属留尼旺岛的发病数高达 27 万人,约占当地人口的 40%;印度当年报告的疑似病例超过 139 万,部分地区的发病率超过 45%。2008—2009 年,泰国、新加坡、印度、马来西亚报告了基孔肯雅热疫情;2010 年,印度、印度尼西亚、越南、中国均有基孔肯雅热疫情报告。法国和美国等非流行国家不断发现输入性病例。

7.发病季节特点

发病季节与当地的媒介伊蚊季节消长有关。在热带和亚热带地区,基孔肯雅热一年四季均可发病。

(三)主要临床表现

潜伏期 1~12 天,通常 3~7 天。

发热、关节痛/关节炎、皮疹是本病的典型临床表现。主要症状有急起高热、关节痛、关节肿胀、斑丘疹,可伴有头痛,恶心、呕吐、纳差、腹痛等消化道症状,畏光,结膜充血或出血症状。急性症状一般持续 5 至 7 天。皮疹常见于面部或四肢伸展侧。关节痛常表现为游走性疼痛,可累及多个关节,以侵犯小关节(如指关节)多见;关节痛常伴随发热症状出现,可持续数天或数月。部分病人可表现为持续性关节疼痛。少数患者可出现出血、脑炎、脊髓炎等严重并发症导致死亡。

二、疫情分类与防控区域划定

(一)输入性病例

指发病前 12 天内到过有基孔肯雅热流行的国家或地区的病例。

(二)本地感染病例

指发病前 12 天内未离开过本地区(以县/区为单位),或未到过有基孔肯雅热流行的国家或地区的病例。

(三)疫点

疫点是指基孔肯雅热病人及隐性感染者活动区域中,能够造成周围人群感染的区域范围。通常以感染者住所或与其相邻的若干户、感染者的工作地点等活动场所为中心,根据蚊媒活动范围划定半径 100 米之内的空间范围,通常作为疫情处置的核心区。一例感染者可划定多个疫点。

（四）预警区

预警区是指当发生基孔肯雅热疫情时，根据基孔肯雅热病人、隐性感染者和蚊媒等传染源或媒介活动情况，结合流行病学调查结果划定的可能存在疫情扩散风险的区域。通常以核心区周围的半径 500 米区域作为疫情处置的预警区。农村一般以疫点周围自然村、屯，必要时或以行政村甚至乡、镇划为预警区。在城市一般以疫点周围若干街巷、居委会或街道划为预警区。

三、发现与报告

各级各类医疗机构发现发热、关节痛和/或皮疹的患者，应详细了解患者的流行病学史（旅游史或周围人群发病情况），考虑本病的诊断，及时采样送检。

各级各类医疗机构发现基孔肯雅热疑似、临床诊断或确诊病例时，要于 24 小时内通过国家疾病监测信息报告管理系统进行网络直报，报告疾病类别选择"其他传染病"，如为输入病例须在备注栏注明来源地区。

构成突发公共卫生事件的，应当在 2 小时内向所在地县级人民政府卫生行政部门报告。接到报告的卫生行政部门应当在 2 小时内向本级人民政府报告，并同时通过突发公共卫生事件信息报告管理系统向卫生部报告。

各级卫生行政部门与当地出入境检验检疫部门建立信息沟通与交流机制，及时掌握当地口岸输入病例的相关信息，防止发生因输入病例导致本地传播。

四、实验室检测

各级疾病预防控制机构和医疗机构发现可疑病例时，要认真按照《基孔肯雅热实验室检测方案》（附件 1）进行标本的采集、保存、运送和实验室检测。

当地实验室无条件检测时，应及时送上级疾控中心进行检测。

五、病例管理与职业防护

基孔肯雅热病例的治疗主要是采取对症、支持等综合治疗。对急性期病例必须采取防蚊隔离措施，防蚊隔离期限从发病日起不少于 7 天，且应持续到发热症状消退。重症病例应住院治疗。

在做好病例管理的基础上，医疗机构应落实防蚊灭蚊措施，防止院内感染。医疗卫生技术人员在开展诊疗及流行病学调查时，应采取标准防护和防蚊防护等措施。

六、流行病学调查

疾病预防控制机构在接到疫情报告后，必须立即组织专业人员按照《基孔肯雅热流行病学调查方案》（附件 2）开展调查，明确感染地点，搜索可疑病例，评估发生感染和流行的风险。

发现本地感染疫情时，必须开展病例的主动搜索以及蚊媒应急监测和评估，分析疫情动态，评估流行趋势，及时提出有针对性的控制措施。

对所有散发病例及暴发疫情的指示病例、首发病例、重症、死亡病例以及为查明疫情性质和波及范围需要而确定的调查对象,按《基孔肯雅热流行病学个案调查表》(附件2之附表1)进行详细个案调查。疫情性质确定后发生的病例可使用《基孔肯雅热入户调查登记表》(附件2之附表2)收集简要流行病学信息。

七、预防控制措施

目前尚没有基孔肯雅热疫苗。控制伊蚊媒介密度、做好防蚊灭蚊工作是预防控制基孔肯雅热最基本和最重要的措施。

(一)预防性措施

1.加强卫生宣教,普及预防知识

(1)指导群众防蚊灭蚊

在有基孔肯雅热流行风险的地区,要采取多种有效形式,以通俗易懂的方式开展健康教育活动。宣传要点包括:基孔肯雅热由伊蚊(俗称花斑蚊或花蚊子)叮咬传播;伊蚊在水缸、水盆等积水容器中繁殖;清除积水、翻盆倒罐,清除蚊虫滋生地可以预防基孔肯雅热流行;在发生疫情的地区要穿长袖衣,可涂蚊虫驱避剂防止蚊虫叮咬。

(2)提示旅游者预防境外感染

各地卫生机构协助旅游部门做好前往基孔肯雅热流行区的旅游者及导游的宣传教育,尤其是前往东南亚、南亚和非洲流行区的旅游者,提高防范意识,防止在境外感染基孔肯雅热。告知游客一旦出现可疑症状,应主动就诊并将旅游史告知医生。

2.强化医务人员培训,提高疾病识别能力

开展医务人员诊疗知识培训,提高疾病诊断与识别能力。重点地区应在每年流行季节前开展一次基层医务人员基孔肯雅热相关知识的强化培训,增强对基孔肯雅热的认识,及时发现和报告疑似基孔肯雅热病例。

3.加强媒介伊蚊密度监测,落实灭蚊措施

疾控部门应开展以社区为基础的蚊媒密度监测或调查,包括伊蚊种类、密度、季节消长等;发现蚊媒密度偏高时,及时提请相关单位开展清除蚊虫滋生地及预防性灭蚊工作。

4.开展爱国卫生运动,全面清除蚊虫滋生地

存在流行风险的地区应积极做好爱国卫生运动,搞好室内外环境卫生、清除蚊虫滋生地等工作。

5.加强信息沟通,做好联防联控

卫生部门与检验检疫、旅游等部门建立联防机制,及时通报信息和协调疫情处置工作。

(二)疫情控制措施

疫情控制措施包括:病例管理、个案调查、病例搜索、宣传教育、蚊媒密度调查、灭蚊

及效果评价等内容。

1. 输入性病例的控制措施

输入性病例的防控重点是查明患者病毒血症期(起病 7 天内)的活动地点,根据蚊媒密度与传播风险评估结果,采取针对性措施控制疫情扩散,主要包括以下几个方面:

(1)开展流行病学调查和风险评估。

发现基孔肯雅热病例后,应尽快开展流行病学调查,查明患者感染来源地以及发病前后活动情况;开展病例搜索和疫点蚊媒密度调查,评估传播风险。

(2)疫点现场的组织协调与沟通。

根据流行病学调查与传播风险评估划定疫点后,应尽快通知疫情发生地的乡镇(街道)政府(办事处),做好组织开展基孔肯雅热防治的协调工作,落实防蚊灭蚊药物和物资的储备与调拨,采取杀灭成蚊、清除蚊媒滋生地以及开展公众宣传教育等措施。

(3)开展病例搜索。

发现输入病例后,应追踪有共同暴露史人群的健康状况,对可能共同暴露者应尽可能采血送检。

(4)疫情通报,强化部门协作。

发现输入病例时,应尽快通报相关地区或由上级疾病预防控制机构向有关地区进行通报,通报内容应包括:病人姓名、发病和诊断情况、主要行程、旅行团或接待单位名称以及相关的联系方式等。

病例途经地区的疾控机构接报后,应根据病例停留日期和传染期,评估当地传播风险,并开展相应的防控工作。

2. 本地感染疫情的控制措施

发现本地感染疫情时,应在做好病例管理的基础上,重点做好以下工作:

(1)加强组织领导,建议疫情所在地人民政府尽快成立基孔肯雅热疫情控制领导小组,组织落实各项防控工作。

(2)开展流行病学调查,划定核心区和预警区,制定相应的防控策略。在核心区开展以杀灭成蚊、清理蚊虫滋生地为重点的综合防控措施。对预警区的人群,主动开展发热伴关节痛等症状的应急监测工作。

(3)媒介监测与效果评价。

在核心区要求每 3 天开展 1 次布雷图指数调查工作,每 4 天开展 1 次成蚊密度调查,要求尽快将布雷图指数及诱蚊诱卵指数控制在 5 以下。在预警区要求每周 1 次蚊媒幼虫和成蚊密度调查,力求将布雷图指数及诱蚊诱卵指数控制在 5 以下。

(4)开展流行因素调查,评估疫情扩散风险。

在开展流行病学调查的同时,详细收集疫点及预警区的自然生态、人口与居住条件、流动人口特点、环境与卫生设施、地形地貌、气温、降雨量等与疾病发生和传播相关的信息,分析当地自然因素和社会因素对疾病传播的影响,评估疫情扩散风险。根据疫情评估结果,及时调整防控策略。

（5）做好风险沟通。

依法依规及时向社会公布疫情信息，充分发动群众，开展以清除伊蚊滋生地为主要内容的爱国卫生运动。

（三）疫情终止判定

最后一例病例发生后 39 天（7 天病毒血症期＋20 天蚊媒寿命＋12 天内潜伏期）没有新发病例，并且核心区布雷图指数连续两周低于 5，可认为本次疫情终止。

附件 1

基孔肯雅热实验室检测方案

一、标本的采集

(一)患者标本的采集

急性期血清:发病 1 周内,无菌静脉采集非抗凝血 5mL。

恢复期血清:发病后 2 至 3 周或以上,无菌静脉采集非抗凝血 5mL。

(二)伊蚊标本的采集

在本病暴发或流行期间,采集疫点的伊蚊成蚊和幼虫,用于病原学检测。

二、标本的保存与运输

血液标本采集后,在 4 ℃条件下尽快运送至实验室进行血清分离并保存。

血清标本可置于－20 ℃冰箱短期保存,长期保存须置－70 ℃以下。

标本运输按照卫生部《人间传染的病原微生物名录》的规定执行。

三、检测方法

常用检测方法主要有 3 种:血清学检测、核酸检测和病毒分离。一般情况下,病毒分离与核酸检测宜采用发病后 1 周内的血清;IgM 抗体检测宜采用发病 4 天后的血清,IgG 抗体的检测宜采用发病 1 周后的血清。

(一)血清学检测方法

1. 特异性 IgM 检测

采用的方法有:捕获 ELISA 法(MacELISA)、间接 ELISA 法、免疫荧光法和免疫层析法等。

2. 特异性 IgG 检测

采用的方法有:间接 ELISA 法、免疫荧光法和免疫层析法等。

3. 意义

(1)IgM 阳性结果,表明患者新近 CHIKV 感染,用于基孔肯雅热早期诊断。

(2)IgG 阳性结果,表明曾受到 CHIKV 感染;恢复期血清抗体滴度比急性期抗体滴度有 4 倍或 4 倍以上升高则可确诊。

(二)病原学检测方法

1.基孔肯雅病毒核酸检测

一般发病后 7 日内在多数患者的血清中可检测到病毒核酸。冻存伊蚊标本也可进行基孔肯雅病毒核酸检测。可采用 RT-PCR 和 Real-time RT-PCR 等核酸扩增的方法检测。

2.病毒分离鉴定

常用 Vero、C6/36 等敏感细胞系开展病毒分离,分离物可以免疫荧光法或核酸检测进行鉴定。

3.意义

患者血清中分离到基孔肯雅热病毒和/或检测到病毒核酸后,可确诊基孔肯雅热病毒感染。

附件 2

基孔肯雅热流行病学调查方案

为指导疾病预防控制专业人员做好基孔肯雅热疫情的流行病学调查工作,制定本方案。

一、调查目的

(一)追溯可能的传染源和感染地点,掌握病例在病毒血症期的活动情况;

(二)掌握疫情三间分布,确定波及的范围;

(三)了解周围环境的媒介伊蚊密度,评估传播风险。

二、调查对象、内容和方法

(一)个案调查。

调查内容包括:病例的基本情况、发病前旅行史和暴露史、就诊情况、临床表现、实验室检查、诊断和转归情况、居住地及发病后逗留地点、共同暴露者情况等,详见"基孔肯雅热流行病学个案调查表"(附表 1)。

1. 临床资料收集:通过查阅病历及化验记录、询问医生及病人、病人家属等方法,详细了解病例的就诊经过、临床表现、实验室检查结果等情况。核实与基孔肯雅热临床表现是否相符。

2. 流行病学调查与分析:调查病例发病前 12 天至发病后 7 天内的活动情况。确定感染地点,判断该病例为输入性还是本地感染,明确疫情可能扩散的范围。

(二)病例搜索。

1. 输入性病例:应详细追查旅行史,在与其共同出境的人员中搜索可疑病例。若病例病毒血症期在境内活动,应在其生活、工作区域搜索可疑病例。所有可疑病例均需采血送实验室检测。

2. 本地感染:在核心区开展入户调查,搜索病例;通过查找当地医疗机构处方、门诊日志等方式,调查近期发热病例情况。

(三)环境因素调查。

详细收集疫点及预警区的自然生态、人口与居住条件、流动人口特点、环境与卫生设施、地形地貌、气温、降雨量等与疾病发生和传播相关的信息,分析当地自然因素和社会因素对疾病传播的影响。

（四）蚊媒调查与评估。

发生疫情时，在核心区和预警区开展蚊媒密度调查。调查 100 户居民，检查室内外所有积水容器及蚊幼虫滋生情况，计算布雷图指数、容器指数；核心区每 3 天一次，预警区每周一次，以评估疫情传播风险和媒介控制效果。

三、资料的分析和报告

（一）在疫情调查处理进程中或结束后，应及时对流行病学资料进行整理、分析，评估传播风险，撰写流行病学调查报告，向卫生行政部门提出蚊媒控制措施的建议。

（二）疫情结束后，应将流行病学调查原始资料、汇总分析结果及调查报告及时进行整理归档，并录入数据库。

（三）及时上报结案报告，内容包括：疫情概况、流行病学特征、临床特征、暴发原因、流行趋势分析、病例分类及病原学检测结果、控制措施和效果评估及防控建议等。在疫情终止后 7 天内完成结案报告。

附表 1

基孔肯雅热病例流行病学个案调查表

一、基本情况

（一）患者姓名：_____ 联系电话：_____

　　　如患者年龄＜14 岁，则家长姓名：_____ 联系电话：_____

（二）性别：(1)男 (2)女

（三）年龄：____岁

（四）家庭住址：_____省(自治区/直辖市)____市____县(市/区)____乡(镇/街道)

　　　____村(居委会)_____

（五）工作单位：_____

（六）职业：_____

　　　(1)幼托儿童　　(2)散居儿童　(3)学生　　　(4)教师　　(5)保育保姆

　　　(6)饮食从业人员　(7)商业服务　(8)医务人员　(9)工人　　(10)民工

　　　(11)农民　　　(12)牧民　　(13)渔(船)民　(14)干部职员

　　　(15)离退人员　(16)家务待业　(17)其他

（七）若是输入性病例，请填写以下内容：

　　1. 国籍_____

　　2. 从何处入境本地：_____；_____；_____

　　3. 入境口岸_____；入境时间：____年____月____日

　　4. 入境原因：_____

　　　(1)旅游　(2)商贸往来　(3)导游工作　(4)留学　(5)探亲访友　(6)其他

　　5. 入境后到经地区及停留时间：

　　　地点1：_____；日期：____年____月____日至____年____月____日

　　　地点2：_____；日期：____年____月____日至____年____月____日

二、发病与临床症状

（一）发病日期：____年____月____日

（二）首发症状：_____

（三）相关症状体征：

　　1. 发热(38℃以上)：_____ (1)有　(2)无　(3)不详

　　　如有，则日期：____月____日至____月____日，最高体温____℃，或

　　　(未)检测。

2. 关节痛：_____ (1)有 (2)无 (3)不详

如有,则日期：_____月_____日至_____月_____日,主要累及的关节为(可多选):

①手腕 ②脚踝 ③脚趾 ④手指 ⑤膝 ⑥肘 ⑦肩关节 ⑧脊柱

⑨其他

3. 皮疹：_____ (1)有 (2)无 (3)不详

如有,则日期：_____月_____日至_____月_____日,皮疹为：

①斑丘疹 ②麻疹样皮疹条/线状 ③猩红热样皮疹簇状 ④红斑疹

⑤其他

皮疹部位(可多选)：_____ ①全身 ②躯干 ③四肢 ④面部 ⑤其他

4. 头痛：_____ (1)有 (2)无 (3)不详

如有,则日期：_____月_____日至_____月_____日

5. 结膜充血：_____ (1)有 (2)无 (3)不详

如有,则日期：_____月_____日至_____月_____日

6. 颜面潮红：_____ (1)有 (2)无 (3)不详

如有,则日期：_____月_____日至_____月_____日

7. 胸红：_____ (1)有 (2)无 (3)不详

如有,则日期：_____月_____日至_____月_____日

8. 出血症状：_____ (1)有 (2)无 (3)不详

如有,则出血部位为(多选)：_____

①结膜出血 ②鼻出血 ③牙龈出血 ④呕血 ⑤便血 ⑥血尿 ⑦其他

9. 皮肤出血点：_____ (1)有 (2)无 (3)不详

如有,则出血点为：①散在 ②条/线状 ③簇状 ④其他_____

三、就诊情况

就诊日期	就诊医院名称	有无住院	住院日期	备注

四、住所(病家)环境相关因素

(一)使用的防蚊设备(可多选)：_____

(1)蚊帐 (2)蚊香 (3)纱门 (4)灭蚊剂 (5)其他：_____

(二)积水容器类型(可多选)：_____

(1)花瓶 (2)瓦盆 (3)铁罐 (4)碗碟缸 (5)池塘 (6)树洞 (7)竹桩

(8)假山 (9)盆景 (10)其他_____

五、发病前后活动情况

(一)外出史：

1. 发病前 12 天内是否有外出(离开本市县及出境旅游)史：__(1)是 (2)否

如果否,跳至"(二)发病前后在本地活动情况"

如是 ,地点1:_____;日期:_____年_月_日至_____年_月_日

地点2:_____;日期:_____年_月_日至_____年_月_日

地点3:_____;日期:_____年_月_日至_____年_月_日

返回时间(或入境时间):____年___月___日

同行团队名称(或旅行社名称):_____

同行人员姓名1:_____电话:_____健康状况:_____

同行人员姓名2:_____电话:_____健康状况:_____

同行人员姓名3:_____电话:_____健康状况:_____

同行人员姓名4:_____电话:_____健康状况:_____

同行人员姓名5:_____电话:_____健康状况:_____

2. 外出期间是否明确有蚊虫叮咬史:_____(1)是 (2)否

如是,则叮咬地点为:

地点1:_____;地点2:_____;地点3:_____;

(二)发病前后在本地的主要活动情况:(备注栏填写具体地点)

	日期	家中	工作单位	公园	运动场所	市场	学校	医院	其他	备注
发病第七日										
发病第六日										
发病第五日										
发病第四日										
发病第三日										
发病第二日										
发病当日										
发病前一日										
发病前二日										
发病前三日										
发病前四日										
发病前五日										
发病前六日										
发病前七日										
发病前八日										
发病前九日										
发病前十日										
发病前十一日										
发病前十二日										

六、共同暴露者健康状况

（一）有无家庭其他成员/接触者出现过类似症状：_____（1）有（2）无（3）不详

（二）家中人口数：_____人，出现类似症状者：____人；

（三）工作单位所在部门人数：_____人，出现类似症状者：____人；

请将出现类似症状的家庭成员或同事的相关情况填入下表：

姓名	与患者关系	年龄	性别	发病日期	就诊情况	采样日期	备注

七、其他需补充内容

八、备注

（一）血常规检查

（二）病原学诊断检测

（三）病例诊断分类：本病例属于（输入性病例____、本地病例_____（   ）

调查日期：_____年____月____日　调查者：_____

附表 2

基孔肯雅热入户调查登记表

调查点名称：＿＿＿＿＿＿＿＿＿＿　　　调查人：＿＿＿＿＿＿　　联系电话：＿＿＿＿＿＿

调查日期：＿＿＿＿＿＿＿＿＿

门牌号	户主姓名	户内居住人口数	家庭成员姓名	性别	年龄	职业	是否出现以下症状			发病日期	最近12天外出情况				是否接受采样检测	采样检测结果	是否列入病例管理	备注
							发热℃	关节痛	肌肉痛	皮疹/出血点		其他社区、村	外市	外省	国外				

填写说明：1.症状：如有相应症状，则填写出现日期；2.外出史：如有外出，则填地址；3.如有联系方式请填在备注。

参考文献

[1]邵惠训.基孔肯雅病毒与基孔肯雅热.临床医学工程,2011.18(4):626-628.

[2]林苗,吕志平,王宝麟.基孔肯雅热.北京:中国标准出版社,2010.

[3]任瑞文,柯昌文,唐博恒,等.检测基孔肯雅病毒 ELISA 方法的建立.中国微生物学和免疫学杂志,2012,32(2):183-184.

[4]Rezza G,Nicoletti L,Angelini R,et al. Infection with chikungunya virus in Italy:an outbreak in a temperate region. Lancet,2007,370(9602):1840-1846.

[5]Kowalzik S,Xuan N V,Weissbrich B,et al. Characterisation of a Chikungunya virus from a German patient returning from Mauritius and development of a serological test. Med Mierobiol Immunol,2008,197(4):381-386.

[6]Padbidri V S, Wairagkar N S, Joshi G D, et al. A serological suvey of arboviral diseases among the human population of the Andaman and Nicobar islands,India. Southeast Asian J Trop Med PublicHealth,2002,33(4):794-800.

[7]李小波,丁国允,黄吉诚,等.基孔肯雅病毒实验室检测方法研究进展.中国国境卫生检疫杂志,2012,35(4):282-285.

[8]余蓓蓓,卢亦愚,谢鑫友,等.双重荧光定量 PCR 检测西尼罗病毒和基孔肯雅病毒.临床检验杂,2013,31(6):412-414.

[9]Telles J N, Roux K L, Grivard P, et al. Evaluation of real-time nucleic acid sequence based amplification for detection of Chikungunya virus in clinical samples. J Med Microbiol, 2009,58(9):1168-1172.

[10]刘胜利,黄冠胜,赵增连,等.动物虫媒病与检验检疫技术.北京:科学出版社,2011.

[11]袁军,张海林.全球基孔肯雅热流行现状及分子流行病学研究进展.中国媒介生物学及控制杂志,2009,20(5):490-493.

[12]李建东,李德新.基孔肯雅热.病毒学报,2011,27(4):372-376.

[13]张彦,刘起勇.我国基孔肯雅热的流行状况.中国媒介生物学及控制杂志,2011,22(3):289-292.

第五章

西尼罗热

第一节　西尼罗热的概述

西尼罗热是由西尼罗病毒（*West Nile virus*，WNV）通过蚊媒传播感染引起的一种急性传染病，主要表现为西尼罗热和西尼罗脑炎，临床表现主要有发热、皮疹、淋巴结肿大和脑炎症状等。西尼罗病毒属于黄病毒科黄病毒属，最初于 1937 年由非洲乌干达西尼罗地区一名发热妇女血液接种乳鼠分离获得。目前，该病毒广泛分布于非洲、亚洲、大洋洲、美洲的中部、北部、南部和欧洲的部分地区。迁徙的鸟类在病毒的传播中起重要作用，包括将病毒从疫区重新传播至曾经有散发病例的地区。病毒在自然界中的传播循环是蚊→鸟→蚊，人和马是其终末宿主。

WNV 病广泛分布于非洲、中东、欧洲的部分地区，以及印度、印度尼西亚和亚洲的其他热带地区等。随着该病在人和动物中暴发流行频率增加，自 1999 年进入美国后，发病地区不断扩大，近年来 WNV 病频繁暴发，给发病国家和地区造成了极大的健康威胁和经济损失，引起全球的关注。

近来研究显示，在中国、韩国、日本等乙型脑炎病毒流行国家的鸟体内存在 WNV 抗体。研究者首次从中国新疆地区突发脑炎和发烧患者脑脊液内检测到了西尼罗病毒，表明中国目前已受到西尼罗病毒感染。研究证实乌鸦、家雀等鸟类是西尼罗病毒传播给人的储存宿主，在西尼罗病毒的暴发流行过程中起重要作用。由于全球商务及活动的增多、地区间的交流频繁，西尼罗病毒有可能不断传入新的国家和地区。

第二节　病原学

WNV 属黄病毒科、黄病毒属，与日本脑炎病毒、登革热病毒、日本乙型脑炎病毒、圣路易斯脑炎病毒、墨果河谷脑炎病毒、昆津病毒等同属于乙型脑炎血清群。病毒颗粒为直径约 50 nm 的球型,25 nm 的核衣壳外包裹着脂质双分子膜。最早于 1937 年从非洲乌干达北部西尼罗河地区一名发热妇女的血液中分离到,并因此得名。

一、WNV 的生物学特性

(一)基因组结构

WNV 为单股正链 RNA 病毒,整个基因组全长为 11029 nt,包括 10301 nt 的单一开放读码框(ORF),基因组结构顺序依次为 5′非编码区,长 96 nt,紧接编码 3 个结构蛋白(C,prM 或 M,E)和 7 个非结构蛋白(NS1、NS2a、NS2b、NS3、NS4a、NS4b、NS5)的单一阅读框,最后是 3′非编码区,为 631 nt。WNV 基因组 RNA 分子的 5′端有一个 I 型帽子结构($m^7 G^5 ppp^5 NmpNp$),3′端为不含多聚腺苷酸(polyA)尾。其中 prM 蛋白和 E 蛋白与病毒的宿主范围、组织嗜性、复制、装配以及刺激 B、T 淋巴细胞的免疫应答有关。prM 蛋白是成熟病毒颗粒中的 M 蛋白的前体形式,帮助 E 蛋白正确折叠以及维持其功能。E 蛋白是黄病毒免疫原性最好的表面糖蛋白,可以刺激机体产生大量的中和抗体,可介导受体结合、细胞融合以及病毒聚集。它包括 3 个结构域,其中结构域Ⅲ是免疫原性最好的区域。病毒非结构蛋白没有被全面地描述过,但已被证明,NS2a 为病毒蛋白水解酶,NS3 为病毒蛋白水解酶、核苷三磷酸酶,NS5 为 RNA 依赖的 RNA 聚合酶和甲基转移酶,可以对抗宿主的免疫反应。除此之外,NS1 和 NS2 在西尼罗河病毒感染的过程中也有很好的免疫原性。

(二)病毒形态结构

近年来,对 WNV 结构的研究有很大进展。用低温电子显微镜观察发现,WNV 呈球形,大小为 40~60 nm,有一个组织良好的蛋白质外鞘,二十面体对称,由 180 个 prM 蛋白和 180 个 E 蛋白重复排列而成。E 蛋白呈拉长的杆状二聚体结构,平铺于病毒粒子表面。对 E 蛋白胞外区的结构分析可知,其含有 3 个结构域,结构域 I 参与构象变化、与核内体的酸化有关;结构域Ⅱ与二聚作用、三聚作用以及病毒介导的融合有关;结构域Ⅲ呈免疫球蛋白样折叠,介导病毒对宿主细胞的吸附。WNV 感染的机体产生的强的特异性中和抗体大部分是针对 E 蛋白结构域Ⅲ产生的。此中和抗体(E16)Fab 段的晶体结构,可以为中和抗体的特异性提供依据。E16 的 Fab 段可与 WNV 结构域Ⅲ的 4 个非连续片段结合,分别为 E302—E309 残基,E330—E333 残基,E365—E368 残基和 E389~E391 残基。对目前所知的多种 WNV 序列进行比对可知,这 4 个区域是几乎完全保守的,而其他黄病毒的 E16 表位的 4 个片段不保守。最近,对感染WNV 的人和猩猩产生的单克隆抗体进行分析证实,其他强的中和抗体表位位于结构域 I、结构域 I 和结构域Ⅱ的铰链区以及结构域Ⅱ的二聚体接口处。

(三)编码蛋白

WNV 感染细胞后,基因组首先合成一多聚蛋白前体,再经病毒自身和宿主的蛋白酶切割成成熟的病毒蛋白,其中核衣壳蛋白(C)、膜蛋白(M)和包膜蛋白(E)为病毒结构蛋白。E 蛋白是 WNV 主要的抗原结构蛋白,能诱导机体产生中和抗体,是决定毒力的主要因素。E 蛋白含有 3 个结构域,其中结构域Ⅲ具有中和表位。非结构蛋白主要参与病毒的复制。其中 NS1 和 NS4a 的相互作用可能是病毒 RNA 复制所必需的;NS2a 参与病毒颗粒的组装和传染性病毒颗粒的释放;NS3 和 NS5 是在病毒增殖与复制过程中扮演重要角色的两个非常保守的非结构蛋白。NS3 蛋白是一个具有多功能的蛋白,有如下 3 种酶的活力:丝氨酸蛋白酶活力、RNA 解旋酶活力和 RNA 三磷酸酶活力,NS3 只有与 NS2b 结合组成复合体后才能具有丝氨酸蛋白酶活力;NS5 蛋白具有 RNA 依赖的 RNA 聚合酶活力,也是黄病毒属中最保守的蛋白。WNV 感染诱导机体产生的抗体大部分针对 E、NS1 和 NS3 蛋白,因此上述蛋白可作为诊断和疫苗的靶分子。

(四)基因分型

根据 WNV 蛋白基因的差别,将目前已分离的病毒株分为 2 组:Ⅰ谱系(lineage 1)是引起人类 WNV 病的主要基因型,呈世界性分布,广泛分布于欧洲、中东和北美等地。1999 年,纽约首次暴发时分离的病毒株后证实与 1997—2000 年在以色列流行的病毒株为同一基因型,此现象表明 WNV 已从中东转移至美国。Ⅱ谱系(lineage 2)只在非洲小范围内。

二、致病机制

动物被蚊子叮咬后,WNV 首先在皮肤的树突状细胞内复制。感染的细胞随血流移至引流淋巴结,在那里机体早期免疫反应可以控制病毒的增殖。当到达第二级淋巴组织之后,新的感染开始,病毒通过传出淋巴管和胸导管进入血液循环,从而进入内脏器官,病毒血症随之发生。WNV 可以通过血脑屏障进入中枢神经系统,所以 WNV 很有可能通过血液途径到达神经中枢,其机制尚有待于研究,不排除以下 4 种原因:①肿瘤坏死因子和基质金属蛋白酶改变了毛细血管的通透性;②周围神经的逆向轴突输送;③微血管内皮细胞的输送;④"特罗伊木马"机制,即感染的炎性细胞把 WNV 携带到大脑里。

WNV 进入神经中枢 3~4 天后即可在脑和脊髓的多个位点被检测出来,大脑皮质、海马角、基底神经节、小脑脑干及脊髓前角都可发现不规则感染的神经元,神经元细胞结构退化变性甚至丧失,引发细胞凋亡。小胶质细胞迅速增多,包围损伤的神经元细胞形成小胶质细胞结节。之后的感染过程中,单核细胞广泛出现在感染区域。因脊髓的运动神经元最易损伤,所以引起人类类灰质样综合征的毒性很强的 WNV 北美株主要影响下位运动神经元的功能。

三、培养特性

WNV 可以在多种哺乳动物细胞系(兔肾细胞 RK-13、Vero 细胞等)、蚊子传代细胞系和鸡胚上增殖生长,并引起细胞病变。WNV 可在果蝇细胞和埃及伊蚊细胞内复制,并可使白纹伊蚊细胞产生细胞病变。DC SIGN、$\alpha V\beta 3$ 整合素和层粘连蛋白被认为是病毒的主要受体,蚊子细胞感染 WNV 后可以分泌一种 C 型凝集素,进而结合病毒粒子并促进其吸附。

四、抗原性

世界各地分离的 WNV 存在明显的差异,甚至在同一地理区域分离到的毒株也有差异。全球 WNV 包括两个不同的抗原群:一个是非洲—中东群,包括源于欧洲、非洲、俄罗斯和远至巴基斯坦的中东地区的毒株;另一个是源于印度和远东地区的毒株组成的印度—远东群。

第三节　西尼罗热的流行

一、西尼罗热的流行史

(一)欧洲与地中海地区

人感染 WNV 的病例于 20 世纪 50 年代在以色列首次出现。从那时起,阿尔巴尼亚、白俄罗斯、保加利亚、乌克兰以及摩尔多瓦就一直有关于 WNV 散发流行的报道,但那个时候 WNV 的毒力比较低。当 20 世纪 90 年代 WNV 再次出现的时候,其毒力、发生的频率以及疫情在人类和马群中暴发的次数均大大增加。法国、葡萄牙、西班牙、意大利、阿尔及利亚、摩洛哥、突尼斯、埃及、以色列、罗马尼亚、俄罗斯、波兰、捷克、匈牙利、克罗地亚,以及塞尔维亚都有疫情报道,死亡病例也在数百以上。

2010 年在希腊及其邻国发生的 WNV 疫情中,实验室确诊病例为 250 例,死亡病例 27 例。遗传进化分析显示,希腊发生疫情的毒株跟 2004 年在匈牙利出现的毒株具有同缘性。2008 年意大利北部马群发生的疫情中,确诊病例有 794 起,死亡 5 例,同时当地出现了 10 例人感染 WNV 而死亡的病例。2010 年夏天,西班牙南部地区暴发西尼罗热疫情,其中有 2 人死亡。2011 年 8 月份,俄罗斯、希腊北部、匈牙利、以色列、意大利、罗马尼亚、阿尔巴尼亚和土耳其等国再次暴发了西尼罗热疫情。不过,引起西班牙和意大利发生疫情的 WNV 毒株与希腊的不同。

(二)非洲、亚洲和大洋洲

WNV 最早从乌干达西尼罗省的一名发热妇女身上分离到。不过,自从乌干达首次检测到 WNV 以来,有关当地 WNV 流行相关情况的后续研究报道几乎没有。撒哈拉以南一些非洲国家开展的血清学调查显示,人群中的血清流行率差异很大,也仅有一些有记录的病例,不过这些数据可能存在一些问题。因为限于当地的科技水平,不少流行病学调查并没有作交叉试验。

WNV 在南亚地区的检出率较高,呈零星散发流行,也有不少人感染 WNV 的病例报道。在澳大利亚,WNV 毒株又被称为 Kuniin 病毒(KUNV)。不过,这种病毒在澳大利亚引起的疾病症状通常比较温和。

（三）美洲

1999 年纽约大都会地区检测到了 WNV，这是北美大陆首次出现 WNV 的报道。西尼罗热在纽约首次暴发时，发生了人群病例 62 起，死亡 7 例。马群中出现 25 起病例，死亡 9 例。此外，还有大量的鸟类死亡。从那时起，病毒迅速地蔓延到了整个美国，迄今共造成了 1100 人以上的死亡，超过 12000 例的脑炎和/或脑膜炎病例，确诊的人员感染病例在 30000 以上。其中 2003 年为疫情最为严重的一年，死亡人数达 264 人。2012 年美国西尼罗热再次严重暴发，截至当年的 8 月份，死亡人数就已达 41 人。病毒逐渐从美国扩散到了邻国，流行病学调查研究显示，加拿大、中美洲及南美洲也存在人类、马、鸟类或其他动物感染 WNV。不过，有关病毒分离的报道不是很多。

根据对墨西哥分离到的毒株进行序列分析显示，病毒传入墨西哥的路径有两条：一条是通过墨西哥北部，还有一条是通过尤卡坦半岛，主要是通过迁徙的鸟类传入。然而，墨西哥的 WNV 毒株的致病力要比美国出现的毒株要低。实际上，加勒比和墨西哥分别报道了 5 起和 7 起 WNV 感染病例，但没有一起病例是致命的。这种差异可能与多种原因有关，例如当地广泛存在具有交叉保护作用的多种其他黄病毒。

二、西尼罗热的传播途径

在自然界中的传播循环为鸟→蚊→鸟方式，人和马可作为该病毒的偶然宿主（终宿主）。自然界中西尼罗病毒在野鸟和嗜鸟血的蚊虫之间的传播循环是其主要的循环方式，而在家禽与人和鸟血兼嗜的蚊虫之间的传播是其另一种主要的循环方式。在极少数的情况下，西尼罗病毒也可以通过输血、器官移植、母乳喂养传播，甚至在怀孕期间从母亲传给婴儿；简单接触不会传播西尼罗病毒。

WNV 的主要传播媒介为蚊子，不同种类蚊子传染病毒的能力不同，库蚊是全球最主要的 WNV 传播媒介。研究证明，65 种蚊类均可感染和传播 WNV，主要包括：致倦库蚊（C. quinque）、尖音库蚊（C. pipiens）等。近来研究表明：美国东部的尖音库蚊在夏末秋初以叮咬哺乳动物和人类为主，而非鸟类。这种宿主转移现象同样也存在于美国西部的环喙库蚊。此外，在美国田间收集的雄性三列伊蚊（A. triseriatus）和盐水库蚊（C. salinarius）体内也分离到了 WNV，进而表明病毒不仅可通过垂直传播，还具有感染伊蚊的能力。蚊子通过叮咬具有病毒血症的动物而感染 WNV，随后病毒在蚊子中肠上皮细胞内复制后，从血淋巴转移至唾液腺。病毒在唾液腺内聚集并在唾液内形成高水平的病毒血症，进而在叮咬过程中感染人、鸟类和其他动物。多种因素（媒介和宿主的活动范围及感染并传播病毒的能力、天气、气候、宿主免疫状态等）均会影响 WNV 的传播。夏末，环境条件会促进 WNV 的增殖，此时若有大量的既可叮咬鸟类又可叮咬人类的"桥梁蚊媒"，WNV 即可传染给人类。

研究证实 WNV 可经器官移植和输血在人与人之间传播，此外，也有报道称 WNV 可经宫内途径或哺乳由母亲传播给婴儿。

(一)宿主

1.鸟类

候鸟迁徙是西尼罗热传播的重要风险因子之一。鸟类尤其是鸦科鸟类是 WNV 的储存宿主。大多数鸟类感染 WNV 后可以带毒存活,其作为传染源通过迁徙可以导致疾病的跨洲传播。目前,美国 CDC 已从至少 332 种鸟体内检测到 WNV 感染。雀形目(Passeriformes)有 129 种鸟感染病毒,鸦科、雀科、森莺科感染病毒种数较多;其次为雁形目(Anseriformes)、隼形目(Falconiformes)、鸡形目(Galliformes)、鹦形目(Caprimul-giformes)、鹦形目(Psittaciformes)等。332 种鸟中有 77 种为非本土鸟,3 种为未知来源的鸟。其中 37 种鸟只检测到 WNV 抗体,其余则均检测到抗体和病毒或病毒 RNA。

脊椎动物只有当体内的病毒血症水平超过 10PFU/mL 时,该动物才能成为扩大宿主。大部分哺乳动物,譬如人和马,可以发展到低水平的、短期内的病毒血症,但不足以再次感染蚊子。相反,多数鸟类的病毒血症可以达到感染蚊子的水平,甚至有关于鸟与鸟通过直接接触传播病毒的报道。一个鸟群如果具有较高的扩散效能就有驱动人群暴发 WNV 的风险。除此之外,鸟群的总数、鸟的密度和鸟群种类的多样性,也可能与人群暴发 WNV 有密切关系。

2.马及其他哺乳动物

2010—2011 年间,希腊农村发展和粮食部(The Ministry of Rural Development and Food)向世界动物卫生组织(World Organization for Animal Health,OIE)报告了 30 例马感染 WNV 的病例。2011 年有 23 例马感染 WNV 病例,其中 13 例无临床症状,无死亡病例。最初的 2 例在出现人感染病例前被确定,随后当地(卡尔季察州)人群中出现高感染率,提示病毒已经在该地区传播。因此,马感染病例的出现可被视为一种人群感染 WNV 的早期预警信号。除了马之外,还报道有其他种类的哺乳动物感染了 WNV,包括羊驼、狒狒、蝙蝠、黑熊、棕熊、骆驼、猫、牛、狼、山羊、美洲虎、狐猴、猪、猕猴、老鼠、负鼠、兔和白尾鹿。大部分哺乳动物并不能扩大 WNV 的传播范围,但是在实验中,金黄地鼠、东白尾灰兔、东花栗鼠和黑松鼠出现了可以感染蚊子的病毒血症水平。这些实验数据有待在自然条件下进一步证实。

3.昆虫媒介

目前已从至少 75 种蚊虫中检测到西尼罗病毒(Higgs,et al.,2004),其中大部分为库蚊属。虽然有些蚊虫在病毒传播过程中的作用尚不清楚,但是研究证明,不同地区的主要媒介各不相同,同一种蚊虫不同的地理株对于西尼罗病毒的易感性及传播作用也有所不同。不同地理株的三带喙库蚊(*Culex tritaeniorhynchus*)对西尼罗病毒的易感性存在着差异。病毒可在蚊虫体内垂直传播,这对于病毒越冬和在自然界的保存,维持病毒的传播循环具有重要意义。研究表明,蚊子的传播效率、物种密度和叮咬方式是带来 WNV 暴发风险的几个最重要因素。传播效率高、物种密度高的蚊子更易传播 WNV。譬如库蚊是 WNV 传播的主要媒介,这是由于库蚊的种类很多。尽管库蚊仅仅是一种带病毒能力中等的蚊子,但由于它主要叮咬鸟类,当其数量多时,便是一个高效的地方性动物病的传播者。蚊子的叮咬偏好在其传播 WNV 的过程中也扮演着重要的角色。

在蜱体内也分离到西尼罗病毒,且实验研究表明蜱在病毒的传播循环中可能有一定的作用。Higgs 等(2004)更推测蜱在干旱、蚊虫少的地区,可能存在蜱→鸟→蜱的传播循环。但因蜱吸血间隔时间长,它更有可能在病毒的长期保存和/或扩散中具有一定的作用,而在鸟类的暴发流行中意义不大。

(二)鸟、蚊在病毒循环中相互作用

鸟对疾病敏感性及鸟群内部暴露接触的了解相当少。已知的关于鸟特异敏感性主要来自于死鸟的监测及多个采样数据的统计分析。美国的监测集中于乌鸦和蓝鸟。WNV 导致成千上万的鸟死亡,但很难检测疾病对野生动物种群的持续影响,部分原因是限定一个地理种群比较复杂,尤其对于迁飞的鸟。对于标记种群的研究,特别是使用无线电传输的研究,对种群影响提供了最好的评估,目前此类研究发表的数据尚少。现有数据是有关美国短嘴鸦和松鸡的,两者看来均受 WNV 严重影响。实验室条件下感染 WNV 的美国短嘴鸦几乎 100% 死亡。2002 年 WNV 首次攻击纽约伊萨卡岛标记乌鸦群(该岛有 10 个乌鸦种群),导致约 33% 死亡率(大约 68 只鸟),25 只鸟从种群中消失,其中 21 只死亡;2003 年,23 种鸟(大约 168 只鸟)至少消失 35%。在俄克拉荷马州俄克拉荷马市标记的 120 只乌鸦在 2002 年 9 月 WNV 流行后死亡 33%。用无线示踪的 28 只乌鸦中的 19 只(68%)自 2002 年 6—10 月死亡,所有死亡乌鸦检测均呈阳性。用无线示踪的 2003 年俄怀明州和蒙大拿州繁殖期松鸡对 WNV 易感,但死亡率随地理条件不同而不同。Kilpatriek 等(2006)的研究表明北美 WNV 的流行与蚊虫吸血习性的转换有密切关系。在夏季,嗜吸鸟血的蚊虫通过吸食鸟血,使病毒不断在鸟—蚊间得以传播和扩增;到了夏末和秋季,由于蚊虫偏嗜的鸟类迁徙,它们转向吸食哺乳动物(包括人)血,从而将病毒传播给人,在人群中引起暴发和流行。Russell 和 Hunter (2006)的研究表明林奈库蚊($Cx.\ pipiens\ L.$)和 $Cx.\ restuans$ 随空间垂直高度的增加,蚊虫的数量也呈现增加趋势,并且使用乌鸦后臀腺咽拭子作为鸟诱饵实验同样证实 2 种蚊虫的数量随高度的增加而增加。这种现象与蚊嗜吸鸟血相一致,符合病毒在自然界鸟→ 蚊→鸟循环的中传播和扩增。幼鸟是重要病毒宿主。幼鸟进食需成鸟喙对喙喂养,可能导致水平传播;幼鸟间亲密接触也有可能导致水平传播,因幼鸟活动力低、极少或无羽毛,皮肤暴露,可能成为蚊虫媒介的宿主。俄亥俄州的 5 只蓝鸟幼鸟中有 4 只在实验室检测呈 WNV 阳性,后来在同巢中第 5 只幼鸟检测呈阳性,且雄性成鸟抗体阳性。此外,由于大多数雀形目鸣禽巢被捕食,捕食者可能经摄食感染的幼鸟而感染病毒。

(三)实验室感染研究

Komar 等的研究表明:在实验室条件下,用 1997 年引自中国台湾的三带喙库蚊成蚊(<10 日龄),经胸腔注射 1 tzL 含 107 PFU/mL 的 WNV 病毒液(NY99 6480)后,于实验室规格化养殖 6 天,以 5~15 只染毒蚊虫叮咬暴露皮肤的鸟。结果表明 25 种鸟中

蓝鸟（*Cyanocitta cristata*）、短嘴鸦（*Corvus brachyrhynchos*）、家麻雀（*Passer domesticus*）、红雀（*Carpodacus mexicanus*）、白头翁（*Quiscalus quiscula*）为最易感宿主。鸟接种病毒后出现病毒血症时间为 1～7 天，高峰期为第 2～4 天；仅有 1 只鱼鸦（*Corvus ossifragas*）可出现长达 11 天的病毒血症。8 种鸟出现死亡，其中大部分为雀形目；17 种未出现症状和死亡的鸟中，有 10 种已报道在自然界中死于与 WNV 相关的感染。摄食感染 WNV 的水溶液可导致家麻雀、白头翁、红雀、猫头鹰（*Bubo virginianus*）感染；摄食感染蚊子可致家麻雀、鼠、雨燕和燕子的感染。虽然该研究样本量较小，不能反映自然状况，但提示了病毒在自然界鸟中的感染情况，包括病毒血症持续时间、病毒经口和经接触传播的可能性。此外，经接触传播的有特拉华鸡（*Larus delawaresis*）、蓝鸟、喜鹊（*Pica hudsonia*）和短嘴鸦，这些鸟与配偶可能经口—粪便或互啄（Auopreening）接触而感染。

（四）易感人群

人群对 WNV 普遍易感，隐性感染和轻型患者更常见，流行地区 60% 以上青壮年体内抗体呈阳性，无性别差异。发病者多为年老体弱者，感染后免疫力较持久。WNV还会通过输血、器官移植、哺乳传染，甚至由母亲在妊娠期间传染给孩子。

第四节　西尼罗热的实验室检测

目前对该病的诊断有多种方法，可以用人和动物的组织、脑脊液、血清或全血以及蚊子作为诊断材料，通过血清学、病毒学、组织病理学检查和流行病学进行诊断。本文就西尼罗病毒的各种诊断方法的最新研究进展进行阐述并探讨其发展趋势。

一、血清学检测

血清学检测一直是诊断西尼罗病的最主要的方法，主要包括：IgM 抗体捕获酶免疫法（MAC-ELISA）、间接免疫荧光试验（IFAT）、血凝抑制试验（HI）和蚀斑减少中和试验（PRNT）。

（一）ELISA 方法

该方法可检测血清中 IgM 和 IgG 抗体，此两种抗体检测方法最有效的为捕捉 IgM 的 MAC-ELISA 检测方法，因为感染 WNV 后 IgM 的免疫应答出现得比 IgG 早，而 MAC-ELISA 不但可用来检测血清中或大脑脊液中的 WNV 的 IgM，而且 MAC-ELISA 方法具有快速、高敏性且能定量等优点，所以此技术可用于感染 WNV 的早期诊断。该方法是现有检测血清和脑脊液中病毒抗体最敏感的筛检方法。在多数公共卫生实验室 MAC-ELISA 方法已取代了补体结合试验和血凝抑制试验，因为在急性感染黄病毒的早期诊断中其敏感性最高，在患病 8 天内检测敏感性高达 90 %。据报道 MAC-ELISA 在检测患者的脑脊液和血液样品时其敏感性高于 PCR。因为在健康个体病毒会很快被免疫系统清除,所以在出现临床症状时一般不会检测到病毒核酸。对患者来说 MAC-ELISA 是一种更加合适的检测方法,目前在美国,MAC-ELISA 是运用最广泛的诊断 WNV 脑炎的技术。MAC-ELISA 也有其一些局限性。第一,尽管人对 WNV 和其他黄病毒的 IgM 应答针对病毒特定类型比 IgG 高,但与黄病毒属的日本脑炎病毒血清群存在交叉反应。有实验证明,用该方法检测(抗原分别来自以下三种病毒)已经确诊为西尼罗病毒、圣路易斯脑炎病毒和日本脑炎病毒感染的人血清共 103 份,其中 36 份西尼罗病毒血清有 6 份与圣路易斯脑炎病毒抗原、19 份与日本脑炎病毒抗原发生交叉反应;32 份圣路易斯脑炎病毒血清有 20 份与西尼罗病毒抗原、7 份与日本脑炎病毒抗原发生交叉反应;35 份日本脑炎病毒血清有 1 份与圣路易斯脑炎病毒抗原、11 份与西尼罗病毒抗原发生交叉反应;在美国的研究中,一般采用蚀斑减少中和试验鉴别西尼罗病毒与圣路易斯脑炎病毒引起的感染。说明该方法作为黄病毒的筛检,不能作为确诊。第二,在 IgM 检测时登革热和黄热病也会出现交叉反应。另外了解患者一些其他的信息,例如历史上 WNV 或其他黄病毒活跃的地区,对解释诊断结果可能会有帮助。第三,患者血清包含的未感染 WNV 的 IgM 分子可以与 WNV 的 IgM 分子非特异性竞争,可导致 MAC-ELISA 的敏感性降低。第四,类风湿因子可与 MAC-ELISA 方法发生非特异性结合,导致假阳性结果的出现,这种类风湿因子可能出现在健康个体的血清中,因此可能会混淆血清学诊断。

(二)间接免疫荧光试验(IFAT)

间接免疫荧光试验可用于疑似 WNV 感染的血清中抗 WNV 的 IgG、IgM 或总抗体(IgG+IgA+IgM)的检测,此方法费时,需 2~3 天完成。此方法用于检测抗体,是一种有效、快速、经济的黄病毒诊断方法,是一种特异性较高的病原体鉴定方法,美国 2000 年从新泽西州采集的 1 705 份野鸟血清用 ELISA 方法筛选,30 份为阳性,其中有 12 份采集到了野鸟的肾脏组织,用免疫荧光技术检测,12 份全为阳性,ELISA 对照为阴性的样品检测亦为阴性。但是该方法敏感度偏低,而且需要制备相应的荧光抗体,还要用荧光显微镜镜检,因此不能用于大量患者血清检测;又由于脑脊液中 IgM 的浓度比血清中低 1000 倍,所以此方法亦不能用于脑脊液中 IgM 的检测。

(三)血凝抑制试验(HI)

早在 1954 年 Casals 和 Brown 就开始使用血凝抑制试验方法。HI 方法的效价比中和试验高,但是其效价和阳性样品比 PRNT 低。HI 方法可检测 IgM 和 IgG 的抗体级别,但其敏感性较 ELISA 低得多。当保存时间长时 HI 所用的试剂稳定性较其他方法所用试剂的稳定性差,目前此法已被 MAC-ELISA 方法所取代。

(四)蚀斑减少中和试验(PRNT)

蚀斑减少中和试验是 WN 的血清学诊断的金标准,有着较高的灵敏度和特异性,一般通过其他血清学检测筛选的阳性样品必须通过特异的蚀斑减少中和试验来进行确诊,此方法可以鉴定特异的黄病毒抗体,可对两种抗原性相关的病毒的感染进行鉴别。在蚀斑减少中和试验中发现以恢复期血清较急性期 IgG 抗体滴度高 4 倍以上的为阳性。

蚀斑减少中和试验在 WNV 感染的诊断中很有价值，而且是特异性最强的血清学检测方法，但它依然有着许多局限性。首先中和试验不能区分 IgM 和 IgG，很难判定中和试验检测的是现阶段或是既往感染，其次空斑减少中和试验也需要细胞培养以及活的病毒和严格的测试病毒滴定，再次该方法操作复杂，耗时耗力（检测 WNV 需要 6天时间），不适用于大量样品的检测。

早在 2002 年美国疾控中心就开始研究鉴别西尼罗热病毒、日本脑炎病毒、圣路易斯脑炎病毒感染的 IgM ELISA 抗体检测技术，研究证明西尼罗热病毒的 prM 蛋白与乙脑的抗血清不发生交叉反应，说明 prM 蛋白在西尼罗热的鉴别诊断中有着很好的应用前景。但因为 PRNT 和 MAC-ELISA 这两种方法要用活病毒进行试验，限制了它们在非疫区国家的使用。

二、病毒的分离鉴定

通常用于病毒分离的标本有患者的脑脊液、处于病毒血症的血清（持续 5 天左右）、脑组织，马的脑和脊髓组织，鸟的肾、脑和心脏组织。分离病毒的方法一般为乳鼠脑内接种法和细胞培养法，细胞培养分离病毒时多用的是对西尼罗病毒敏感的哺乳动物细胞系如 Vero 细胞或蚊子细胞系，美国的艾奥瓦州兽医实验室从纽约动物园中感染发病的智利火烈鸟采集样品，通过 Vero 细胞培养得到 NY99 西尼罗毒株。病毒分离后，应用间接免疫荧光试验、核酸检测或中和试验加以确证。如用脑脊液和血清作为标本分离病毒时，因为病毒血症时间短（持续 5 天左右），病毒滴度低，分离阳性率低，一般用急性期血清接种 Vero 细胞单层，4～7 天后根据细胞病变和免疫荧光确定。

病毒分离法是检测病毒的经典技术，是诊断病毒感染的"金标准"，对于新发疾病病毒分离和病毒的自然宿主是非常有价值的工具，但此法要求条件高，分离率低，操作复杂，所需时间长，不能够快速、大量进行病毒诊断。

三、核酸诊断

核酸检测快速，操作简单，敏感性高，特异性强，已广泛用于各种疾病的检测，现已研制出了几种针对西尼罗病毒核酸的检测方法，并得到了广泛的应用，主要有反转录-聚合酶链式反应（RT-PCR）、反转录-巢式聚合酶链式反应（RT-nPCR）、实时荧光定量反转录 PCR（Real-time RT-PCR），依赖核酸序列的扩增技术（nucleic acid sequence-based amplification，NASBA）。

（一）常规 RT-PCR

美国疾控中心建立了检测西尼罗病毒的标准 RT-PCR，此法可用于检测西尼罗病毒感染的人、鸟和蚊等样品，因为该标准方法可从日本乙型脑炎中扩增出非特异性条带，所以在用此法检测出阳性样品时，要注意鉴别这两种病毒，有研究人员实验证明通过产物的 RFLP 分析可以做到鉴别这两种病毒。Lanciotti 和同事们根据西尼罗病毒的 C 蛋白基因和 prM 基因建立了检测西尼罗病毒的 RT-PCR 法，此法缺点在于特异性上与黄病毒有交叉反应，敏感性上在人脑脊液、血清和马组织样品中检不出病毒。在我国，如邓永强等建立了检测西尼罗病毒的一步 RT-PCR 法，是根据病毒的 E 基因设计引物，经过验证，此法适用于实验室检测和流行病学检测。张久松等根据 C-prM 蛋白基因设计引物建立了检测西尼罗病毒的常规 RT-PCR 法，经证明此法可以用于检测媒介蚊虫和动物宿主组织中的西尼罗病毒。虽然有多种 RT-PCR 检测方法在生产实践中广泛应用，但是此法有着自身的局限性，其敏感性有限，因此国内外又建立了敏感性更强的反转录巢式 PCR（RT-nPCR）。

（二）RT-nPCR

由于美国疾控中心所建立的标准 RT-PCR 不能从马脑组织病料中扩出特异性条带，为此，美国农业部动植物检疫局建立了以西尼罗病毒 E 基因为扩增区的 RT-nPCR，提取病毒 RNA 后，进行 2 次 RT-PCR，可以从感染的马脑组织中检出西尼罗病毒，此法现已定为检测马西尼罗病毒感染的标准方法。美国相关实验室也开发建立了检测西尼罗病毒的标准 RT-nPCR 方法。国内如邓永强等以 E 基因为扩增区建立的检测西尼罗病毒的一步 RT-PCR 和巢式 RT-PCR 方法，二者分别检测不同稀释度的乳鼠脑悬液和 Vero 细胞上清，后者的敏感度分别是前者的 10^4 和 10^2 倍，敏感性得到提高。张久松等以 E 基因建立的 RT-nPCR 和以 C-prM 基因建立的 RT-PCR，在检测蚊虫模拟标本和乳鼠脑病毒液中的西尼罗病毒基因时，敏感性前者比后者分别提高了 10^8 和 10^9 倍。现建立的检测西尼罗病毒的巢式 RT-PCR 具有较高的敏感性和特异性，为西尼罗病毒的流行病学调查奠定基础。

（三）Real-time RT-PCR

由于巢式反转录 PCR 的自身限制性，操作步骤多，增加了实验室污染的机会，容易出现假阳性结果，不利于大规模的流行病学调查，且不能够大程度地实现快速、大量、准确的检测，因此国内外发展建立了检测西尼罗病毒的实时荧光定量 RT-PCR。此技术是近年来发展起来的新技术，包括 TaqMan 探针、SYBR Green I 荧光染料、杂交探针、分子信标等几种方法，具有快速、敏感、污染少等特点。美国疾控中心建立了两套引物的 TaqMan 探针实时荧光定量 RT-PCR 用于检测西尼罗病毒，一套引物只适用于检测与西尼罗病毒 NY99 株高度同源的毒株，另一套可检测出所有的西尼罗病毒毒株。Lanciotti 等建立的 TaqMan 探针 Real-time RT-PCR 法可以快速检测人、蚊子和鸟组织中的西尼罗病毒，且敏感性比常规 RT-PCR 高 10 倍。在国内，如陈晓等以 E 基因建立的一步法 TaqMan 探针实时荧光定量 RT-PCR，可以特异性检出西尼罗病毒，不与日本脑炎病毒发生交叉反应，且不易出现污染引起的假阳性结果。唐泰山等以 E 基因和 $3'$-UTR 非编码区，建立的 WNYC 和 WNYA TaqMan 探针 Real-time RT-PCR 法，具有高的敏感性和特异性，可以作为检测西尼罗病毒的技术储备。从其多样性的样品中检测病毒，Real-time RT-PCR 是一种快速可靠的方法，TaqMan 探针法可检测到 0.1 PFU 量的病毒 RNA，敏感性很高。SYBR Green 实时荧光定量 PCR 检测法也已经建立，与 TaqMan 探针法相比敏感性相同，但成本低，可以检测出更多的西尼罗病毒的变种，此法适合于大规模的诊断和流行病学调查。

（四）NASBA

其又称为自主序列复制技术，由 Guatelli 于 1990 年首次提出，NASBA 技术是在 PCR 基础上发展起来的一项连续、等温的体外核酸扩增反应体系，反应终产物是与模板 RNA 互补的单链 RNA，并有两种检测单链 RNA 的方法，一种为 NASBA-电化学发光分析法，另一种为 NASBA-信标分析法，该技术适合于单链 RNA 的检测及测序。美国 CDC 已指明此法可作为一种诊断方法用于实验室诊断，并已建立了这两种检测西尼罗病毒的方法，通过实验证明 NASBA-电化学发光分析的敏感性比 NASBA-信标分析要高，且 NASBA 分析法的敏感性和特异性比 RT-PCR 和 TaqMan 法更高。Lanciotti 等人建立了 NASBA-电化学发光分析法和 NASBA-信标分析法两种用于检测人脑脊液、蚊虫和鸟组织中西尼罗病毒，有着比上述几种基因检测方法更高的敏感性和特异性。NASBA 法特异性强、敏感性高、操作简单，所需时间短，适合于大规模的检测诊断。

用常规 RT-PCR、TaqMan 荧光定量 PCR、NASBA-电化学发光分析法和 NASBA-信标分析法同时检测从 10000PFU 的 NY99 毒株 10 倍稀释到 0.01PFU，可检测到得病毒量依次为 1PFU、0.1PFU、0.01PFU 和 0.1PFU，结果说明在西尼罗病毒的检测中 NASBA-电化学发光分析法具有更高的敏感性，经试验证明 NASBA 方法有着更高的特异性。CDC 已指明 NASBA 方法可用于西尼罗病毒的实验室检测。

此外，还有研究人员建立了多重 PCR 的检测方法，用于检测西尼罗病毒、委内瑞拉马脑炎病毒和亨德拉病毒引起的脑炎。Parida 等建立了以 E 基因为扩增区的检测西尼罗病毒的一步 RT-LAMP 法，该法较之其他核酸检测方法更特异、灵敏、快速且无需热循环仪，在恒温条件下进行核酸的扩增，而且可与其他检测方法相结合，可提高检测的敏感性。

第五节　西尼罗热的防治

一、临床表现

WNV 感染潜伏期通常为 2～14 天。大多数呈隐性感染。有 20%～40% 的感染者出现症状，主要表现为西尼罗热；约 1/150 的感染者出现中枢神经系统症状，主要为婴幼儿、老年人和免疫缺陷患者。5 岁以上的人群属于高危人群。神经系统症状主要包括西尼罗脑炎、脑膜炎和急性弛缓性瘫痪。

（一）一般表现患者常急性或亚急性起病

多表现为非特异的流感样症状。包括头痛、寒战、高热、身体不适、疲倦、关节痛、肌痛等，一般持续几天，也可表现为咳嗽、咽喉痛、食欲减退、恶心、呕吐和腹泻等。约一半的患者出现皮疹。儿童更常见。面色潮红、结膜充血、淋巴结肿大、低钠血症也常见。还可出现脾大、心肌炎、缺血性和出血性视网膜脉管炎等严重症状。

(二)西尼罗脑膜炎、脑炎的临床表现

西尼罗脑膜炎常表现为发热、头痛、颈项强直、Kernig'S 征和 Brudzinski'S 征阳性等脑膜刺激征。脑实质受累时,则表现为脑炎的症状和体征,包括意识改变、失定向、构音障碍、癫痫、共济失调、不自主运动和帕金森综合征等。这些症状也可由其他黄病毒感染引起,因此病程急性期很难通过临床表现来鉴别。但是西尼罗脑炎的老年人易患性对鉴别急性病毒性脑炎极有价值。50 岁以上的老年人是本病独立的易患因素,而流行性乙型脑炎主要感染儿童,尼帕病毒脑炎主要感染青少年。也有西尼罗脑炎患者伴发急性肾功能衰竭的报道。西尼罗热患者多在数天至数月内完全康复。西尼罗脑炎患者的预后要比西尼罗脑膜炎患者差,但也有一项早期研究表明,伴有运动障碍的西尼罗脑炎患者的预后良好。

(三)急性弛缓性瘫痪

1999 年美国纽约因 WNV 感染入院的患者中有 27% 表现为肌无力,10% 表现为急性弛缓性瘫痪。本病的主要临床表现是急性的非对称性的肢体弛缓性瘫痪,常在数小时内达高峰,严重者可累及呼吸肌而需要靠机械通气维持呼吸。不伴有或很少有感觉障碍,多数患者有下背部疼痛,还有些患者有肠道和膀胱功能障碍的表现,也有横纹肌溶解症的报道。神经系统检查发现,患者多数颅神经正常,但也有一半以上的患者可能有面瘫。弛缓肢体的肌无力很显著,肌萎缩可能会在疾病的后期出现。患者感觉正常或轻微受累,严重瘫痪肢体的深反射可能消失。有关 WNV 感染引起的急性弛缓性瘫痪的预后资料很少。研究发现,本病预后变异性很大,病程初期病情严重并不意味着预后不良。在 2000 年美国纽约和新泽西州因 WNV 感染而住院的患者中,一年内恢复行走能力的只有 1/3。但在 2002 年的一项研究中发现,有的患者可以在数周内完全康复。

(四)病理改变

西尼罗病毒对人体各器官均有不同程度的损伤,包括大脑、心脏、脾脏、胰脏、肝脏、消化道、肺、肾、卵巢等。但神经系统的损伤是最严重的,其临床表现的多样性表明西尼罗病毒可以选择性地侵袭某一特定的细胞群,比如脑干的黑质、基底节、小脑和脊髓前角运动神经元等。神经系统组织病理学表现主要为轻度脑水肿,脑实质、脑膜和脊髓前角的血管周围淋巴细胞浸润,小胶质细胞增殖,星形胶质细胞反应性增生,神经元吞噬现象等非特异性慢性炎症改变以及丘脑、脑干和小脑浦肯野细胞神经元的丢失。腰骶神经根也可见到类似的炎症改变。肌肉活检可见到弥漫的肌纤维坏死和巨噬细胞浸润,但免疫组化检查未发现病毒直接侵袭肌肉的证据。

二、临床治疗

目前无针对西尼罗病毒的特效治疗药物。目前的治疗主要是对症和支持治疗。轻症患者呈自限性经过,但脑炎患者需积极治疗,常用措施如下。

(一)一般治疗

卧床休息,对病人要尽量避免不必要的刺激。保持呼吸道通畅,昏迷病人注意定时翻身、拍背、吸痰、吸氧,防止发生褥疮。注意精神、意识、生命体征以及瞳孔的变化。给足够的营养及维生素,保持水及电解质平衡。

(二)对症治疗

(1)降温高热者以物理降温为主,首选冰帽降温,同时酒精擦浴,放置冰袋;药物降温为辅,阿尼利定、柴胡、吲哚美辛栓均可选用。上述方法效果不佳时,可采用亚冬眠疗法,肌肉注射氯丙嗪及异丙嗪各 $0.5\sim1.0mg/(kg\cdot次)$,每 $4\sim6h$ 给药 1 次。

(2)惊厥或抽搐为脑水肿或脑疝所致者,应立即采用脱水剂治疗,可用 20% 的甘露醇快速静滴,应及时吸痰、保持呼吸道通畅,必要时气管切开。镇静剂治疗:安定成人 $10\sim20(mg\cdot次)$,小儿 $0.1\sim0.3mg/(kg\cdot次)$,肌注,必要时静脉缓注,但不超过 10 mg;水合氯醛成人 $1.5\sim2.0g/次$,小儿 $50mg/(kg\cdot次)$(每次不大于 1 g),鼻饲或保留灌肠;苯巴比妥钠成人 100 mg/次,肌肉注射。

(3)脑水肿而无抽搐者,甘露醇用量同上述。速尿、高渗葡萄糖可辅助脱水治疗。糖皮质激素可减轻脑水肿,可短期应用。

(4)呼吸衰竭者常规氧疗;静脉滴注呼吸兴奋剂洛贝林、尼可刹米、哌甲酯等;必要时气管插管、气管切开,及时机械通气治疗。

三、预防接种

目前已有 3 个马用疫苗获得上市许可。第一个被批准的兽用疫苗是由附属于辉瑞的 Fort Dodge 公司开发,该疫苗为甲醛灭活的全病毒,有良好的免疫效果;第二个获得美国 USDA 许可的疫苗是由美国勃林格殷格翰动物保健有限公司开发的灭活疫苗;第三个在美国上市的马用疫苗为表达 WNV prM 和 E 蛋白的嵌合重组金丝雀痘病毒疫苗,该疫苗免疫马后可刺激机体产生抗 WNV 的中和抗体并能抵抗强毒的攻击。此外,此灭活形式的嵌合疫苗也获得了美国 USDA 的批准。2005 年,由美国富道动物保健公司生产的 WNV DNA 疫苗获得批准上市,但近年来该疫苗已停止生产。基于黄热病毒(YF17D 疫苗株)制备的表达 WNV prM 和 E 蛋白的重组嵌合疫苗于 2006 年获得了USDA 的生产许可,但由于该疫苗可造成严重的过敏、呼吸困难、甚至死亡等不良反应,已于 2010 年从市场召回。

目前,尚没有 FDA 批准的人用 WNV 疫苗,但已有几种疫苗进入临床试验阶段。如英国 Acambis 公司以致弱的黄热病毒疫苗株为载体构建的表达 WNV prM 和 E 蛋白的嵌合疫苗目前已经进入Ⅱ期临床。另一个以致弱的登革热病毒为载体的表达WNV prM E 基因的嵌合疫苗(WN DEN4)亦进入Ⅱ期临床试验。另外,有两个 DNA疫苗也进入Ⅰ期临床。此外,还有许多新型疫苗(病毒样颗粒疫苗等)处于实验室研究阶段。

第六节 西尼罗热的预警及防控

一、风险分析

近年来,西尼罗热的流行区域逐渐扩大,在北美、欧洲和非洲等地引起广泛流行。尽管我国尚未发现西尼罗病毒感染引起的疾病,也未分离到西尼罗病毒,但随着国际交流的日益频繁,同样面临着该病输入的威胁。

(一)候鸟迁徙

候鸟迁徙是西尼罗热传入我国的重要风险因子之一。鸟类尤其是鸦科鸟类是WNV 的贮藏宿主。大多数鸟类感染 WNV 后可以带毒存活,其作为传染源通过迁徙可以导致疾病的跨洲传播。我国有着丰富的野生鸟类资源和大量的家禽,这极有可能成为 WNV 在自然界中的扩大宿主。鸦科的鸟类对西尼罗热特别易感,我国共有鸦科鸟类 11 属 27 种,并且是常见鸟类。此外,我国地域广阔,南北温差较大,境内有多条国际性鸟类迁徙通道,这也为病毒的传播和越冬提供了条件。

(二)蚊虫传播

西尼罗热的首要媒介是库蚊($Culex$)属的蚊子,其中尖音库蚊最为重要。尽管也有学者从库蠓、跳蚤等其他吸血的节肢动物中分离到西尼罗病毒,但其在疾病传播中的作用尚不清楚。迄今的研究一般都认为人与人之间传播该病的唯一方式是通过染毒蚊子的叮咬。显然,与鸟类迁徙的风险类似,我国本身就存在多种库蚊,而通过国际交通工具(飞机、船舶)将蚊虫带入中国的风险也大大提高。

(三)国际人员流动

与我国相邻的俄罗斯、印度等国均已有西尼罗热暴发或流行的报道。因此,即使是通过自然传播途径,西尼罗热也早就具有侵入我国的可能。此外,随着国际经济与文化交流的快速发展,人员流动更加频繁,通过国际人员将西尼罗热传入我国的可能性日益增加。西尼罗病毒主要分布在北纬 23.5°至南纬 66.5°的温带地区,而我国大部分领土处在这一地区,并有适宜的鸟类宿主、易感动物和媒介蚊虫分布,WNV 输入和流行的形势十分严峻。

(四)防疫体制

对于西尼罗热这样一种感染人和其他多种宿主的虫媒病毒病,暴发后若要准确监测其疫情,需要兽医、公共卫生、医疗人员和大众的广泛参与以及各部门的密切合作。然而,我国长期形成的工作体制往往是各部门各自为政,在某些地区的疫情报告和监测上仍存在着兽医和人医的相互协作和沟通不够、信息传送渠道不畅等问题,以至于很难及时准确地统计出人和动物的发病、死亡病例数。这种现状对于 WNV 这种感染宿主广泛、传播迅速的病原来说,很难准确监测疫情发展。

二、口岸防控

尽管目前我国尚未发现西尼罗病毒存在的证据,但存在传入风险,因此做好西尼罗热的防控工作十分重要。我国鸟类资源丰富,其中候鸟占 50% 以上,目前尚未见针对我国鸟类 WNV 感染情况检测的报道。因此,需要加强对候鸟的研究,对鸟类进行死亡监测及病毒分离。

蚊类是 WNV 的重要传播媒介。在国境口岸应该开展蚊媒监测,了解成蚊密度、消长情况、带毒率及幼蚊密度等。对国际交通工具尤其是来自疫区的交通工具、运输设备以及货物、行李等实施监测。对捕获的各类蚊虫应及时送实验室进行鉴别与病毒检测。

口岸检验检疫机构对发现携带媒介生物的检疫对象应根据有关法律、法规及时实施卫生处理。通过体温检测、健康申报等方式加强对入出境尤其是来自 WNV 疫区人员的健康监测,如发现有发热、头痛、皮疹、淋巴结肿大等症状者,检验检疫机构应及时采取有效控制措施,并送指定医疗机构做进一步诊断与治疗。此外,在国境口岸对入出境有关人员开展血清学监测,检测病毒抗体水平,了解出入境人员的免疫情况。同时,对前往疫区的人员应该将加强出境健康服务,积极开展咨询宣教。口岸卫生检疫机构可以利用显示屏、广播和发放宣传册等多种形式告知旅客有关疫情信息和防病知识,提高出境人员防病意识,防止感染西尼罗热。对来自西尼罗病毒病流行国家的人员、动物(鸟类、禽类、马、犬等哺乳动物)和货物做好检疫工作,严防疾病传入我国,尤其要加强对可疑病例的检疫。口岸检疫部门一旦发现病例,要及时通报卫生部门做好疫情调查和处理。

参考文献

[1]杨占清,刘元东,黄蔚初,等.山东省西尼罗病毒病潜在蚊媒库蚊的种类及分布.医学动物防制,2007,23(6):425-426.

[2]唐泰山,宋捷,田玲玲,等.西尼罗病毒荧光 RT-PCR 检测方法的建立.中国人兽共患病学报,2008,24(8):732-735.

[3]付钰广,任巧云,罗建勋,等.西尼罗病毒诊断的研究进展.中国人兽共患病学报,2011,27(8):742-745.

[4]张晓龙 赵彤言.西尼罗病毒的宿主及其在传播循环中的作用.寄生虫与医学昆虫学报.2008,15(3),183-188.

[5]杜坚,孙虹,马洪波.西尼罗病毒实验室诊断.中国国境卫生检疫杂志,2005,28(6):344-348.

[6]Lanciotti R S , Kerst A J , Nasci R S , et al. Rapid detection of West Nile virus from human clinical specimens, field-collected mosquitoes and avian samples by a TaqMan reverse trancriptase-PCR assay. J Clin Microbiol, 2000, 38（11）:

4066-4071.

[7]邓永强，姜涛，范宝昌，等. 西尼罗病毒的 RT-PCR 检测与鉴定. 微生物学免疫学进展，2004，32(4)：31-35.

[8]张久松，张泮河，左曙青，等. 西尼罗病毒 RT-PCR 检测方法的建立及其初步应用. 中国人兽共患病杂志，2004，20(9)：737-742.

[9]Wong M L，Medrano J F. Real-time PCR for mRNA quantitation. Biot echniques，2005，39(1)：75-85.

[10]陈晓，增志磊，朱丹，等. Real-time RT-PCR 检测西尼罗病毒一步法的建立. 中国人兽共患病学报，2008，24(12)：1107-1110.

[11]唐泰山，宋捷，田玲玲，等. 西尼罗病毒荧光 RT-PCR 检测方法的建立. 中国人兽共患病学报，2008，24(8)：732-735.

[12]Papin J F，Vahrson W，Dittmer D P. SYBR green-based realtime quantitative PCR assay for detection of West Nile Virus circumvents false-negative results due to strain variability. J Clin Microbiol，2004，42(4)：1511-1518.

[13]Sejvar J J，Bode A V，Marfin A A，et al. West Nlie virus-associated flaccid paralysis. Emerg Infect Dis，2005，11(7)：1021-1027.

[14]翟红，谢鹏. 神经系统的西尼罗病毒感染，中国人兽共患病学报，2008，24(5)：469-474.

第六章

裂谷热

第一节 裂谷热概述

一、裂谷热病毒

裂谷热(*Rift valley fever*,RVF)又称立夫特山谷热,绵羊和牛传染性地方流行性肝炎,是由裂谷热病毒(*Rift valley fever virus*,RVFV)感染引起的人畜共患传染病,自古以来流行于东非大峡谷地带,亚洲中东地区也有报道。该病毒主要经蚊虫叮咬或通过接触传染病动物在绵羊、山羊和牛中间引起一种急性出血性传染病,亦可感染人。人感染裂谷热病毒后多无症状,通常是呈自限性急性热性病特征(2~5 天),少数可有发热、头痛和关节痛等流感样症状,其他临床症状有出血倾向和/或并发肝炎脑膜炎,偶可引发视网膜炎,视网膜损伤以至失明等病变。在牛羊中常可引起孕畜的流产风暴(Abortion storm),病死率 10%~20%。本病的流行周期为 5~10 年。近几年来在人类中发病地区扩大,发病数有明显增加的趋势,因而世界卫生组织提出警告称,随着旅游业的发展以及交通发达,人间贸易和交往增多,有可能使本病扩散传播至世界各地。世界动物卫生组织规定其为 A 类传染病。我国列为甲类传染病。

(一)裂谷热的命名与起源

裂谷省(Rift Valley Province)是肯尼亚 8 个省之一,首府纳库鲁(Nakuru),与南苏丹、乌干达接壤。该省分为 36 个县。裂谷热自古以来流行于裂谷热所在的东非大峡谷地带,属于地方病,裂谷热病毒由此省命名。最早在 1910 年的肯尼亚西部地区经常报道有裂谷热引起的绵羊疾病。直到 1931 年,在一次对肯尼亚东非大裂谷的农场中的绵羊进行地方流行性肝炎流行病学调查时,首次分离并鉴定。

(二)裂谷热病毒的基因组学

裂谷热病毒为单股负链 RNA 病毒,总长度大约为 1690bp。裂谷热病毒基因组由三个负义（Negativesense）单链（Single-stranded）RNA 基因组片段组成，即 L、M 和 S 片段。较小的 S 片段（Small segment）呈双义（Ambisense）结构，即部分为负链，部分为正链。负链上的一个开放阅读框（Open reading frame，ORF）编码核蛋白（Nucleoprotein，NP；27kDa）而正链上一个 ORF 编码非结构蛋白（Nonstructurals，NSs；31kDa）。这两个部分被大约有 81 个核苷酸的基因间隔区隔开。非结构蛋白已经被证明可下调 RNA 聚合酶 II 的活性，可导致宿主细胞转录关闭从而导致宿主细胞干扰素反应的拮抗作用。最近的研究证明 S 片段的正反义链模板可以被包裹于病毒颗粒中，允许这个主要的体内毒力因子直接转录/翻译而无须要求聚合酶依赖的病毒复制。补体结合反应抗原与部分 S 片段编码的 N 蛋白相关。M 片段（Medium segment）在一个 ORF 中编码至少四个病毒蛋白：14kDa 的未知功能的 NSm，两个主要的包膜糖蛋白，分别为 55kDa 的 Gn 和 58kDa 的 Gc，此外还有一个 78kDa 大小，融合 NSm 和 Gn 的蛋白。Gn 和 Gc 均具有红细胞凝集能力与中和试验抗原决定簇。很多试验证明裂谷热病毒的 NSm 蛋白在细胞培养过程中对病毒复制是非必需的。L 片段（Large segment）编码大小为 237kDa 的病毒 RNA 多聚酶，ORF 大小为 6.4kb。目前研究最多的是 S 片段。

二、裂谷热的致病性

裂谷热病毒的 S 片段携带毒力因子。Vialat 等人对 S 片段缺陷株 C13，野生毒力株 ZH548 及重组株 R414（C13 的 S 片段与 ZH548 的 S 片段交换）进行了毒力试验。结果 C13 株在胞质中表达的 NSs 蛋白很快被蛋白酶 F 降解，对鼠毒力亦减弱。接种小鼠后，C13 组除 2 只大剂量接种（10^5 PFU）的于第 15 天死于神经系统功能紊乱外，其余存活时间均超过 21 天，呈持续感染；ZH548 组，无论剂量大小均于 7 天内死于急性肝衰；R414 组毒力与 ZH548 组相似，试验鼠全部于 7 天内死亡。实验结果提示裂谷热病毒的毒力因子在 S 片段。此外，Michele 等人研究显示 MP12 和 C13 均为 NSs 区基因突变减毒株，但对 IFN-α/β 受体缺陷鼠有强毒力，对 IFN-γ 受体缺陷鼠为低毒力。MP12 和 C13 均可在早期诱导 IFN-α/β 产生，而毒力株 ZH548 不能诱导 IFN-α/β 产生；将 ZH548 株的 S 片段与 C13 株 S 片段互换时，ZH548 株可诱导细胞产生 IFN-α/β，C13 株不能刺激细胞产生 IFN-α/β，提示 NSs 蛋白抑制 IFN-α/β 产生，与毒力相关。另有研究表明仔龄绵羊羔初次感染必要病毒载量为 0.1 MIPLD$_{50}$（小鼠腹腔注射半数致死量）、感染成龄绵羊需 1.0 MIPLD$_{50}$，感染猴需 0.02 MIPLD$_{50}$。绵羊羔于感染后 24 小时即可引发急性肝炎，病毒血症病毒量达 10^{10}，且 100％ 致命，而成龄绵羊的致死率为 50％。但骆驼感染却呈无症状，其病毒血症病毒浓度亦低。

第二节 裂谷热的流行史

一、裂谷热的流行史

20 世纪初即发现裂谷热病毒在肯尼亚等地的羊群中流行。1930 年科学家在肯尼亚的东非大裂谷（Rift valley）的一次绵羊疾病暴发调查中首次分离到 RVFV。据 FAO《动物疾病一览》（2005 年 6 月）所载，本病自 20 世纪 30 年代以来在东非埃及、肯尼亚、苏丹、索马里和坦桑尼亚等国大流行 9 次；在南非纳米比亚、南非共和国、津巴布韦等国大流行 11 次；在西非毛里塔尼亚大流行 1 次，2000 年以后于阿拉伯半岛、沙特阿拉伯发生 2 次大流行。其中 1950—1951 年肯尼亚的动物中暴发裂谷热，估计有 1 万只绵羊死亡。1977—1978 年该病毒首次感染人类，在中东埃及尼罗河三角洲和山谷中出现大批人群和家畜（牛、羊、骆驼、山羊等）感染，死亡约 600 人，总患者数估计可达 20 万人。1987 年，首次在西非流行，估计与建造塞内加尔河工程导致下游地区洪水泛滥、改变了动物和人类间的相互作用，从而使病毒传播给人类有关。1997—1998 年在肯尼亚和索马里暴发流行。本病的流行周期可能与雨季雨量变化有关，1997 年出现世界性厄尔尼诺现象，导致肯尼亚和索马里出现特大暴雨，同时也暴发了本病大流行。厄尔尼诺是一种复杂、异常的气候现象，常导致各种自然灾害发生，亦可引起霍乱、腹泻病、疟疾、裂谷热等肠道传染病和虫媒传染病的暴发，甚至大流行，对人类健康造成极大威胁。

2000 年 9 月，裂谷热疫情首次出现在非洲以外地区。阿拉伯半岛的沙特、也门卫生部门相继接到在两国边境地区发生不明原因出血热的病例报告，并提示与大量牲畜死亡、流产有关。后经世界卫生组织、美国疾病控制和预防中心调查及检验确认这是在该地区首次发生的一种称为裂谷热的病毒性传染病暴发流行。到 2000 年 10 月底，沙特报告的确诊的和高度怀疑为裂谷热需住院治疗的病人已达 450 例。裂谷热在原来没有该病的阿拉伯半岛发生了流行，进一步说明了传染病的全球化趋向，只要有该病毒输入并有能传播该病毒的昆虫媒介存在，该病毒即可在更多地区发生流行，这直接威胁到邻近的亚洲及欧洲地区。

2006 年 10—12 月，非洲东部出现了异乎寻常的大雨，导致在埃塞俄比亚、肯尼亚、索马里和坦桑尼亚一些地区出现洪水，为伊蚊孵化和繁育提供了理想条件。这些蚊子是非洲地区裂谷热病毒的主要媒介和体内储存库。随后 2006 年 12 月—2007 年 4 月期间，肯尼亚、索马里和坦桑尼亚暴发了裂谷热疫情。从 2006 年 12 月初到 2007 年 3 月 12 日，肯尼亚共有 684 例裂谷热感染病例报告，包括 155 人死亡，病死率为 23%。其中 234 例（占 34%）由实验室通过检测 IgM 抗体或 RT-PCR 确诊。而索马里共有 114 例感染报告，包括 51 人死亡，病死率 45%。其中只有 3% 的病例由实验室通过检测 IgM 抗体或 RT-PCR 确诊。

二、裂谷热的流行分型

2006 年 Brian H. Bird 等科学家对 1944—2000 年期间来自非洲和沙特阿拉伯的 33 株不同疾病模式、不同致病性的 RVFV 进行了高通量全基因组测序,同时测定了几种不同病毒的遗传谱系,结果显示遗传谱系大概与地理起源相关,并且发现了多个远距离病毒活动的异常迹象。在一个流行区分离的病毒株(如,毛里塔尼亚,1987 年,或者埃及,1977—1978 年)表现出较少的差异,而在地方性动物病的区域(如,1970 年代津巴布韦)可以呈现高度多样性。此外,2000 年沙特阿拉伯暴发的 RVFV 株中包含来自东非的病毒株,因其基因序列显示与 1998 年东非暴发的病毒分离株有密切的祖先关系。这些病毒株的遗传多样性较低,核苷酸和氨基酸水平的多样性分别约为 5% 和 2%。

对病毒株 MP12(基因库序列号 NC_002045,NC_002044 和 NC_002043,为 ZH548 衍生株),ZH548 以及其他所有病毒株的全基因组序列进行比对后发现,在整个基因组中不同位置存在一系列特异性的非同义替换、插入和缺失。此外 MP12(基因库序列号 NC_002045)的 L 片段比亲本 ZH548 株长 202nt,ORF 也更长。虽然一些证据表明存在 RNA 片段重组,但病毒基因序列主要以平均 2.9×10^{-4} substitutions/(site·每年的突变率)积累基因突变。对目前 RVF 病毒遗传多样性进行贝叶斯分析发现,这些病毒最近的共同祖先存在于 19 世纪后期,在非洲殖民时期,那时农业实践发生了翻天覆地的变化,并引进了外来牲畜繁育品种。这些基因组数据也为分子检测技术的设计和疫苗设计提供了基础。

研究中的 33 株 RVF 病毒的 L 片段,与 S 和 M 片段比较而言,其核苷酸和预测的氨基酸水平保守性水平最高。在 L 片段的核苷酸(6404nt)或氨基酸(2092aa)中没有发现变异。核苷酸和氨基酸的最大总配对差异分别为 4% 和 1%。发现预测的几个与 RNA 多聚酶活性相关的功能模序的氨基酸序列在 33 株研究的病毒株中是完全保守的。

RVF 病毒可分为 7 个不同的遗传谱系(A—G)。每个谱系中都可找到不同地域起源的病毒株,说明 RVF 病毒在整个非洲大陆的广泛播散和运动。A 系,主要由 1977—1979 年分离自埃及的病毒株组成,也包含 1 株 1974 年津巴布韦分离的病毒株和 1 株 1979 年马达加斯加分离的病毒株。B 系,包含来自肯尼亚,中非共和国(CAR)以及沙特阿拉伯的病毒株。比较 2000 年输入阿拉伯半岛的病毒株和 1997—1998 年东非暴发 RVF 疫情期间从肯尼亚采集的病毒代表株,从这两者 3 个片段的进化树很明显可以看出一个遗传联系。这个结果也证实了早期的结论,即在沙特阿拉伯和也门暴发的 RVF 来源于东非某个 2 年前曾有大规模裂谷热疫情暴发的地区。在 B 系中还包含了 1 株 1983 年来自肯尼亚的分离株和 1973 年来自中非共和国的分离株。C 系是一个大族,包含了 1969—1984 年间几内亚,中非共和国和津巴布韦分离的病毒株。D 系和 C 系一样呈多样化,包含了 1965—1987 年间毛里塔尼亚,布基纳法索,肯尼亚,津巴布韦和南非分离的病毒株。E 系由 1944 年分离自乌干达恩德培的经典菌株以及 1974 年分离自津巴布韦的 1 株病毒株组成。F 系仅由 1 株 1974 年津巴布韦分离株组成。G 系仅由 1951 年分离自南非的病毒株组成。

研究没有发现病毒基因型和地域来源之间有明显的相互排斥的关系。相同地域来源的病毒株倾向于聚集在一个谱系中，来自不同地域的病毒株可以在同一谱系中分布。这表明病毒在非洲大陆发生广泛的地理扩散。这种扩散运动提示 RVF 病毒的病毒生态学是动态的，并且多样化引入病毒基因型，因为这些病毒都由它们最近的共同祖先进化而来。

病毒 S,M,L 片段进化树惊人的相似，提示病毒 RNA 片段重排并不常见。然而还是存在一定范围内的重组现象。病毒株 73HB1230 的 S 和 M 片段都稳定在 B 系中，而 L 片段却在 A 系中，表明该病毒存在一个 L 片段的重排。此外，对 M 和 L 片段而言，B 系对 A 系是单系进化，而对 S 片段，B 系对 C 系是单系进化，这也提示存在更古老的 S 片段的重排。此外 D 系和 E 系的 M 片段也是一个证据：D 系有 2 个亚型，即西非群（D1）以及南非和肯尼亚群（D2）。基于 S 和 L 片段进化树，这两个亚型为单系进化，而 D2 群的 M 片段对 E 系是单系进化。研究也采用了各种分析方法，但并没有找到 RNA 重组的证据。也可能存在 S 片段的重组，但是并不影响总体 S 片段的种系发育。

三、裂谷热的流行分布

地区分布：主要分布于非洲东部和南部，主要流行国家有肯尼亚、津巴布韦、赞比亚、纳米比亚、索马里、马达加斯加、坦桑尼亚、南非、苏丹、莫桑比克、毛里塔尼亚、埃及等，中东的沙特阿拉伯、也门也有相关报道。

季节分布：多发于春夏两季，这主要是由于当时的环境温、湿度的条件利于病毒媒介的传播、繁殖，特别是雨季后蚊虫数量剧增和活动高峰时，传播范围广，传播途径复杂。在牲畜中流行本病期间，除主要在家畜中流行引起动物性肝炎外，尚能引起人类严重疾病流行，故人群的感染率、发病率和病死率均增高，对人体健康及农畜牧业生产危害极大。该病传播也受厄尔尼诺等异常天气影响。除季节性流行外，本病可四季散发。

人群分布：任何年龄可感染发病，男性多于女性，儿童发病相对较少。动物养殖和屠宰人员，兽医，与感染动物或人有接触史者以及居住在或去过疫情流行区者为高危人群。

第三节　裂谷热的诊断

一、裂谷热的病原学

（一）裂谷热的病原学

裂谷热的病原体为裂谷热病毒，该病毒属布尼亚病毒科（*Bunyaviridae*），白蛉病毒属（*Phlebovirus*），具有包膜，直径 90～110nm，为一种单一血清型病毒，具有布尼亚病毒的典型形态学和理化特性。病毒呈球形，表面有清楚的糖蛋白突起，突起直径长

10nm。病毒核酸位于核衣壳内,为单股负链 RNA。M 片段编码的 G1 和 G2 糖蛋白可刺激机体产生抗体,但在体内只有 G2 能刺激机体产生中和抗体;L 片段编码的 L 蛋白具有逆转录酶功能。病毒粒子不含基质蛋白。目前还没有发现 RVFV 的分离株和实验室传代株的特异性抗原差异,但已证明各病毒株的致病性存在一定差异。RVFV 对理化因素的抵抗力较强,能够抵抗 0.5％石炭酸达 6 个月,56℃温度下 40min 才可灭活,在－60℃以下,病毒可存活多年。病毒对酸(pH3.0 以下)、脂溶剂、去污剂和甲醛敏感。

(二)发病机理与机制

目前对 RVF 病毒引起机体感染发病机制知之甚少。有报道显示进入人体的病毒首先在原发感染灶局部复制增殖,造成局部红肿,形成各型皮疹,内皮细胞出现明显炎症表现,然后通过淋巴系统转移至局部淋巴结进一步复制,继而进入血液形成病毒血症,一般持续 4～7 天,此时全身组织器官均可受染,进而出现发热等感染中毒一系列相关的临床表现,以肝脏受累为著。动物实验证明,各器官病变部位和病毒复制部位一致,病毒对细胞损伤可能通过溶解效应所致。此外还可能与免疫损伤有关。血管炎和肝坏死是导致出血的关键病变。严重的病毒血症和来自肝脏及其他受累细胞的广泛坏死导致促凝物质释放,终末毛细血管内皮细胞损伤、纤维素沉着,纤维降解产物增加,促进血小板集聚,消耗,引起 DIC 及肝脏间质细胞损伤。肾小球毛细血管和近曲小管内可出现纤维素沉着,尿中出现红细胞,白细胞,管型,少尿,甚至肾功能衰竭。Micolas 等科学家研究发现感染 RVFV 可导致快速且强烈的宿主细胞的 RNA 合成以及 TFIIH 浓度下降。TFIIH 为转录因子,参与 DNA 修复和细胞循环的调节,NSs 蛋白和 TFIIH 中的 P44 因子和 XPB 亚单位作用形成核内丝状结构,抑制 RNA 合成,损伤宿主细胞。

(三)病理改变

裂谷热引起的病理改变包括皮肤、皮下组织和内脏器官表面浆膜广泛出血,肝中度肿大,有广泛坏死灶,可融合成大片坏死,显微镜下可见肝细胞灶性坏死,相互融合,病变广泛,多见于肝中带,肝细胞内可见嗜酸性变。脾充血肿大,包膜下出血,滤泡中淋巴细胞减少。肾皮质可见充血和点状出血,肾实质可见出血和肾小球毛细血管纤维素沉着,以肾小球病变为著。肾上腺肿大,皮质点状出血。脑组织和脑膜呈灶性细胞变性和炎症浸润。

二、裂谷热的流行病学

(一)裂谷热的传染源

裂谷热为人畜共患传染病,病毒的自然宿主为有蹄类动物,主要在家畜中流行。牛、羊等家畜以及鼠类是造成人与人之间传染的重要传染媒介,家畜及病人的病毒血症期均有传染性。非流行期的病原动物可能为某种啮齿类,但尚未查明,可能非流行期间通过蚊虫叮咬病原动物使病毒传播而维持病毒的存活。

(二)裂谷热的传播途径

裂谷热的传播途径主要包括虫媒介导传播，接触疫原传播和呼吸道传播。

虫媒传播：该病主要通过蚊子叮咬传播，无论动物或人均可经蚊叮咬而感染。现已发现有 25 种蚊子参与传播，分别属伊蚊、库蚊、按蚊、沼蚊和曼蚊，不同地区优势媒介也不同，其中库蚊在疫病流行中发挥着极其重要的作用。另外实验证明厩螫蝇及普通库蠓也可感染该病毒或从中分离出病毒。人与人之间主要是经尖音库蚊传播。伊蚊、库蚊既叮人也叮牛，是人和家畜之间传播的媒介。

接触传播：直接或间接接触病畜尸体为重要的传播途径。病毒可通过宰杀、帮助接生、兽医程序操作或处理畜体或胚胎期间处理动物组织过程感染人体。流产或带病毒的畜群在放牧中不断向外环境排放病毒，同时又不断感染健康的畜群。事实上在人类感染中，比被感染的蚊虫叮咬更为重要的传播途径是屠宰感染动物操作中的经皮感染以及气溶胶呼吸道传播。

呼吸道传播：吸入带病毒的气溶胶也可导致实验室感染。

(三)裂谷热的易感人群

裂谷热病毒具有很广的脊椎动物寄生谱，绵羊、山羊、牛、水牛、骆驼和人均易感，其中以绵羊最为易感，其次是山羊。不同年龄的动物易感程度也不同，羔羊感染裂谷热的死亡率为 90%，而成年羊的死亡率不足 10%。怀孕母羊的流产率为 100%，家畜裂谷热表现为不明原因的流产，因此这可以作为疫病流行的先兆。人类对本病普遍易感，感染后血清中长期存在特异性抗体 IgG，可获得一定免疫力，目前尚无 2 次感染的报道。发病年龄集中在 10～40 岁，男女比例为 4：1，主要在雨季流行。高危人群为与动物血液密切接触的群体，如牧民、农民、屠宰工人和兽医，感染风险较高。在流行区旅游的外国游客亦易感染。有证据显示，人若摄入未经高温消毒或未煮过的被感染的动物的奶，也可能感染裂谷热。至今未发现裂谷热人→人传播感染病例。

三、临床表现

(一)人类感染裂谷热的临床表现

人类感染裂谷热之后，典型症状与严重流感或者登革热类似。发病潜伏期约为 6 天。临床症状主要表现为发热(37.8℃～40℃)，呈双峰性，第 2 次发热或可伴有神经症状，乏力，头痛，肌肉关节痛等流感样表现，伴随有恶心呕吐。最常见的表现是不同程度的急性肝炎。部分会出现结膜炎及畏光现象，大多数病例表现相对轻微，仅少数病例发展为重症，包括眼病(特征为视网膜病损)、脑膜炎。视网膜炎发生率为 1%～20%，多发生在病程 1～3 周，表现为视力模糊或下降，有时产生盲点，严重时可发生视网膜脱落。视力障碍可持续 10～12 周。当发生黄斑或严重出血和视网膜脱落，约 50% 的患者可导致单眼或双眼永久性失明。据 AI. Hazmi(2005)报告显示该病在沙特阿拉伯流行时曾作眼科检诊，143 例感染者中 212 只眼出现异常改变，发生感染性视网膜炎。裂谷热可表现为出血热，病人发病后 2～4 天出现高热，急性腹泻，肝肾功能严重受损，伴黄疸和出血现象,如呕血、便血、进行性紫癜,牙龈出血,月经过多等。中枢神经系统症状包括:精神错乱、眩晕、健忘、脑膜病变、舞蹈病、运动失调、幻觉、抽搐、昏迷甚至死亡,病程1～4周。存活病例可有后遗症偏瘫。Mohammed 等科学家统计了 2000 年 9—11月的 165 例 RVF 患者,Tariq 等科学家于 2003 年统计了 2000 年 8 月—2001 年 9 月的886 例患者,结果如表 6-1 所示。

表 6-1　RVFV 感染后的临床表现(Mohammed, et al., 2003)

	Mohammed 等例数(%)	Tariq 等例数(%)
苍白	55(33.3)	未统计
脱水	41(24.8)	未统计
中枢神经系统症状	41(24.8)	81(17.1)
肝肿大	21(12.7)	未统计
脾肿大	20(12.1)	未统计
瘀点	8(4.8)	未统计
瘀斑	6(3.6)	14(2.8)
腹水	4(2.4)	未统计
恶心/呕吐	151(91.5)	315/280(59.4/52.6)
发热/寒战	122(73.9)	499(92.6)
腹痛	76(46.1)	202(38.0)
腹泻	71(43.0)	118(22.1)
头痛	67(40.6)	未统计
肌痛	66(40.0)	未统计
少尿/无尿	35(21.2)	未统计
出血	28(17.0)	35(7.1)
黄疸	18(10.9)	96(18.1)

(二)动物感染裂谷热的临床表现

裂谷热感染动物后的潜伏期很短,一般不超过 3 天。绵羊的发病率高达 100%,急性病例发病潜伏期短,体温骤升至 41℃,呈明显的双峰热型。1 周龄内的羔羊死亡率可达 95%,成年羊多为亚急性型,表现为发热、厌食和虚弱,部分羔羊出现呕吐和腹痛症状,妊娠母羊出现大批流产和产出弱羔。成年羊死亡率一般为 15%～30%。牛通常表现黄疸现象,流泪、流涎,产奶量迅速下降,死亡率在 10%左右。

第四节　裂谷热的临床和实验室诊断

一、临床诊断

裂谷热的诊断要根据流行病学、临床资料及实验室检查三个方面进行综合分析判断,以做出临床或病原学诊断。流行病学包括患者是否有在疫区(非洲)的生活、旅行史,或有与患者或病畜体液接触史等流行病学资料;临床资料如发热、腹痛、腹泻、恶心、呕吐、头痛、视盲等,重者可有出血倾向及肝肾功能衰竭等临床表现,并结合实验室诊断。

反刍动物暴发的疾病中如有流产,新生仔畜大量死亡,家畜并发肝坏死;与发病病畜或尸体接触的人员有急性发热性疾病(高热或者四肢疼痛等症状),在排除布氏杆菌病、绵羊内罗毕病、蓝舌病、心水病、肠毒血症等类似疾病后应该高度怀疑裂谷热。

二、实验室一般诊断

有意义的生化及常规检查指标主要有白细胞减少、血小板下降、肝酶升高、肾功能损伤等。其中最常见的是肝酶系统的改变。肾功能衰竭在以往未作过详细报道。病程 $1\sim2$ 天,白细胞可正常或轻度升高,伴中性粒细胞增多,继而白细胞下降,可低于 $2\times10^9/L$。可出现血小板减少,血小板减少可能由 DIC 消耗所致。出凝血时间、凝血酶原时间及凝血酶时间延长,凝血因子 II、V、VII 和 IX 显著减少。纤维蛋白原减少和原纤维蛋白降解产物增多。贫血可能为红细胞的免疫损伤。尿常规中可见少量尿蛋白、红细胞和管型。肾功能血肌酐和尿素氮增高。肝生化中血清谷丙/谷草(ALT/AST)均增高,可伴总胆红素(TBIL)增高。脑脊液压力增高,蛋白轻度增加,细胞数以淋巴细胞增加为主,糖和氯化物正常。磷酸肌酸激酶(CPK)来源于脑组织,可能因中枢神经系统损伤后引起升高。尚不清楚乳酸脱氢(LDH)、谷氨酸转肽酶(GGT)等升高的确切原因。

三、实验室血清学和病原学诊断

裂谷热病毒为 III 级生物防范水平的病原体,因此实验室操作必须在 III 级生物安全环境下进行。病原学诊断可确诊裂谷热。病原学诊断方法包括:①从血液和组织液中分离病毒鉴定(细胞培养或动物接种),采集发病 4 天内患者血清标本,用 Vero、BHK-21 和 C6/36 等敏感细胞进行培养,也可感染鸡胚、大鼠、小鼠、仓鼠和猴等实验动物和家禽,并产生高滴度病毒。②采全血、肝脏、脾脏和脑样品用免疫扩散、免疫荧光或ELISA 方法直接检测病毒抗原。动物实验表明,恒河猴感染病毒后 $1\sim2$ 天就可检测到病毒抗原。③采用中和试验、血凝抑制试验、蚀斑中和试验等血清学方法来检测 IgM早期抗体;病程 1 周后可出现 IgG 抗体,检测 IgG 急性期比恢复期滴度高 4 倍以上。④病程 4 天内在多数患者血清中可用 PCR 检测病毒核酸。以上几种方法均可确诊裂谷热。

四、诊断依据

1.流行病学资料:生活在疫区,有感染动物接触史或蚊虫叮咬史。

2.临床表现:发热(常为双峰型)、头痛、乏力、部位可表现为多系统受累。

3.实验室检查:①病毒抗原阳性;②血清特异性 IgM 抗体阳性;③恢复期血清特异性 IgG 抗体滴度比急性期增高 4 倍以上;④从患者标本中检测出 RVFV 核酸;⑤从患者标本中分离到 RVF 病毒。

疑似病例:具有流行病学史和临床表现。确诊病例:疑似或临床诊断基础上具备诊断依据中实验室检查任何一项者。

五、鉴别诊断

该病需要与流感、病毒性肝炎、乙脑、布氏杆菌病、Q 热，其他各种病毒性出血热等相鉴别。

流行性感冒：全身中毒症状明显，表现为高热、头痛、全身酸痛，呼吸道症状较轻，高热持续 2～3 天后缓解，呈双峰热，确诊需病毒分离或血清学检测。

病毒性肝炎：起病初期可有畏寒、发热、体温 38℃ 左右，伴有全身乏力、食欲不振、厌油、恶心呕吐和上腹胀。重症肝炎有出血倾向、肝性脑病、意识障碍，但无 DIC 出血表现。

乙脑：夏秋季流行，临床上有高热、意识障碍、抽搐、呼吸衰竭和脑膜刺激征。一般无肝损伤和出血症状。

第五节　裂谷热的防治

一、治疗原则

（一）对症和支持治疗

本病目前尚无特效治疗方法，大多数 RVF 为轻症病例且病程较短，无须特殊处理。对重症患者主要是对症治疗和支持治疗。

高热：给予物理降温，也可使用解热镇痛药，避免大量出汗。呕吐：可使用甲氧氯普胺、维生素 B_6。出血：一旦发现 DIC，可早期使用肝素，用酚磺乙胺、维生素 C 等，补充血容量、血浆、白蛋白、全血、纤维蛋白原、血小板等替代疗法治疗 DIC。肝损伤：保肝，退黄疸，营养支持，可用甘草酸制剂。颅内高压：密切观察生命体征，呼吸节律，瞳孔等变化，予 20％ 甘露醇（1～2g/kg）快速静点脱水，必要时每 4 小时一次。肾功能衰竭：少尿、无尿、高血钾等积极行血液透析。同时注意维持水、电解质、酸碱平衡。

（二）抗病毒治疗

与其他出血热病毒感染相同，早期可给予抗病毒药，如利巴韦林或干扰素，对病毒复制有抑制作用。

（三）裂谷热预后

该病为自限性疾病，大部分可自愈，不到 5％ 病人可发展为视网膜炎、出血综合征和脑膜脑炎。病死率约为 1％。但每当洪水季节来临，在肯尼亚和索马里等非洲国家则会有数百人死于该病。有裂谷热出血热综合征的病人可保持病毒血症长达 10 天，出血病例病死率大约为 50％。大多数死亡发生于出血热病例。在不同的流行病学文献中，总的病死率差异很大，但均小于 1％。

二、预防措施

(一)预防策略

裂谷热的防控重点在于建立健全安全高效的预警预报机制并且结合控制裂谷热的虫媒传播途径,双管齐下,防患于未然。

控制传染源:①预防接种。在疫区免疫易感动物是控制裂谷热的关键措施之一。动物接种裂谷热病毒疫苗可预防裂谷热感染。用于家畜接种的有灭活疫苗和减毒活疫苗两种,应在动物疫情发生前接种。活疫苗只需注射一针即可产生永久的免疫力,但目前可得到的疫苗可能会引起怀孕动物流产。灭活疫苗不会引起这些不良后果,但必须给予多个剂量才产生保护力,疫苗尚未注册,至今无商业化产品。一些候选疫苗正在研究之中。近年又有 MP-12 减毒活疫苗,给孕羔绵羊和志愿者接种后反馈安全。②防止疾病输入。对于诸如裂谷热等输入性蚊媒传染病,我国目前的预防控制策略是控制传入,及时发现疫情,长期控制媒介密度,使之维持在不致引起疫病暴发的程度;限制进口疫区牛羊及其制品胚胎、精液、血液,加强对来自疫区人员和交通工具的检疫工作,防止病毒经病人或蚊虫传入,加强监测,发现疑似疫情及时报告,并调查处理控制疫情。③传染源管理。应对感染者严格执行隔离治疗以控制传染源。在传统疫区以外发现裂谷热疫情意义非凡,应确定是否为新病毒引入或以前就有病毒而仅仅现在才引起公共卫生当局注意,因此开展生态学研究,确定疫情暴发的因素非常重要。

切断传播途径:①灭蚊防蚊。控制降低蚊媒密度能有效预防感染,控制疫情传播蔓延。在流行期间使用蚊帐或杀虫剂能有效控制蚊媒。清除蚊媒滋生地、降低蚊幼指数是控制蚊媒传播传染病的根本措施。②接触隔离。避免与患病动物组织、体液接触,不食用未煮熟的肉、奶等。

保护易感人群:①预防接种。目前,人用灭活疫苗已被试验性用于保护处于高度暴露危险的人群,如研究者、旅行者、疫区兽医、屠宰场员工等高危人群。初次接种后 1 周、4 周时复种,并须于 1 年后加强接种一次。②做好防护措施。主要在屠宰及出栏患病动物时做好个人防护。采取个人防蚊措施。③加强卫生宣教,提高认识。本病虽主要是在非洲地区流行,但 2016 年 7 月我国首次出现输入病例,近年该病有扩展趋势,应严防再次输入感染。同时出国劳务和旅行者,特别是去疾病流行区劳务或旅游者,应提高认识,出行时做好个人防护。

(二)提高诊治和监测能力

对患者做好早确诊、早隔离、早治疗,严防传染他人。建立和积累检测各种新发人畜(禽)共患传染病的技术(含试剂)标准;更深入研究各种动物病原特征;建立在自然界和实验室都能检测新发病原致病决定基因的方法。增强各种人畜(禽)共患传染病的疫苗研发能力,研发抗病毒、细菌及各种其他病原的治疗药物,建立相应的抗耐药措施。

(三)政府宏观调控

在全国建立人畜一体化的卫生防疫体系,并与国际联盟接轨。

第六节　裂谷热的口岸检疫

一、我国国境口岸加强对裂谷热早期预警的措施

随着经济全球化进程的不断推进,我国和非洲的贸易合作规模逐渐扩大,无论是经济还是文化上的交流也日趋频繁,交通运输和人员流动使得天然屏障和地域阻隔已经难以阻止病毒和媒介生物的流动,疫病的输入风险与日俱增。我国具备裂谷热病毒滋生和传播的天然条件,例如伊蚊和库蚊在我国的大部分省区市都有分布,其中致乏库蚊(*Culex fatigans*)、三带喙库蚊(*Culex tritaeniorhymchus*)等是裂谷热病毒的优势寄生宿主。此外,我国每年洪水台风地震等自然灾害频发,潮湿的环境为蚊子的孵化提供了良好的场所。风向促进媒介昆虫的移动以及飞机携带感染昆虫或人的流动所导致的疫病在世界范围内传播这一情况也应该引起重视。所以为了防止裂谷热疫情传入我国,我们应当提高重视程度,积极采取措施加强对疫情疫病的监控,提高防范意识,有效地阻止裂谷热在我国暴发流行。

由于裂谷热在动物,尤其是易感动物中暴发潜伏期短,症状明显,先于人类病例出现,因此加强卫生检疫与畜牧部门的协作,建立一个立体的活跃高效的动物卫生监测系统十分重要,可为畜牧和卫生部门提供早期的预警。裂谷热是一种烈性毒性人畜共患病,被 OIE 列为必须报告的疫病,我国作为 OIE 的成员国,有权利也有义务获知疫情的蔓延情况。及时地关注国际疫情通报,做好信息反馈工作,对加强国境口岸的卫生监管和进境动物产品的检验检疫工作具有重要的指导意义。在反刍动物饲养密度高且与非洲有畜产品贸易往来地区加强疫情监测,如发现有疑似疫情,要及时报告并果断采取控制措施。

面对严峻的国际疫情扩散形势,我国越来越重视对外来动物疫病的防控工作,专门成立了农业部动物外来疾病诊断中心,并在边境地区设立动物疫情监测站,与出入境检验检疫机构共同承担外来动物疫病的研究和监测工作。另外我国还制定了一系列的法律法规,并针对多种外来动物疫病的暴发与流行制定了完善的防控预案,为预防和迅速扑灭境外传入的动物疫病提供了可靠的法律保障和措施保障。

二、利用遥感探测技术建立裂谷热预测的气候模型

世界卫生组织(WHO)和联合国粮农组织(FAO)认为用遥感卫星探察天气、植被和地面水的变化,对预测疾病暴发有很大的潜力,特别是对虫媒传染病的预测具有重要的指示作用。在非洲,沙特阿拉伯和也门的裂谷热与高于平均水平的降雨期有密切关联,大量的降雨对裂谷热病毒的传播媒介——蚊虫卵的发育提供了有利的条件。植被对降雨量增加的反应,通过遥感卫星图像很容易量度和监测。另外,东部非洲的裂谷热暴发与厄尔尼诺(厄尔尼诺-南方涛动的合称)现象暖期期间出现的强降雨有紧密联系。

这些结论使人们能够使用卫星图像和天气、气候预报数据来成功地发展裂谷热预测模型和早期预警系统。

三、裂谷热相关的法律法规

裂谷热属于输入性传染病,在我国相关的法律法规有:《中华人民共和国动物防疫法》《中华人民共和国进出境动植物检疫法》,农业部《关于禁止从南非共和国进口马类和反刍类动物及其产品的规定》、卫生部办公厅《关于印发埃博拉出血热等 6 种传染病预防控制指南和临床诊疗方案的通知》等。

第七节　总结

人类的生产、生活等活动使得人类不可避免地面对环境中的诸多致病病原体,只能通过加强个人防护加以预防。然而,我们需要关注的是,人类活动本身必然会对自然环境和生态系统造成相应的改变。全球气候持续变暖,影响了作为传播媒介的节肢动物的繁殖过程或其他自然宿主的活动,导致多种热带和亚热带传染病的发病特征发生改变。同时,自然环境的改变也促使病原体自身发生变异,以感染更多的宿主。上述的疾病疫情与各种影响因素不断地警醒我们,传染病的危险无时无刻不存在于我们的周围。应对这些危机,不仅要求临床医务人员在诊断、治疗等医疗实践中提高防病意识,更需要加强公共卫生监测体系的建设,彻底践行各种监测策略,并需要公共卫生人员、动物卫生人员及全社会的共同参与。

参考文献

[1] Vialat P, Billecoco A, Kohl A, et al. The S segment of rift valley fever Phlebovirus (Bunyaviridae) carries determinants for attenuation and virulence in mice. J Virol, 2000, 74(3):1538-1543.

[2] Nicolas LM, Sandy D, Luca PKS. et al. TFIIH transcription factor, a target for the rift valley hemorrhagic fever virus. Cell, 2004, (116):541-550.

[3] 孙超. 裂谷热的预防和控制. 口岸卫生控制, 2001, 6(2):36-38.

[4] 包静月. 裂谷热病原学和诊断技术的研究进展. 中国兽医学报, 2008, 28(3):339-342.

[5] Mohammed AI-H, Ephraim A A, Mabmoud A B, et al. Epidemic rift valley fever in Saudi Arabia: A clinical study of severe illness in humans. Clin Infect Dis. 2003, 36:245-252.

［6］鄢志强,李贺,吕平,等.裂谷热诊断技术研究进展.动物医学进展,2007,28(6)：93-95.

［7］吴岳,李旭,刘国武.国境口岸加强对裂谷热早期预警的措施探讨.口岸卫生控制,2014,19(4):14-16.

［8］赵树强,刘伟,刘建文,等.非洲裂谷热及其传入我国的风险分析.中国兽医杂志,2012,48(4):90-92.

第七章

Colti 病毒

第一节　Colti 病毒的历史

一、Colti 病毒

Colti 病毒(*Coltivirus*),Colti 指的是 Colti 病毒属,为呼肠病毒科病毒,以科罗拉多蜱媒热病毒(*Colorado tick fever virus*,CTFV)为代表株,该病毒原曾被列为环状病毒属成员,由于其对人有致病性,可引起人的发热和脑炎,病毒核心的衣壳表面结构不同于典型的环状病毒,尤其是病毒基因组为 12 个双链 RNA 节段而不是环状病毒的 10 个节段,核酸分子量 27×10^6 nt,远比环状病毒(18×10^6 nt)大,故单列一属。Colti 病毒在欧美等西方国家以蜱为虫媒,在我国和印度尼西亚以蚊子为媒介。

(一)Colti 病毒的命名及起源

科罗拉多病毒是呼肠孤病毒科中 Coltivirus 属的代表种,病原体因在科罗拉多首先发现,又是蜱传播的,故名科罗拉多蜱媒热。最早在美国和加拿大洛基山脉地区发现,也叫山林热和山林蜱热。我国 1981 年首先从北京三带喙库蚊分离出 Colti(M14 株)病毒,此后先后从云南、海南、甘肃、吉林、新疆、山西、河南等多个省(区、市)分离到此病毒。

Colti 病毒的分类过程可以说直接反映了病毒学分类方法的发展历程。在 1980 年以前由于该属病毒在电子显微镜下毒粒形态与环状病毒相似,且具有与环状病毒相似的基本理化性质,因此人们一直将 Colti 病毒归为环状病毒属。但是 Bremer 等人早在 1976 年就提出采用聚丙烯酰氨凝胶电泳(PAGE)电泳分离病毒 RNA 带型作为环状病毒分类的依据,1977 年 Payne 等人也提到病毒 12 带型在环状病毒分类学上比血清学更有意义。特别是 1980 年以来我国和印度尼西亚先后分离到多株 Colti 病毒,其基因组虽都为双链分节段 RNA,但病毒在 PAGE 时分离为 12 条带型,而环状病毒的 RNA 分为 10 条带型。核酸杂交实验也证实 Colti 病毒与环状病毒基因组各片段间均不存在杂交反应,这些新分离病毒与环状病毒亦不发生血清学交叉反应,提示 Colti 病毒与环状病毒为完全不同的病毒。1990 年在德国柏林召开的国际病毒分类委员会(International Committee for Taxonomy of Virus, ICTV)第五次会议上正式将 12 片段双链 RNA 病毒从环状病毒属中分离出来,重新建立了一个新属,并暂定名为 Colti 病毒属。

(二)Colti 病毒的基因组学

Colti 病毒基因组为双链分节段 RNA,在 PAGE 中显示为 12 条带。1997 年 Attoui 等首次用单引物扩增法成功地克隆并测定了 CTFV 病毒的 M6、S1、S2 片段核苷酸序列,并在短短两年时间里几乎完成了所有 Colti 病毒代表株的全基因组(如 CTFV、印度尼西亚分离株 JKT6423、JKT7075 等各组代表株的基因组)或部分基因片段(如 Banna 病毒、JKT6969、JKT7043 等的第 1,2,6,7—12 片段,Eyach 病毒的第 12 片段)的序列测定工作;并在此基础上,将单引物扩增法所用的引物和条件进行了优化,建立了用该方法测定双链 RNA 病毒全序列的基本操作策略。现已知 CTFV 病毒基因组全长为 29174bp,是目前所知整个呼肠病毒科基因组最长的,基因组中 G+C 含量约为 50%。JKT7075 和 JKY6423 基因组全长分别为 20985bp 和 20682bp,G+C 含量约为 36%。各代表株的基因组特征见表 7-1。由表 7-1 可看出,同一病毒株所有片段正链 RNA 的 5′端和 3′端具有相似保守序列,如 CTFV 病毒为 SACAUUUUGY 和 WUGCAGUS,且每个片段 5′和 3′端末端 2 个核苷酸反向互补,除第 11 片段 5′端为 CA,3′端为 UG 外,其他所有片段 5′端和 3′端分别为 GA 和 UC。JKT7075 病毒株的 5′端和 3′末端保守序列分别为 GUAGAAWWWW 和 WVWMYGAC;JKT6423 分别为 GUAUWWAWWWU 和 RMCYGAC,JKT7075 和 JKT6423 具有相似的末端保守序列,最末端 3 个核苷酸(5′端为 GUA 和 3′端为 CAC)甚至完全相同,且所有片段 5′端和 3′端最末端两个核苷酸为反向互补,这些核苷酸通过同源配对,使 RNA 转录产物形成特殊的环形结构,其功能可能是作为分拣信号,以确保新生的病毒衣壳中每个片段只有一个拷贝。

无论 CTFV 病毒或 Colti 病毒亚洲分离株基因组均分为 12 个片段,每一个基因片段各编码一个蛋白质,分别称为 VP1—12 蛋白。Attoui 等通过分析病毒蛋白中氨基酸形成的功能结构域以及在有某些功能活性的蛋白中寻找相似蛋白这两种方法,对病毒各基因片段所编码的蛋白质功能进行了推测,结果发现 CTFV 病毒 VP1 蛋白的功能为 RNA 依赖的 RNA 聚合酶(RDRP);VP2 蛋白可能具有 DNA 乙酰转移酶作用;VP3 蛋白可能为病毒复制酶;VP6 蛋白为核苷结合蛋白或嘌呤核苷磷酸化酶(NTPases);CTFV 的 VP7 蛋白与核酸复制过程所需蛋白如转录因子、转录延长因子、RNA 聚合酶的 Sigma 因子相似;CTFV 的 VP9 核酸序列分析发现具有一个 Opal 终止子,其 3′端侧有一胞嘧啶残基,这一特征在逆转录病毒和甲病毒中有通读现象,结果导致可能编码两种蛋白。VP12 蛋白具有 RNA 聚合酶Ⅱ相似功能等;VP4、5、8 和 11 蛋白质功能不清。Colti 病毒亚洲分离株(JKT6423 和 JKT7075)各基因片段编码的蛋白质除 VP1 外,与 CTFV 病毒基本上没有对应关系,功能也不尽相同,但 JKT6423 所有蛋白在 JKT7075 基因组中都有同源基因,但在 PAGE 电泳图谱上顺序和位置不一定完全一致,如 JKT6423 基因组中 VP5 与 JKT7075 的 VP6 互为同源基因,JKT6423 的 VP6 和 JKT7075 的 VP5 相对应等。

JKT6423 和 JKT7075 各基因片段对应关系及编码的蛋白质的功能见表 7-2。

表 7-1 Colti 病毒各组代表株的基因组特征(Attoui H，et al.，2000)

病毒代表株及基因片段 Representative virus isolates and segment		基因长度(bp) Length(bp)	编码氨基酸长度 Protein(aa)	5′非编码区(5′NCR) 5′Noncoding region		3′非编码区(3′NCR) 3′Noncoding region	
				长度 Length(bp)	末端序列 Terminal sequence	末端序列 Terminal sequence	长度 Length(bp)
JKT6423	1	3747	1214	23	5′GUAUuaAaaaU…	…aaCuCAC3′	79
	2	3048	954	93	5′GUAUuaAaaaU…	…acCuCAC3′	90
	3	2400	720	23	5′GUAUuaAaaaU…	…aaCuCAC3′	214
	4	2038	570	26	5′GUAUuaAaaaU…	…acCuCAC3′	281
	5	1716	508	31	5′GUAUuaAaaaU…	…aaCuCAC3′	158
	6	1671	425	111	5′GUAUuaAaaaU…	…gaCuCAC3′	285
	7	1136	300	30	5′GUAUuaAaaaU…	…gaCuCAC3′	152
	8	1119	302	32	5′GUAUuaAaaaU…	…gaCuCAC3′	178
	9	110	283	23	5′GUAUuaAaaaU…	…gaCuCAC3′	226
	10	977	249	28	5′GUAUuaAaaaU…	…gaCuCAC3′	199
	11	807	180	75	5′GUAUuaAaaaU…	…aaCuCAC3′	249
	12	862	207	43	5′GUAUuaAaaaU…	…aaCuCAC3′	195
	一致序列	—	—	—	5′GUAUWWAWWWU…	…RMCYGAC3′	—
JKT7075	1	3774	1223	26	5′GUAGAAaauu…	…aaacuCAC3′	76
	2	3035	908	44	5′GUAGAAaauu…	…aaaauCAC3′	84
	3	2415	739	44	5′GUAGAAaauu…	…aaaauCAC3′	151
	4	2121	631	25	5′GUAGAAuuuu…	…aaacuCAC3′	200
	5	1947	573	101	5′GUAGAAaauu…	…aaauCAC3′	124
	6	1670	506	25	5′GUAGAAuuuu…	…aauccCAC3′	124
	7	1259	347	32	5′GUAGAAaauu…	…agacuCAC3′	183
	8	1114	302	86	5′GUAGAAuaaa…	…aaaacCAC3′	119
	9	1054	303	23	5′GUAGAAaauu…	…aaaccCAC3′	119
	10	946	260	17	5′GUAGAAaaau…	…aaaauCAC3′	146
	11	894	203	23	5′GUAGAAaauu…	…aaaacCAC3′	79
	12	756	190	102	5′GUAGAAaauu…	…aaaacCAC3′	81
	一致序列	—	—	—	5′GUAGAAWWWW…	…WVWMYGAC3′	—
CTFV	1	4350	1435	13	5′gACAUUUUGe…	…uUGCAGUc3′	29
	2	3909	1209	45	5′gACAUUUUGu…	…uUGCAGUc3′	234
	3	3586	1182	11	5′gACAUUUUGu…	…uUGCAGUc3′	26
	4	3157	1027	21	5′gACAUUUUGu…	…aUGCAGUc3′	52
	5	2432	751	77	5′gACAUUUUGu…	…aUGCAGUc3′	99
	6	2141	697	14	5′gACAUUUUGu…	…uUGCAGUc3′	33
	7	2133	684	23	5′gACAUUUUGu…	…uUGCAGUc3′	55
	8	2029	660	19	5′gACAUUUUGu…	…uUGCAGUc3′	27
	9	1884	337(602)*	40	5′gACAUUUUGu…	…uUGCAGUc3′	830(35*)
	10	1880	605	11	5′gACAUUUUGa…	…uUGCAGUc3′	51
	11	998	249	39	5′cACAUUUUGu…	…aUGCAGUg3′	209
	12	675	185	19	5′gACAUUUUGu…	…uUGCAGUc3′	98
	一致序列	—	—	—	5′SACAUUUUGY…	…WUGCAGUS3′	—

注:高度保守的末端序列用大写字母表示。在一致序列中,M 代表 A 或 C;R 代表 A 或 G;V 代表 A,C 或 G;W 代表 A 或 U;Y 代表 A,C 或 U;S 代表 G 或 C。

* 表示如果有通读现象发生时理论上编码的蛋白质的长度和 3′端非编码区长度。

表 7-2　Colti 病毒 JKT6423 和 JKT7075 各基因片段编码蛋白对应关系、
同源蛋白的功能及基因序列相似性(Attoui H, et al. 2000)

JKT6423 Protein(Gene)		JKT7075 Protein(Gene)	氨基酸同源性(%) Identity of aa	核酸序列相似性(%) Similarity of nt sequence	可能的功能 Function
VP1(S1)	←—→	VP1(S1)	42	57	RNA 依赖的 RNA 聚合酶
VP2(S2)	←—→	VP2(S2)	28	43	核苷结合活性,细胞受体识别位点
VP3(S3)	←—→	VP3(S3)	39	54	乙酰转移酶、螺旋酶
VP4(S4)	←—→	VP4(S4)	33	47	乙酰转移酶
VP5(S5)	←--→	VP5(S5)	30	43	
VP6(S6)	←--→	VP6(S6)	33	50	NTP 酶,含有一亮氨酸拉链结构
VP7(S7)	←--→	VP7(S7)	30	48	蛋白激酶
VP8(S8)	←--→	VP8(S8)	25	38	
VP9(S9)	←--→	VP9(S9)	26	43	
VP10(S10)	←--→	VP10(S10)	24	51	
VP11(S11)	←--→	VP11(S11)	26	53	
VP12(S12)	←····→	VP8(S8)	27	**	dsRNA 结合活性

注:VPx 表示病毒蛋白,Sx 表示 dsRNA 的基因片断。** 表示用 Gapped BLAST 程序搜索未发现明显的相似性。实体箭头表示同源蛋白的基因片段在琼脂糖凝胶上泳动顺序相同;虚箭头指在琼脂糖凝胶上电泳顺序不一致的基因片断所编码的同源蛋白;点状箭头表示二者具有相似功能但没有明显的序列相似性。

(三)Colti 病毒的致病性

实验室研究显示 Colti 病毒对组织培养细胞和实验动物等都有不同程度的致病性。欧美流行株如科罗拉多蜱媒热病毒的敏感细胞株为 BHK 细胞,病毒能使其形成空斑,对 Vero 细胞和 C6/36 细胞等多种细胞也可导致病变。而亚洲分离株仅对蚊子细胞株 C6/36 致病,接种 36~48 小时后就可出现细胞病变,主要表现为细胞圆缩、折光增强和脱落等;Vero 细胞和 BHK 细胞感染亚洲分离株后不出现病变,但是感染上清可以引起 C6/36 细胞病变,说明亚洲分离株病毒也可在这两种细胞繁殖但不引起病变,用 EIA 染色也能检出亚洲分离株病毒在 Vero 细胞和 BHK 细胞中的存在。Colti 病毒亚洲分离株在 C6/36、Vero 细胞和 BHK 细胞等细胞上均不能形成空斑。科罗拉多蜱媒热病毒脑内接种可致 1~3 日龄小鼠死亡;亚洲分离株如 Banna 病毒脑内或皮下接种 2~3 日龄乳鼠或 3 周龄小白鼠均不出现明显症状和死亡,但鼠脑研磨液可感染 C6/36 细胞说明病毒在乳鼠脑内能繁殖,该病毒可诱生 3 周龄小白鼠高滴度(大于 1280)抗体。

二、Colti 病毒的流行史

Colti 病毒大多为散发,暂无大规模流行暴发的报道。

(一)Colti 病毒的流行分型

目前全世界已在美洲、亚洲和欧洲等地分离到数十株 Colti 病毒(主要病毒株的分离年代和地区见表 7-3)。其中 CTFV 和在德国、法国分离到的 Eyach 及其变异株 Ar577 和 Ar578 被称为欧美流行株。亚洲分离株除印尼的 JKT6423、JKT6969、JKT7043、JKT7075 分离株外,我国自 1981 年以来也从人、畜标本和野外采集的蚊虫及蜱标本分离到多株 Colti 病毒,如目前研究较多的有云南分离株 Banna 病毒,北京分离株 BJ95-75、BJ95-70、TRT2,东北分离株 NE97-12、NE97-81 等,这些病毒与科罗拉多蜱媒热病毒在生物学特性及致病性等均存在较大差异。

表 7-3　Colti 病毒属各组病毒株及其分离地区和年代等(Attoui H et al. ,2000)

组 (Group)	亚组 (subgroup)	病毒及分离株 (Virus and isolates)	分离株来源 (Isolation source)	国家和地区 (Region and country)	年代 (Year)	PAGE 电泳带型 (PAGE Profile)
A	A1	CTFV-Florio CTFV(s6-14-03)	人和革蜱　革蜱和啮齿动物(Human, Dermacentor and Rodent)	Colorado,USA Wyoming,USA	1943 1956	4-6-1-1
	A2	Eyach 及其血清型变异株 Ar577 和 Ar578	革蜱(Dermacentor)	德国,法国(Germany, France)	1976 1984	4-6-1-1
B	B1	JKT7075 NE97-12 NE97-31	蚊,主要是按蚊和库蚊(Mosquito,esp. Anopheles and Culex.)	Gentral Java, Indonesia 中国东北地区 (Northeast, China)	1981 1996	6-5-1
	B2	*Banna virus* JKT6423/ JKT6969/JKT7043 HN59/HN199/ HN131/HN295 M14[20]/BJ95-75/ BJ95-70/ TRT2[11]	人、蚊(Human, Mosquito),主要为蚊和库蚊(Mosquito, esp. Anopheles and Culex.)	中国云南(Yunnan, China), Central Java,Indonesia 中国海南、北京等地区 (Hainan/Beijing, China)	1985 1980 1981 1982 1990 1995	6-6

1998 年 Attoui 等科学家根据 Colti 病毒 7—12 片段核苷酸序列的同源性,将其分成 A、B 两组,并建立了 B 组 Colti 病毒的基因分型和分子水平诊断的 RT-PCR 方法。将该方法用在诊断小鼠的模拟感染中结果可靠。A 组主要为美国分离的 CTFV 病毒和欧洲分离的 Eyach 病毒及其血清学变异株等,B 组则主要为我国和印度尼西亚等亚洲地区的分离株。目前 Colti 病毒属的分类情况及各组包括的病毒详见表 7-3。A、B 两组病毒间核苷酸序列不存在任何明显同源性,而将它们所编码的氨基酸序列进行比较时,最大同源性也只有 15%,这一数值与呼肠病毒科不同属间的同源性相似。B 组分为 B1 和 B2 亚组,两亚组间 7—12 片段的核苷酸序列同源性约为 49%;对 B2 亚组各病毒株 7—12 片段的序列同源性进行分析发现,第 8、10—12 片段序列比较保守,序列同源性可达 83.3%～98.8%,而在易变异的第 7 和 9 片段,序列同源性为 54.4%～99.7%。由此又将 B2 亚组分为 2 个基因型,即 B2a 和 B2b 型,B2a 型包括 JKT6423 和 Banna 病毒,B2b 包括 JKT6969 和 JKT7043。对于 B2 亚组其他各株病毒,因还未对其基因组进行序列测定,还无法将其明确分型。

最近几年随着病毒基因组学的飞速发展,Colti 病毒属内各代表毒株的基因组已全部测完,再结合血清学、PAGE 电泳、临床及流行病学等方面的特征,有越来越多的证据显示欧美流行株与亚洲流行株之间存在许多差别,主要包括:①亚洲株各病毒基因组长度相似,但均较 CTFV 病毒基因组短约 36%;②亚洲株病毒基因组 G+C 含量为 37%～39%,而 CTFV 病毒为 50%,亚洲株基因组 G+C 含量明显偏低;③亚洲株各病毒间具有相似的末端保守序列,但与 CTFV 完全不同;④B1 与 B2 亚组之间编码聚合酶的氨基酸序列同源性为 42%,而它们与 A 组 CTFV 之间的同源性只有 7.9% 和 9.7%,而根据呼肠病毒科分属的主要依据,同一属内编码聚合酶的氨基酸序列同源性应大于等于 18%;⑤Colti 病毒亚洲株与欧美流行株间在流行病学、致病性以及血清学等方面也存在较大差异,如亚洲株传播媒介主要为蚊虫,而欧美流行株的传播媒介为蜱;⑥亚洲株主要是从我国和印度尼西亚等东南亚国家分离到的,而欧美流行株则是从美国以及德、法等欧洲国家分离的;⑦欧美流行株对哺乳动物细胞、实验动物和人类都有不同程度的致病性,而亚洲株对 BHK、Vero 等细胞及小白鼠等实验动物不致病,对人的致病性还有待进一步研究确证;⑧亚洲株内部血清学上有一定程度交叉,但与欧美流行株间无交叉反应等。因此 Attoui 等提出将亚洲分离株从 Colti 属中分离出来,作为呼肠病毒科的一个新属,称 Seadornavirus 病毒属,其名称来自于英文“South-east Asian dodeca RNA viruses”的缩写,其中 dodeca 为拉丁语,意指 12 基因片段,全文为“东南亚地区存在的具有 12 条带的 RNA 病毒”,并得到国际病毒分类委员会同意。其中包括 Kadipira 病毒(KDV)和 BAV,KDV 即原来的 B1 亚组,代表株写作 KDV-In7075,BAV 为原来的 B2 亚组,代表株为 BAV-In6423。另外,由于 2000 年召开的第七次国际病毒分类委员会已正式接纳按病毒核酸序列的种系发生距离对病毒进行分类和鉴定的原则,这也对 Colti 病毒属重新分类具有巨大的促进作用。

我国的 Colti 病毒分离株的 RNA 带型均为(6-6),与印度尼西亚分离株 2 个新基因带型(6-6)基本相同,与美国的 CTF 病毒带型(4-6-1-1)明显不同。此外,国内徐丽宏等人采用针对 Colti 病毒 B2 亚组第 9 和 12 片段和 B1 亚组第 12 片段的 3 对引物,对我国近年来分离的 Colti 病毒利用逆转录聚合酶链反应即 RT-PCR 方法进行基因分型,同时对北京分离株 BJ95-75 和云南分离株 YN-6 的 PCR 产物进行了克隆测序及同源性分析。结果显示 Colti 病毒北京分离株 BJ95-75、云南分离株 YN-6、−67-1、−68-1、−69、−70-1、−70-2、−90、−92-2、−93 病毒用 B2 亚组特异引物 12-854-S/12-B2-R 均能得到相对分子质量为 850bp 的特异条带,用针对第 9 片段的 B2 亚组引物 9-JKT-S/9-JKT-R 均得到了相对分子质量为 492bp 的特异条带。而 Colti 病毒东北分离株 NE97-12、NE97-31 及对照病毒如环状病毒 YN-99、乙脑病毒 YN-151-1 未能扩出特异条带。所有 Colti 病毒分离株及病毒对照用 B1 亚组特异引物 12-B1-S/12-B1-R 均未见特异条带。BJ95-75、YN-6 这 2 株病毒第 12 片段核苷酸序列与 B2 亚组其他毒株间的同源性达到 89.4% 以上,特别是与中国早期分离株 Banna 病毒,其同源性达到 98.9% 以上;2 株病毒第 9 片段的核苷酸序列与属于 B2a 型的 Banna 病毒的同源性可达到 99.2% 和 96.5%,和 JKT6423 病毒的同源性也能达到 84.0%,而与属于 B2b 型的 JKT6969 和 JKT7043 相应片段核苷酸序列的同源性只有 53.0% 左右。徐丽宏等人的研究首次从分子水平上对我国分离的 Colti 病毒进行了研究,证实了 PCR 方法对 Colti 病毒进行基因分型的可行性,提示我国北京与云南地区分离的 Colti 病毒存在相同的基因组序列,北京和云南分离株主要为 B2 亚组的 B2a 型。

此外,Hong Liu 等科学家对 1987—2007 年 38 株 Banna 病毒进行了分析,其中包括 20 株新分离的病毒株,10 株之前在中国已分离的病毒株,以及 3 株来自印度尼西亚和 5 株来自越南的 Banna 病毒株。结果显示 Banna 病毒株为 A 型,亚型 A1 型主要存在于北方,而 A2 型存在于南方,但有 2 株来自北方的病毒株为 A2 型,3 株越南的病毒株为 A1 型。

(二)Colti 病毒的流行分布

CTFV 的分布与它主要的携带者蜱(*Dermacentor andersoni*,一种蜱)的分布相似。该病已在美国加利福尼亚州、科罗拉多州、爱达荷州、蒙大拿州、内华达州、俄勒冈州、犹他州、华盛顿、怀俄明州,加拿大不列颠哥伦比亚省和阿尔伯塔省等发现;已发现有此病的国家还有法国、德国、印度尼西亚、韩国和中国。全球每年有 200~400 例报道。

Colti 病毒通常感染露营者、徒步旅行者和林业工作者。感染常发生于 4 月、5 月和 6 月,这段时间是成虫蜱活动旺盛期。病毒在蜱虫若虫体内过冬,并以之为食物,然后在春天蜱再次感染小啮齿动物。啮齿动物感染为病毒血症,进而感染幼虫蜱虫。蜱幼虫在夏天蜕变。一般蜱若虫在感染病毒后 1 或 2 年,蜕变成成虫后才感染人类。有大量松鼠和其他小型啮齿动物的生态带为感染蜱虫主要的聚集地。

第二节　Colti 病毒的诊断

一、Colti 病毒的病原学

Colti 病毒呈球形颗粒,由致密的核心和双层衣壳组成,病毒直径 60~80nm,核衣壳直径约 50nm,对酸(pH3.0)和温度(56℃ 30min)敏感,对乙醚和 5-碘脱氧尿苷(5-IDU)抵抗,为无包膜的 RNA 病毒。1991 年和 1994 年分别在甘肃省和北京市分离到的 Colti 病毒,直径 62.7±3.13nm,对酸敏感,抵抗乙醚和 5-溴脱氧尿苷,在 C6/36 细胞引起明显病变,使乳鼠发病、致死。

交叉快速微量中和实验及 EIA 结果表明,Colti 病毒属与呼肠病毒科其他病毒属间无血清学交叉。但 Colti 病毒属内存在血清学交叉,从德国、法国等地分离的 Eyach 病毒与美国分离的 CTFV 病毒间有补体结合实验的交叉反应,但中和实验不能发生交叉中和反应;亚洲分离株与欧美流行株间血清学上不发生交叉,甚至在亚洲流行株内部亦仅表现为同一地区分离的病毒株间血清学上有交叉,但不同地区分离株间不能交叉中和,如我国北京地区分离的 Colti 病毒与东北地区分离株间不存在交叉中和反应,提示 Colti 病毒具有不同于呼肠病毒科其他成员的独特抗原性,为此 Colti 病毒可能存在很多血清型。此外 Colti 病毒不能凝集鹅红细胞和绵羊红细胞,这一点也与一般虫媒病毒的血凝特性不同。

二、Colti 病毒的流行病学

我国学者徐普庭等 1987 年 5—7 月份从云南省西双版纳地区采集的无名热和脑炎病人的血清和脑脊液中分离到多株病毒,该病毒具有 Colti 病毒特性但是与标准病毒株科罗拉多蜱媒热病毒不存在血清学交叉反应,为我国首次分离的病毒,命名为 Banna病毒。它也是目前 Colti 病毒属亚洲分离株中唯一一个从病人体内分离到的病毒,并且这些病人临床上能排除伤寒、疟疾、流感等致热疾病和细菌感染,病人的双份血清中该病毒抗体存在 4 倍以上增长。陈伯权等 1996 年在全国范围内进行的虫媒病毒血清流行病学调查发现,北京、河南、福建、甘肃等地临床诊断为病毒性脑炎病人的双份血清中Colti 病毒特异性抗体有 4 倍以上升高,由此认为 Colti 病毒亚洲分离株也可引起发热和脑炎等。另外,徐普庭等从发热伴有心律失常及病毒性心肌炎患儿血液中也曾分离到 Colti 病毒,从临床诊断为风湿性心脏病患者血清中查出 Colti 病毒抗体 4 倍以上升高,由此推测 Colti 病毒亚洲分离株还可能造成心肌损害。

Colti 病毒的感染具有明显的季节性,3 月到 11 月均有病人出现,但高峰期在 5 月下旬至 7 月上旬,与成虫蜱活动的高峰时期相一致。多为散发,可出现小范围流行。无症状感染者少,感染后获得持久的免疫力,但也有实验感染致两次发病的报告。病毒可在哺乳动物体内增殖,引起长期(如罗猴感染 CTFV 后,病毒血症可达 128 天)、高滴度病毒血症,其主要动物宿主为小哺乳动物,现已从 13 种啮齿动物分离出病毒,还发现野兔、豪猪和牛带毒。徐普庭等从屠宰场的牛和猪血清分离出的 Colti 病毒与从人体标本分离的病毒存在血清学交叉,并且病毒 RNA 带型完全相同,表明猪、牛等家畜也可感染 Colti 病毒。也可在蜱、蚊子、蠓、白蛉等吸血节肢动物体内繁殖,并由其传播扩散,带毒者可能起到扩散宿主的作用。CTFV 病毒的主要传播媒介为吸血蜱,如安德逊革蜱(也叫洛矶山森林蜱,Rocky Mountain Wood tick)。此外,还从西方革蜱和等翅革蜱分离出病毒。而 Colti 病毒亚洲分离株的传播媒介以吸血蚊虫为主,也在吸血蜱分离到病毒。

人类感染是由于受病毒感染的成虫蜱(雌雄均可)叮咬而致。除山区人群易感外,偶尔感染的蜱尚可粘在衣物或其他露营的工具上带到远方,结果是导致非流行区的人感染。在亚洲主要从 10 多种蚊分离出 Colti 病毒,它们是:三带喙库蚊、白纹伊蚊、常型曼蚊、环纹按蚊、圆斑伊蚊、多节领蚊、迷走按蚊、环胫伊蚊、棕头库蚊、股点伊蚊等。

三、Colti 病毒感染的病理学

在人体中,CTFV 可能从感染局部淋巴结开始,然后在骨髓细胞中复制,阻止多形核白细胞、嗜酸性粒细胞和嗜碱性粒细胞成熟、有时导致严重的血小板减少症。

红细胞可能被感染成有核细胞,之后作为含有抗原的红细胞在外周血中大量存在。CTFV 只在血清中被发现。抗体大约在症状出现后 2 周左右产生,但病毒仍然可以在6 周后从外周血中分离。

对宿主防御 CTFV 的研究甚少。无免疫力的人群易感。当抗体出现时症状将会消退,虽然也有急性加重的报告。细胞免疫的作用尚不清楚。病毒诱发干扰素产生,但尚不清楚干扰素在宿主防御是否是很重要的。

四、Colti 病毒感染的临床表现

临床上科罗拉多蜱媒热病毒主要引起发热和脑炎,潜伏期为 3～7 天,主要表现为骤起的寒战、头痛、背腿部肌肉疼痛和关节痛、眼眶痛、嗜睡、畏光和畏食。发热可达 38℃～40℃,在确诊为科罗拉多蜱热病例中,一半病人可见双峰热,约 20％的病例有呕吐和腹痛,5％～12％的确诊病例可观察到皮疹。双峰热为科罗拉多蜱媒热的特征表现之一。10 岁以下儿童感染还可致无菌性脑膜炎或脑炎症状,白细胞总数减少。科罗拉多蜱媒热发病年龄多见于 10 岁以下儿童和 21～30 岁的青壮年,男性多于女性,这可能与个体的免疫水平、工作及生活习性以及与携带病毒的吸血节肢动物接触的多少有关。恢复期 7～14 天,50％病例可长达几周至几个月。出血以皮肤瘀点、紫癜多见,可能与血小板减少有关,胃肠道出血可能与 DIC 有关。病程第 1 周即可从血液、红细胞、网状细胞及骨髓中分离出 Colti 病毒,病程第 2—3 周阳性率最高。自然感染的人和动物可获得长期免疫力。

五、Colti 病毒感染的临床和实验室诊断

科罗拉多蜱媒热根据病人曾有吸血蜱接触史、双峰热等典型的临床症状及白细胞减少等血象变化,可以做出临床诊断。实验室诊断包括:①病毒分离。②血清学诊断。用于 Colti 病毒诊断的血清学试验包括血凝抑制试验、ELISA、补体结合试验、间接免疫荧光试验和中和抗体法等,对急性期和恢复期双份血清进行测定,对 Colti 病毒的诊断和流行病学调查均有价值。如用 ELISA 法查特异性抗体和 Westen blot 法检查针对科罗拉多蜱媒热病毒 38kDa 蛋白的特异抗体,该方法比较敏感,甚至能检出 ELISA 检测阴性的血清标本中的抗体。另外,用 ELISA 在感染急性期患者血清中检测针对合成病毒肽的特异性 IgM 抗体有助于早期诊断。如根据病毒基因组第 12 片段合成了一段多肽,可在血清中检测针对该段多肽的急性期 IgM 抗体。直接免疫荧光染色试验可在红细胞内检出病毒抗原,也有助于早期诊断。有研究表明在细胞培养 3～4 周时收获的 Colti 病毒滴度较高,经 PEG 纯化浓缩后保存时间长。用这些抗原对临床疑似乙型脑炎和病毒性脑炎患者血清标本进行 Colti 病毒血清学诊断,获得较满意的结果。③分子生物学诊断方法,如 RT-PCR 方法可从少于 10～100PFU 的标本中同时特异扩增出 3 个基因片段,另一个系统是病毒 S2 片段的 RT-PCR 扩增方法,该方法不但灵敏特异,而且可以对美国和欧洲分离株进行分类。对亚洲分离株,除根据病毒分离和血清学试验如 ELISA 法检测病毒抗体外,针对第 7、9、12 片段的 RT-PCR 方法也已建立起来,该方法在病毒的基因分型和小鼠模拟感染实验的诊断中获得可靠结果。徐丽宏等人也用该方法对我国各地区不同年代 Colti 病毒分离株进行了基因分型,结果显示北京地区 1995 年分离株 BJ95-75 以及 2000 年从云南澜沧江地区采集的蚊标本中新分离到的 12 株 Colti 病毒用 B2 亚组引物均能扩增出特异核酸条带,而东北分离株 NE97-12、NE97-

31 则未能扩出条带,说明我国东北地区的 Colti 病毒与云南和北京地区的病毒存在较大差异。这些病毒基因组的呼肠病毒科(PAGE)电泳带型也不相同(东北地区为 6-5-1 型,北京和云南为 6-6 型),病毒基因组类似于 Colti 病毒 B1 亚组,但值得一提的是,徐丽宏等人采用文献中提到的 B1 亚组病毒引物扩增该病毒时,却未能得到阳性结果,这可能是因为目前 B1 亚组的引物只根据一株病毒(JKT7075)的序列而设计的,代表性较差,而徐丽宏等人分离的 NE97-12 和 NE97-31 很可能为国际上还未发现的 B1 亚组新成员。

六、Colti 病毒感染的鉴别诊断

该病与乙型病毒性脑炎在流行季节、传播途径、临床表现上非常相似,两种病毒可重叠感染患者。乙脑在夏秋季流行,蚊虫叮咬引起,临床上以高热,意识障碍,抽搐,呼吸衰竭和脑膜刺激征。一般无肝损伤和出血症状。从临床表现看重叠感染者病情较重,表现高热、昏迷、惊厥;而单纯的 Colti 病毒性脑炎病情较轻,仅有高热和轻度意识障碍。建议诊断时开展 Colti 病毒病原学相关检查,进一步了解该病在当地的分布、流行情况以及临床特点,以便提出合理的防治对策。

第三节　　Colti 病毒的防治

一、治疗原则

从治疗上看主要注意呼吸,是否高热、惊厥;与乙型病毒性脑炎治疗方法基本相同。急性期视情况分别给予降温、酌情用甘露醇等降颅压、止惊、保持呼吸道通畅、抗炎抗菌、抗病毒等综合治疗,病情稳定后给维生素、脑活素等改善脑功能,有后遗症者给予高压氧治疗及功能锻炼。

二、预防措施

对科罗拉多蜱传热的预防措施主要有接种疫苗和预防蜱的叮咬两种方法。美国曾制备甲醛灭活纯化的 Colti 病毒乳鼠脑疫苗,疫苗接种志愿者多数人中和抗体至少持续5 年。在流行区预防科罗拉多蜱传热最好方法是教育危险人群不被蜱叮咬,进入疫区时要注意做好个人防护等。如发现蜱叮咬,应立即将其垂直拖出,防止虫体断裂而使其口部残留于人体内,一旦残留,可用消毒的针尖挑出,用酒精或指甲油有助于把蜱拨出。

第四节　　Colti 病毒的口岸检疫

世界卫生组织和各国的卫生行政机构对医学媒介生物的控制历来十分重视,口岸

的媒介生物控制工作更是重中之重。《国际卫生条例》和《中华人民共和国国境卫生检疫法》将口岸媒介生物监测控制工作作为口岸传染病监测控制的基础性工作。世界卫生组织在对各国口岸卫生检查中,把口岸医学媒介生物的监测资料、控制方法和控制能力当作检查的重点。因此,开展口岸医学媒介生物的监测控制工作具有十分重要的意义。而随着中国加入世贸组织及经济全球化进程的不断加速,国境口岸的社会地位空前提高。国境口岸医学媒介生物监测与控制在保障出入境旅客身体健康、防止传染病的传入传出方面有着举足轻重的地位。Colti 病毒感染在国内外均有报道,但仍属于国境口岸需要防控的蚊媒传染病之一。国境口岸应采用合适的风险管理标准,对境外的虫媒染病及其媒介生物传入我国口岸的风险建立评估方法和体系。分析传染病传播模式和趋势,确定输入输出风险等级和主要防控环节,及时发出预警信息,然后有针对性地在重点地区口岸和重点环节采取措施,能够有效控制媒介生物以及携带病原体的生物的传播。

第五节　总结

　　CTFV 病毒是最早分离到的 Colti 病毒,该病毒在自然界的生态及病毒对人的感染途径、致病性及致病机理、临床症状及愈后等都已研究得比较清楚。相比之下亚洲分离株分离年代较晚,对病毒的研究不够深入,特别是这些病毒对人的致病性还有待阐明。Colti 病毒的亚洲流行株仅 Banna 病毒是直接分离自发热和脑炎病人的血清或脑脊液,提示病毒与人的疾病的关系;其他 Colti 病毒均分离自蚊虫标本,未获得病毒致病性的足够证据。如这些病毒在 BHK21、Vero 等哺乳动物细胞上不出现病变,接种乳鼠及 3 周龄小鼠均不发病,提示这些病毒可能对哺乳动物不致病,也提示这些病毒可能对人不具有致病性。因此应进一步明确其对人的致病性。到目前为止,亚洲株主要是从我国分离到的,我们有充足的病毒和血清标本,如果我们能充分利用这种优势,搞清 Colti 病毒亚洲株与人类疾病的关系,这无疑将会在国际上首次取得 Colti 病毒亚洲株研究的突破性进展,也能为 Colti 病毒亚洲株的进一步研究提供指导性建议。例如通过寻找合适的动物模型以及借助分子流行病学手段或利用对该病毒已取得的分子水平的研究成果解释病毒的致病性。特别应与基层防疫部门和医院合作,收集病毒性脑炎患者的血液和脑脊液标本进行病毒分离,进一步明确其与疾病的关系。

　　同时对从蚊虫及病人分离的病毒进行细致的病毒生物学(甚至包括病毒的繁殖周期及病毒在自然界的生态活动等)和分子生物学对比研究以确证 Colti 病毒对人的致病性。在此前提下,对病毒编码蛋白的功能进行确证,找出病毒特异抗原、致病成分等为 Colti 病毒的诊治以及疫苗的研制奠定基础。与此同时,也可以利用已完成的基因组研究成果,将我们最近从不同地区分离的病毒代表株,尤其是电泳带型与已知代表株明显不同的毒株的基因组进行分析,如前边提到的 NE97-12、NE97-31 等,以发现 Colti 病毒的变异株或新的基因型,并建立起相应的针对不同型别病毒的快速、特异诊断方法。

参考文献

[1]宋立亭,陈佰权,赵子江. Coltivirus 新成员的分离和鉴定. 中华实验和临床病毒学杂志,1995,9(1):7-10.

[2]陶三菊,江之云,殷国庆,等. 临床诊断为乙型脑炎等病人血清的 Colti 病毒抗体检测. 中华实验和临床病毒学杂志,1996,10(3):247-250.

[3]陶三菊,何英,陈佰权,等. Colti 病毒的分离及其生物学性状. 中华实验和临床病毒学杂志,1997,11(4):363-365.

[4]Hong Liu, Ming-Hua Li, You-Gang Zhai, et al. Banna Virus, China, 1987-2007. Emerging Infectious Diseases, 2010, 16(3):514-517.

[5]陶三菊、王焕琴、曹玉玺,等. Colti 病毒抗原制备、保存及其在检测患者血清 Colti 病毒抗体中的应用. 中华实验和临床病毒学杂志,2002,16(3):232-235.

[6]杨玉林、王定明、汤兴群,等. 黔西南 Colti 病毒性脑炎五例报告. 中华儿科杂志,2004,42(11):867-868.

第八章

Zika 病毒

第一节　**Zika** 病毒的历史

一、**Zika** 病毒的命名及起源

1947 年,正在研究黄热病的科学家将一只恒河猕猴关在笼子里,放在 Zika 森林中(Zika 在乌干达语中的含义是"杂草"),在乌干达的恩德培市东非病毒研究所的附近。恒河猕猴是 Rockefeller 基金项目中研究丛林黄热的敏感动物。两天后猴子出现了发热,科学家将其血清接种于小鼠体内,10 天后所有的小鼠均患病,科学家从小鼠大脑中分离得到病毒,该病毒即为 Zika 病毒(*Zika virus*,ZIKV)。在 1948 年年初,从该森林中的伊蚊(*Aedes africanus*)中也分离到 ZIKV。血清学实验表明,该病毒可感染人类。1952 年首次从人体内分离到病毒,并被描述为 Zika 病毒。

二、**Zika** 病毒的基因组学

2013 年 11 月,从一位 51 岁妇女血液标本中采用 RT-PCR 检测到了 ZIKV。然后科学家用 Vero 细胞分离培养该病毒株 H/FP/2013,基因测序以及非特异性扩增结果显示,病毒有 10617nt 长的片段,包括完整的开放阅读框(Open Reading Frame,ORF)序列(10272nt)。ORF 编码一个带有 3 个结构蛋白的多蛋白,衣壳(105aa)膜前体/膜(187aa)以及包膜(505aa,包括包膜 154 糖基化模序,与毒力相关),以及 7 个非结构蛋白:NS1(352aa),NS2A(217aa),NS2B(139aa),NS3(619aa),NS4A(127aa),NS4B(255aa),NS5(904aa)。此外实验也获得了部分 5′端和 3′端非编码区序列(分别长 46/107nt 和 297/428nt)。

三、**Zika** 病毒的致病性

ZIKV 的致病性研究比较少,但一般认为蚊子传播的黄病毒最先是在树突细胞中

复制,然后扩散到淋巴结和血液。虽然认为黄病毒复制发生在细胞胞浆内,但有一项研究显示 ZIKV 抗原可以在感染的细胞核中发现。至今,最早可以在疾病发作当天在人血液中检测到 ZIKV,病毒核酸最迟在发作后 11 天也能检测到。实验猴子接种后第 9 天可以分离到病毒。ZIKV 可以被高锰酸钾杀灭,或者温度超过 60℃杀死,但是 10% 的乙醇不能杀死。

四、Zika 病毒的流行史

1952 年科学家首次描述了从猴子血清中分离得到的 Zika 病毒。在过去的 20 年,ZIKV 从非洲的非洲伊蚊(*Ae. africanus*)和马来西亚的埃及伊蚊(*Ae. aegypti*)分离得到。19 世纪五六十年代,在埃及、尼日利亚、乌干达、印度、马来西亚、印度尼西亚、巴基斯坦、泰国、越南北部和菲律宾等地的人血清研究中显示可检测出 ZIKV。19 世纪六七十年代在没有暴发流行的情况下,从非洲东部和西部如乌干达、坦桑尼亚、埃及、中非共和国、塞拉利昂和加蓬的人群中检出。1977 年,印度尼西亚爪哇确诊了 7 位 ZIKV 感染患者。之后的血清学研究表明 9/71(13%)的印度尼西亚龙目岛志愿者体内存在 ZIKV 的中和抗体。从首次发现到 2007 年,非洲和东南亚 Zika 病毒感染确诊的病例非常罕见。在 2007 年,在密克罗尼西亚的 Yap 岛上发生了一次大流行。临床症状表现为以皮疹、关节痛和结膜炎为特征的轻度疾病。这是 Zika 病毒首次在非洲和亚洲以外地区被发现。最大的一次流行发生在 2013 年法国的波利尼西亚。估计有 28000 人(占波利尼西亚人口的 11%)寻求医疗救助。最常见的临床表现也是皮疹、发热、关节痛和结膜炎。大部分症状轻微,也有一些出现神经系统并发症的患者。最近,在复活节岛、库克群岛及新喀里多尼亚也暴发了流行。2014 年 1 月新喀里多尼亚报道的病例属于原地病例。2015 年年初曾传入我国,我国多地均发现输入性病例。

五、Zika 病毒的流行分型

(一)Yap 岛暴发流行期 ZIKV 分型

Robert S. Lanciotti 等科学家对 2007 年 Yap 岛疫情中的分离株进行研究,研究结果是基于完整编码区或 NS5 区的系统发育树,该结果与之前的研究相印证,即 ZIKV 分类在蚊媒黄病毒科中为一个独特的进化支,与 Spondweni 病毒(*Spondweni virus*)关系最密切。图 8-1 为 NS5 蚊媒黄病毒科进化树,其中包括其他的 ZIKV 分离株,该图证实了这些病毒间的关系,并且说明 ZIKV 分离株中存在 3 个亚支,反映了其地理起源。塞内加尔的 ZIKVs 以及乌干达的标准病毒可能分别代表了非洲西部和东部的病毒系。2007 年 Yap 岛的 ZIKV 分离株与上述 2 个亚支的非洲病毒系亲缘关系较远,这种差异可能提示遍布东南亚和太平洋地区的病毒株都从一个共同祖先进化而来。

在 1980 年,马来西亚半岛检测到人类感染 ZIKV 的病例,确认 ZIKV 在 2007 年之前就活跃在这个地区。需要其他额外的不同时间和地理上的 ZIKV 菌株的序列分析来进一步阐明这些病毒之间的关系。特别令人感兴趣的是在 ZIKV 分离株中额外有个 12nt 包膜基因(编码 4 个氨基酸)没有出现在 ZIKV 病毒标准株中。这种差异值得注意,

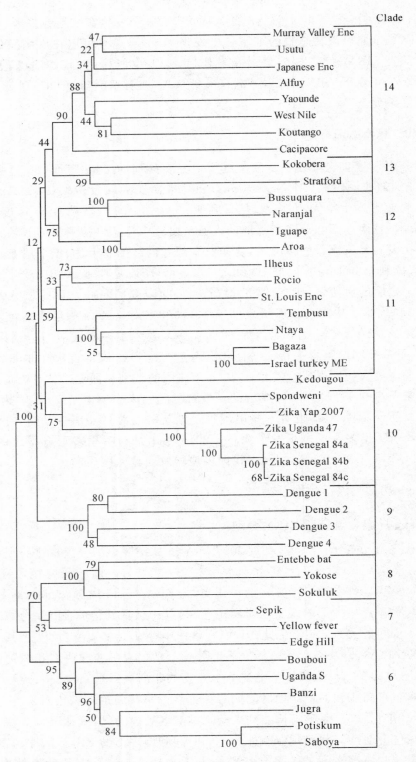

图 8-1　基于非结构蛋白 5 序列分析的 Zika 病毒与其他黄病毒属的系统发育关系（Lanciotti,2008）

注：Enc：脑炎；ME：脑膜炎

因为这 4 个氨基酸对应的包膜蛋白 154 糖基化模序在许多黄病毒科病毒中存在，并且在某些情况下与毒力有关。这种糖基化模序也缺失，因为从基因库中获得的 ZIKV 分离株（序列号 AF372422）中有 6 个氨基酸缺失。但是这种病毒的地理和时间起源并不清楚。在一些黄病毒科中也发现了包膜蛋白 154 糖基化位点的缺失，如 Kunjin 病毒。但 Kunjin 病毒因为 1 个位点的突变而非缺失引起糖基化位点模序的消失，从而导致 NX-S/T sequon 改变。在一些 2 系的西尼罗河病毒株中也观察到存在 4 个氨基酸的缺失引起的糖基化位点的缺失。这些改变也可发生在 ZIKV 中。这种糖基化模序的存在与否可能代表一个古老的进化事件和随后的 2 个有或没有 E-154 糖基化位点氨基酸的 ZIKV 亚型的分岔。来源于塞内加尔 3 株额外的 ZIKV 隔离株的序列数据表明，在这些分离株中糖基化完好无损，这表明病毒的进化趋异。

（二）亚洲地区 ZIKV 分型

采用 NJ，ML 以及 MP 这 3 种系统发生推断方法鉴定出两大发生系（非洲系和亚洲系），见图 8-2。最近的共同祖先 MR766（Uganda，1947）最先分岔进化，然后是 ArD 41519（Senegal，1984）和 IbH 30656（Nigeria，1968）病毒株，P6-740 病毒株（Malaysia，1966）和 EC Yap（Micronesia，2007）以及 FS13025（Cambodia，2010）病毒株先后分岔进化。

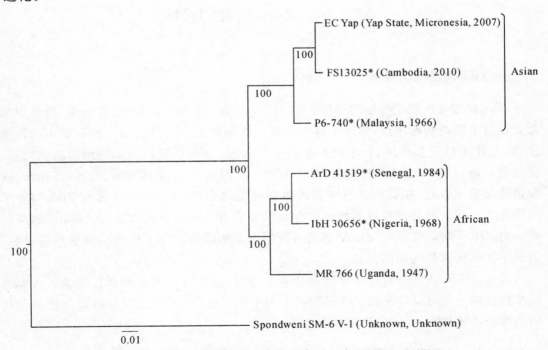

图 8-2　ZIKV 病毒核苷酸和氨基酸序列比对（Haddow，2012）

基于核苷酸和氨基酸序列组成，非洲病毒株和亚洲病毒株之间的差异比较大，而来自同一地理区域的病毒株差异较小。图 8-2 中进化树提示 Yap 病毒株起源于东南亚病毒株系。很可能是从印度尼西亚和马来西亚传播而来。有报道称蚊子可以被风吹到千万里远的地方,但 Zika 病毒更可能是由旅行或贸易活动促使带病毒者或动物在不同地域间流动,并被当地蚊子叮咬所致。进化树同时也提示柬埔寨病毒株起源于马来西亚病毒株。

根据 Zika 病毒株的开放阅读框核苷酸序列采用 Neighbor-joining 法生成系统发育树。基于 Spondweni 病毒(GenBank 序列号 DQ859064)建立进化树。进化树底部的刻度代表每个位点核苷酸组成的遗传距离。在节点上的数字代表基于 1000 个复制子的 bootstrap 值的比例。分离株标记了病毒株名,来源,分离年份。每个病毒的种系标记在进化树的右侧。

六、Zika 病毒的流行分布

不管是散在病例的诊断,或是流行疫情的分析,在非洲(塞内加尔、乌干达、尼日利亚、科特迪瓦、加蓬、坦桑尼亚、埃及、中非共和国、塞拉利昂等)、亚洲(柬埔寨、印度、印度尼西亚、马来西亚、巴基斯坦、菲律宾、新加坡、泰国和越南)以及大洋洲、太平洋(密克罗尼西亚的 Yap 岛、FP、新喀里多尼亚和库克群岛)都曾做过 ZIKV 病毒学研究,和/或血清阳性率调查。

第二节　Zika 病毒的诊断

一、Zika 病毒的病原学

Zika 病毒是由蚊子传播的单股正链 RNA 病毒,与黄热病毒、登革病毒、西尼罗病毒以及日本脑炎病毒相近,都属于黄病毒属。黄病毒属中黄热病毒是该家族中的典型代表,此外还包括登革热、日本脑炎和西尼罗病毒。ZIKV 可以引起轻微的急性发热,类似登革热。ZIKV 为 RNA 病毒,全长 10794nt,编码 3419 个氨基酸,与 Spondweni 病毒遗传关系比较近,在黄病毒科蚊媒传染病进化树中,Spondweni 病毒和 Zika 病毒单独进化为一支。与其最接近的种属还有 Ilheus 病毒,Rocio 病毒以及 St. Louis 脑炎病毒。对 ZIKV 的研究发现,ZIKV 感染可减弱由黄热病毒在猴子体内引起的病毒血症,但是不能阻止黄热病毒的传播。

关于 ZIKV 的传染源目前没有完全研究清楚,但有科学家提出灵长类动物可能为一个传染源。如有科学家报道在不同的大型哺乳动物(斑马,大象)体内以及巴基斯坦的啮齿类动物体内检测到 Zika 抗体。

二、Zika 病毒的流行病学

ZIKV 主要由蚊子传播,特别是伊蚊属(栖息于森林中和郊区)中的埃及伊蚊(郊区传播)。其他蚊种还包括非洲伊蚊(*Ae. africanus*)、黄头伊蚊(*Ae. luteocephalus*)、条纹伊蚊(*Ae. vitattus*)及具叉伊蚊(*Ae. furcifer*)。病毒通过嗜血的节肢动物吸取血液后,在节肢动物体内繁殖,然后在下一次被其他嗜血动物叮咬时转移到其他节肢动物体内。*Ae. Hensilii* 蚊种是 2007 年暴发 Zika 病毒疫情时 Yap 岛上最多见的蚊子,但是科学家当时并没有从任何蚊子中检测到 ZIKV,后来有个叫 Dick 的科学家发现,即使 Zika 森林中感染 ZIKA 的蚊子很多,但是蚊子进入笼子感染猴子的可能性很小。所以就怀疑猴子感染 ZIKV 是通过其他蚊子或者机制发生的。随后 Boorman 和 Porterfield 等科学家发现实验室内 ZIKV 可通过埃及伊蚊传染给小鼠和猴子。同时他们发现人工喂养当天蚊子体内的病毒含量很高,然后第 10 天到达低谷,甚至检测不到,接着到第 15 天又升高,从 20 天到 60 天可持续维持高水平。这个实验表明 ZIKV 在蚊子体内的孵育阶段约为 10 天。到目前为止还没有 ZIKV 非灵长类传染源的确凿证据,但有一项发现是在啮齿类动物中检测到了 ZIKV 抗体。此外一项血清学调查结果显示 6.1% 乌干达附近居民体内存在 ZIKV 的抗体。

其他研究发现 ZIKV 还有其他传播途径,包括母婴传播、输血传播和性传播。2011 年 Brian D. Foy 报道 2 例 ZIKV 感染,可能因受塞内加尔东南部蚊虫叮咬感染。回家后,患者妻子也在患者回家后 9 天感染 ZIKV,而患者妻子无疫区旅行史或接触病原动物,该地区的蚊虫和气候条件也与 ZIKV 的蚊媒不符,而其承认夫妻间有过性接触。故高度怀疑为性接触传播感染所致。此外 2013 年 Didier Musso 也报道了在法属波利尼西亚塔希提岛疫情期间,从一位患者精液中分离到了 ZIKV,此报道也支持 2011 年关于 ZIKV 可通过性传播的报道。母婴传播和输血传播的报道都发生在 2013 年法国暴发的那次疫情中。两位母亲以及她们的两名新生儿都被确诊为 ZIKV 感染。新生儿的感染很可能是在分娩过程中或经胎盘传播感染。为了防止 ZIKV 通过输血传播,疫情期间采用了特异性核酸检测献血者的血液。从 2013 年 11 月到 2014 年 2 月有 42 位(占献血者总数 3%)献血者,虽然献血时无症状,但 PCR 检测结果为 ZIKV 阳性。提示受血者输血后可能有 ZIKV 病毒热的风险存在。

三、Zika 病毒感染的临床表现

对 ZIKV 人类感染病例资料保存最完好的是 1964 年,Simpson 描述了他 28 岁时职业性获得 ZIKV。疾病开始时有轻微头痛,第二天在面部、颈部、躯干和上肢出现斑状丘疹,然后扩散至手掌和脚底,发展为一过性发热,不适以及背部疼痛。到了第二天晚上,发热和出疹退去,他也感觉好起来了。第三天,他感觉非常好,仅有一些出疹,疹子在之后 2 天消失。他发热期间的血清中可以分离到 ZIKV。1968 年以及 1971—1975 年在尼日利亚进行的研究中均从人类体内分离得到 ZIKV。其中一项研究中,有 40% 的患者中和试验检测到 ZIKV 抗体阳性。标本来源于 10 个月、2 岁和 3 岁的发热儿童,这些儿童均没有其他临床症状。另一位 10 岁男童有发热、头痛、身体痛。1973 年,Filipe 等人报道了一起实验室感染 ZIKV 的病例。感染者男性,急性发作后有发热、头痛、关节痛、但没有出疹。有症状的第一天从患者血清中分离到 ZIKV,病程约 1 周。Olson 等人报道的 7 例印度尼西亚的 ZIKV 感染,都有发热,但他们都由医院因发热检出。其他症状有如厌食、腹泻、便秘、腹部疼痛和头晕。一位患者有结膜炎,但没有皮

疹。2007年，内科医生报道了在密克罗尼西亚群岛的 Yap 岛发生的一种疾病，以皮疹、结膜炎和关节痛为特征。其他少见的症状还有肌痛、头痛、眼眶疼痛、水肿和呕吐。

2007年，内科医生报道了在密克罗尼西亚群岛的 Yap 岛发生的一种疾病，以皮疹、结膜炎和关节痛为特征，尽管在一些病人血浆中发现了抗登革热病毒的 IgM 抗体，但在临床上不同于以往的登革热，随后的实验运用 RT-PCR 在病人血浆中发现了 Zika 病毒 RNA，而不是登革热或其他病毒的 RNA。以前从未有此疾病发生，并且有文字记载的 Zika 病毒引起的疾病仅 14 例。最近一项关于 Zika 病毒疾病流行特征的研究公布在新英格兰医学杂志上。试验测定了 49 例 Zika 病毒疾病确诊病例和 59 例疑似病例。在流行期间获得病人的血浆样品，通过与病人交谈获取病人症状和临床特征方面的资料。在病人血浆中发现 Zika 病毒 RNA 或通过运用抗 Zika 病毒的特效药可抑制其抗体反应以确诊 Zika 病毒疾病。发现 Zika 病毒 IgM 抗体的病人为疑似 Zika 病毒疾病，因其与其他抗体有交叉反应。运用家族调查的方式，通过测定 Zika 病毒 IgM 抗体评估 Yap 岛居民的患病比例，以便确定蚊子是否为 Zika 病毒的带菌者。实验发现，病人分布在 Yap 岛 10 个自治市中的 9 个。皮疹、发热、关节痛和结膜炎为普遍特征，无住院治疗和出血表现，也无关于 Zika 病毒疾病的死亡报道。估计 73% Yap 岛的居民，包括 3 岁及 3 岁以上的居民最近感染过 Zika 病毒，*Aedes hensilli* 伊蚊为主要的带菌者。此次 Zika 病毒疾病在密克罗尼西亚群岛的发作表现出 Zika 病毒在非洲和亚洲以外地区的传播，尽管许多病人症状轻微，但应意识到 Zika 病毒存在进一步扩散的危险。

四、Zika 病毒感染的临床和实验室诊断

对 ZIKV 感染的诊断方法有 PCR 检测急性期血清病毒 RNA，其他的方法有检测血清中 ZIKV 特异性抗体。美国亚特兰大疾病预防和控制中心（Centers for Disease Control and Prevention）的虫媒传染病诊断和参比实验室（Arboviral Diagnostic and Reference Laboratory）开发了一种针对 ZIKV 的 IgM 用的 ELISA 检测方法，用于 2007 年 Yap 岛暴发流行时期的检测。对 Yap 岛患者的标本进行分析，血清的交叉反应结果显示，康复期患者血清中，来自之前有黄病毒属感染史的患者比初次感染 ZIKV 患者的血清更容易出现交叉反应。特别是感染登革病毒的比感染黄热病毒、日本脑炎病毒、澳大利亚 Murray Valley 脑炎病毒或西尼罗病毒的交叉反应频率更高。遗憾的是，没有足够的标本来检测该 ELISA 方法的特异性和敏感性。在一些患者中可以检测到最早发作 3 天内的 IgM；有 1 位患者之前感染过其他黄病毒，在发作第 5 天没有检测出 IgM，但在第 8 天检出 IgM。中和抗体在疾病发作第 5 天产生。噬菌斑减少中和试验比一般的免疫法特异性高，但在二次黄病毒感染中仍然会出现交叉反应。Zika 病毒血症阶段很短，症状出现后 3～5 天，Yap 岛一位患者在发作第 11 天仍检测到病毒 RNA，故建议在疾病发作 10 天内采样做 PCR 检测。ZIKV 病毒尿症比病毒血症持续时间长，故当血清中病毒遗传物质消失的情况下，可以用 RT-PCR 方法检测尿液中的病毒 RNA。

总体而言，对黄病毒感染的诊断性检测应包括疾病发作后尽早采集急性期血清样本以及第一次采样后 2～3 天采集第二次样本。目前市面上没有特异性针对 ZIKV 抗

体的检测产品。

五、Zika 病毒感染的鉴别诊断

需与其他黄病毒科病毒鉴别诊断,如登革热、基孔肯雅热等,详见表 8-1。ZIKV 也可以与登革病毒等混合感染人类。新喀里多尼亚岛二战期间有登革热暴发,并主要为 DENV-1 型。2000 年,又暴发 DENV-1 型。2014 年,出现了 DENV-1 型和 DENV-3 型报道。而该岛首例 ZIKV 感染来源于法国波利尼西亚,并于 2013 年 11 月确诊。报道称一位旅行者混合感染了 ZIKV 和 DENV-3,而一位土著居民混合感染了 ZIKV 和 DENV-1。

表 8-1 登革热、基孔肯雅热和 Zika 临床症状的比较(Halstead, et al.,以及 Yap 政府报告)

Symptoms	Dengue	Chikungunya	Zika
Fever	++++	+++	+++
Myalain/arthralgia	+++	++++	++
Edema of extremities	0	0	++
Maculopapular rash	++	++	+++
Retro-orbital pain	++	+	++
Conjunctivitis	0	+	+++
Lymphadenopathies	++	++	+
Hepatomegaly	0	+++	0+
Leukopenia/thrombopenia	+++	+++	0
Hemorrhage	+	0	0

第三节 Zika 病毒的防治

对 ZIKV 引起的感染目前没有特定的治疗方案或疫苗。医院一般治疗为对症治疗,结合对乙酰氨基酚和抗组胺剂药物。因没有疫苗,所以预防感染主要依靠个人防蚊叮咬以及灭蚊。社区预防通过干燥、隔离或杀虫剂等方法减少蚊子数量,减少蚊子产卵点(盆栽植物碟子、护城河、水库等)的数量。溴氰菊酯可能是目前作为气雾剂唯一令人效果满意的杀虫剂。个人防护包括穿着长袖长裤、浅色服装,使用皮肤驱虫剂以及使用蚊帐等来避免蚊虫叮咬。2015 年 2 月 Aust N Z J *Public Health* 杂志发表题为 *Notes on Zika virus—an emerging pathogen now present in the South Pacific* 的文章,提醒全球南太平洋 ZIKV 正卷土重来。

第四节　总结

　　因为 ZIKV 目前已扩散至世界各地,孕妇感染 ZIKV 可能导致胎儿小头症,应予以足够重视。ZIKV 引起的疾病程度较轻,具自限性。在西尼罗病毒在罗马尼亚和北美引起神经感染性疾病的大规模流行前,ZIKV 也被视为相对无害的病原体。从 Yap 岛居民体内分离到 ZIKV 也证明了存在由旅行者或商业远距离传播该病毒的可能性。如在 Yap 岛的一位医务志愿者在 ZIKV 流行时期感染,就很可能在他返回美国后变成病毒血症。在美国对 ZIKV 有传播能力的蚊子种类尚不清楚。检测 ZIKV 是否播散到太平洋非常困难,因为存在黄病毒属抗体间的交叉反应。ZIKV 感染很容易与登革热混淆,患者也可能在登革热流行期间患病。对 ZIKV 的播散以及 ZIKV 对人类健康的影响的认识需要临床医生、公共卫生系统以及高质量参比实验室的共同努力。

参考文献

[1]Hayes EB. Zika virus outside Africa. Emerg Infect Dis ,2009,15(9):1347-1350.

[2]Fagbami AH. Zika virus infections in Nigeria:virological and seroepidemiological investigations in Oyo State. J Hyg (Lond), 1979,83(2):213-219.

[3]Didier M, Claudine R, Emilie R et al. Potential Sexual Transmission of Zika Virus. Emerging Infectious Diseases, 2015, 21(2):359-361.

[4]Derraik JG, Slaney D. Notes on Zika virus-an emerging pathogen now present in the South Pacific. Aust N Z J Public Health, 2015, 39(1):5-7.

[5]Besnard M, Lastere S, Teissier A, et al. Evidence of perinatal transmission of Zika virus, French Polynesia, December 2013 and February 2014. Euro Surveill, 2014, 19(13): 20751.

学术名词

黄热病

登革热

流行性乙型脑炎

基孔肯雅热

西尼罗热

裂谷热

Colti 病毒

Zika 病毒

卫生检疫

口岸防控

医学媒介

流行病学

基因组学

监测预警